在宅・施設リハビリテーションにおける
言語聴覚士のための
地域言語聴覚療法

編集

森田 秋子
鵜飼リハビリテーション病院

黒羽 真美
介護老人保健施設マロニエ苑

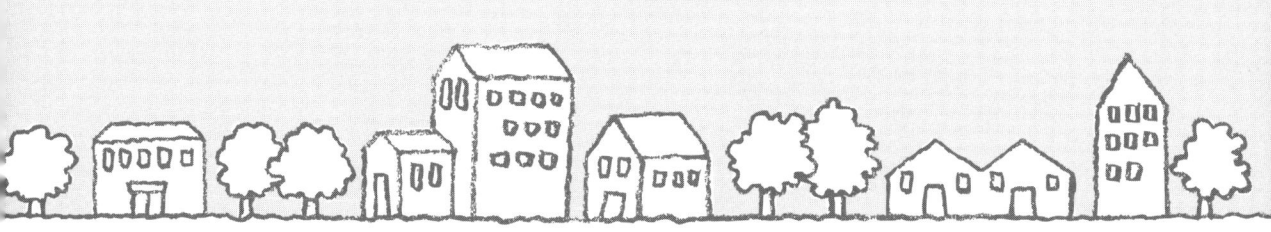

三輪書店

■編集■

森田秋子（医療法人珪山会　鵜飼リハビリテーション病院）
黒羽真美（学校法人国際医療福祉大学　介護老人保健施設マロニエ苑）

■執筆者■ （五十音順）

大澤真理（医療法人秀友会　在宅リハビリテーション部）
大住雅紀（医療法人真正会　霞ヶ関南病院）
黒羽真美（学校法人国際医療福祉大学　介護老人保健施設マロニエ苑）
中内一暢（医療法人保仁会　介護老人保健施設湯の里ナーシングホーム）
中澤久夫（社会福祉法人白寿院　新田塚デイサービスセンター）
森田秋子（医療法人珪山会　鵜飼リハビリテーション病院）
山口勝也（東京ふれあい医療生協　梶原診療所）
山本　徹（医療法人社団永生会　訪問看護ステーションとんぼ）

はじめに

　日本リハビリテーション病院・施設協会の定義によれば、地域リハビリテーションとは、「障害のある人々や高齢者およびその家族が住み慣れたところで、そこに住む人々とともに、一生安全に、いきいきとした生活が送れるよう、医療や保健、福祉および生活に関わるあらゆる人々や機関・組織がリハビリテーションの立場から協力し合って行う活動のすべて」のことである。

　未曾有の超高齢社会を迎えた日本は、このような地域社会の実現が図れるかどうか、厳しい瀬戸際に立たされている。厚生労働省が提案する地域包括ケアシステムは、地域リハビリテーションを実践するための体制づくりの指針である。われわれ言語聴覚士は当然のことながら、この新たな奔流の中で、役割を果たすべき重要な職種の一つに数えられている。

　地域リハビリテーションは、広い意味では急性期、回復期から生活期まで、すべてを含む概念であるが、本書はあえて急性期、回復期病院を退院した以降に提供される、通所リハビリテーションや訪問リハビリテーション、あるいは介護老人保健施設のリハビリテーションなど、いわゆる生活期・在宅期と呼ばれるステージで、長期間にわたって行われる言語聴覚療法にスポットをあてる。それらの多くは、介護保険下で提供されるサービスである。

　生活期・在宅期における言語聴覚療法は、本質的には病院などで実施される従来の言語聴覚療法と異なるものではない。しかし、そのひろがりや多様性において、従来の言語聴覚療法とは質的に違うものを求められる。多彩な疾病、多彩な価値観、個別のニーズが存在し、形にとらわれない柔軟な発想と専門性を駆使し、実にさまざまな職種との連携を実践的に進めていくことになる。多くの若い言語聴覚士が、今この領域に取り組み始め、成果を実感することもあれば、太刀打ちできず無力感に襲われることも少なくないのが現状である。

　在宅で働く言語聴覚士の数はまだ圧倒的に足りない。そして、地域で提供される言語聴覚療法はいまだ確立したものではなく、時代を先駆ける言語聴覚士の熱意と努力によって、ようやく試行的な取り組みが始まったばかりである。本書は、第一線の現場で汗を流す言語聴覚士が取り組んだ「地域言語聴覚療法」の今日までの成果である。地域言語聴覚療法の特徴と意義、実施の心構え、ケースを通した実践のまとめなどを示すことで、この領域で働く言語聴覚士にとって、何がしかの手がかりとなることを願う。

　地域で言語聴覚士がよりいっそう貢献していくために、さらに議論が重ねられなければならない。その第一歩となれば幸いである。

2014 年 6 月吉日

執筆者を代表して　森田秋子

目　次

第1章　日本の医療・福祉の推移と言語聴覚療法──────森田秋子… 1
　Ⅰ．日本の医療・福祉の課題… 2
　Ⅱ．少子高齢社会の到来と制度改革… 4
　Ⅲ．地域包括ケアシステムと地域リハビリテーション… 6
　Ⅳ．これからの言語聴覚療法と地域言語聴覚療法… 7

第2章　地域言語聴覚療法を考える──────────森田秋子… 9
　Ⅰ．地域言語聴覚療法の特徴… 10
　　① はじめに… 10
　　② 個人と環境のモデル… 10
　　③ 病期・サービス提供場所からみた言語聴覚療法の特徴… 11
　　④ 長く関わることが意味するもの… 13
　　⑤ 生活、生き方、その人らしさを大切にすること… 15
　　⑥ 家族を含めて対象者と考える視点… 16
　　⑦ リスク管理と運動・ADL の視点… 17
　　⑧ 施設を超えた多彩な多職種連携… 18
　　⑨ おわりに… 19
　Ⅱ．地域言語聴覚療法と倫理… 20
　　① 倫理の必要性… 20
　　② 胃瘻造設の問題について… 24
　　③ 終末期医療の決定プロセスに関するガイドライン… 25

第3章　地域言語聴覚療法の概要
──────────大澤真理・大住雅紀・黒羽真美・山本　徹… 27
　Ⅰ．はじめに… 28
　Ⅱ．長期的視点を持った地域言語聴覚療法… 28
　　① 脳損傷、廃用症候群、認知症、進行性疾患と地域言語聴覚療法… 29

Ⅲ．生活変化に応じた地域言語聴覚療法… 40
　　① 三つの生活変化のタイプとその特徴… 40
　Ⅳ．目的に応じた地域言語聴覚療法… 42
　　① 五つの目的とその特徴… 42
　Ⅴ．事業別言語聴覚療法… 47
　　① はじめに… 47
　　② 在宅系における言語聴覚療法… 48
　　③ 施設系における言語聴覚療法… 54

第4章　地域言語聴覚療法に必要な知識①―疾患―
　　　　　　　　　　　　　　　　　　　　　　　　　　　中澤久夫・森田秋子… 63
　Ⅰ．脳血管障害… 64
　Ⅱ．神経変性疾患… 64
　　① パーキンソン病… 64
　　② 筋萎縮性側索硬化症… 67
　　③ 脊髄小脳変性症… 68
　Ⅲ．認知症… 68
　Ⅳ．発達障害（脳性麻痺など）… 69
　Ⅴ．癌のリハビリテーション… 69
　Ⅵ．肺炎… 70
　Ⅶ．廃用症候群… 70
　Ⅷ．二次的障害… 71
　Ⅸ．高齢者の心身の特徴… 71
　Ⅹ．リハビリテーションに関わるアクシデント… 73

第5章　地域言語聴覚療法に必要な知識②―評価―　　　　森田秋子… 75
　Ⅰ．はじめに… 76
　Ⅱ．専門領域の評価… 77
　　① 認知機能障害の評価とアプローチ… 77
　　② 失語症の評価とアプローチ… 81
　　③ 運動障害性構音障害の評価とアプローチ… 84
　　④ その他の障害の評価とアプローチ… 87
　　⑤ コミュニケーション障害の評価とアプローチ… 88
　　⑥ 摂食嚥下障害の評価とアプローチ… 91
　Ⅲ．関連領域の評価… 95
　　① 生活期の言語聴覚士が知っておくべき運動機能の理解… 95

2 生活期の言語聴覚士が知っておくべき ADL の理解… 99
　Ⅳ．関連情報の収集…102
　　　1 医学的情報…102
　　　2 生活関連情報…102
　Ⅴ．ケース…103

第6章　地域言語聴覚療法に必要な知識③
　　　　　―具体的問題点の抽出と目標設定―　―――――森田秋子・山口勝也…105
　Ⅰ．はじめに…106
　Ⅱ．実践的言語聴覚療法の流れ…106
　Ⅲ．事前の情報収集…107
　Ⅳ．実際の訪問と初回面談―ニーズの把握…107
　Ⅴ．ニーズの確認と評価の実践…108
　　　1 ニーズの確認―ケース①…108
　　　2 ニーズの確認―ケース②…109
　Ⅵ．問題点抽出の実践…110
　Ⅶ．目標設定の実践…111
　　　1 目標設定までの基本的な流れ…111
　　　2 参加の目標設定…112
　　　3 役割について…112
　　　4 目標設定時の留意点…112
　　　5 目標設定―ケース…113
　Ⅷ．まとめに代えて…115

第7章　地域言語聴覚療法に必要な知識④
　　　　　―介護保険制度と障害者福祉制度―　―――――黒羽真美・中内一暢…117
　Ⅰ．介護保険制度創設までの経緯と変化…118
　Ⅱ．介護保険の仕組み…118
　　　1 保険者、被保険者…118
　　　2 介護保険制度のサービス利用までの流れ…119
　　　3 介護サービスの種類…123
　Ⅲ．介護保険制度とケアマネジメント…124
　　　1 自己決定の尊重…124
　　　2 自立支援…125
　　　3 生活の継続性の支援…125
　　　4 まとめ…125

Ⅳ．障害者福祉制度と難治性疾患（難病）対策…125
　　　1 障害者福祉制度…125
　　　2 難治性疾患（難病）対策…127
　　　3 障害者総合支援法に基づく給付等事業…129
　　　4 身体障害者手帳制度…131
　　　5 精神障害者保健福祉手帳制度…133

第8章　地域言語聴覚療法の実践
　　　　　　　　　　　　　　　――大澤真理・大住雅紀・黒羽真美・山本　徹…135

　Ⅰ．五つの目的に応じた地域言語聴覚療法…136
　　　1 ソフトランディングを目的とした言語聴覚療法の実践…136
　　　2 機能回復を目的とした言語聴覚療法の実践…140
　　　3 課題解決を目的とした言語聴覚療法の実践…147
　　　4 メンテナンスを目的とした言語聴覚療法の実践…157
　　　5 終末期における言語聴覚療法の実践…162
　Ⅱ．事業別言語聴覚療法の実践…166
　　　1 在宅における言語聴覚療法の実践…166
　　　2 施設における言語聴覚療法の実践…167
　Ⅲ．地域言語聴覚療法のまとめ―ケースを通して…170
　　　1 回復期リハビリテーション病棟退院から在宅生活の再構築を支援したケース
　　　　…170
　　　2 進行性疾患を発症後、終末期に至るまで長期的支援を行ったケース…175

あとがき……………………………………………………………………………179

索引…………………………………………………………………………………181

第1章

日本の医療・福祉の推移と言語聴覚療法

第1章 日本の医療・福祉の推移と言語聴覚療法

I 日本の医療・福祉の課題

　地域における言語聴覚療法を考えるうえで、今日の日本社会が抱える医療・福祉の課題について考えてみる。

　いまや日本は未曾有の少子高齢社会に突入しようとしている。ここで大きな問題となるのは、一つには、この大きな社会構造変化に対して、わが国はそこで必要となる医療・福祉サービスを提供できる体制をつくり上げることができるのかという点であり、もう一つには、それらを支える財源をどこに求めるのかという点である（図1）。

　わが国の医療制度は、医療の質的な観点からも、また国民全員加入を前提とした平等性の観点からも高い水準にある。この制度をいかに維持するのかということが命題である。しかしながら、社会保障給付費は戦後一貫して右肩上がりで上昇し2010年には100兆円を超えている。国民から徴収する保険料だけではこれを賄えない状況になり、不足分は税金、借金で支払われており、これがわが国の国家財政をひっ迫させている（図2）。医療給付費増大の背景に医療病床数の問題がある。

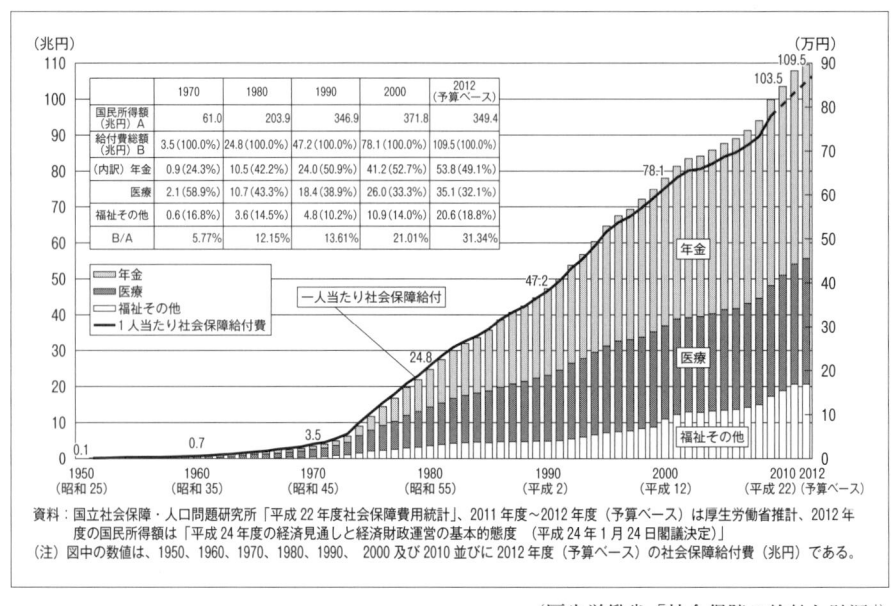

（厚生労働省「社会保障の給付と財源」）

図1　社会保障給付費の推移

第1章　日本の医療・福祉の推移と言語聴覚療法

日本の医療病床数は戦後増え続け、特に1970〜80年代に急増している。人口当たりの医療病床数は諸外国に比し格段に多い状況となっている（図3）。この時期、病気にかかり病院に入院した患者が、病気は治ったものの障害が残り在宅に戻れないまま入院を継続するという、いわゆる「社会的入院」が日本の病床を増やしていった。高度成長期時代の急激な地域社会・家族構造の変化や、障害のある人や高齢者が在宅で暮らすための仕組みが、社会になかったことが関連しているであろう。

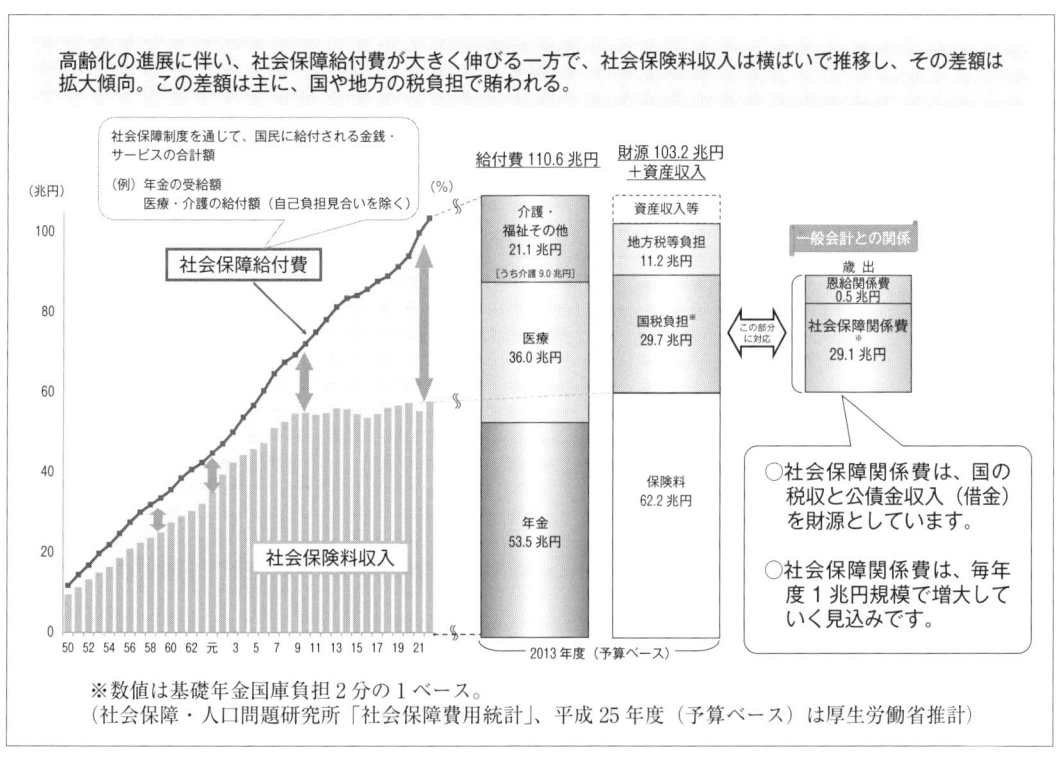

（厚生労働省「社会保障と税の一体改革について」資料）

図2　年金や医療関係の給付と財政の関係

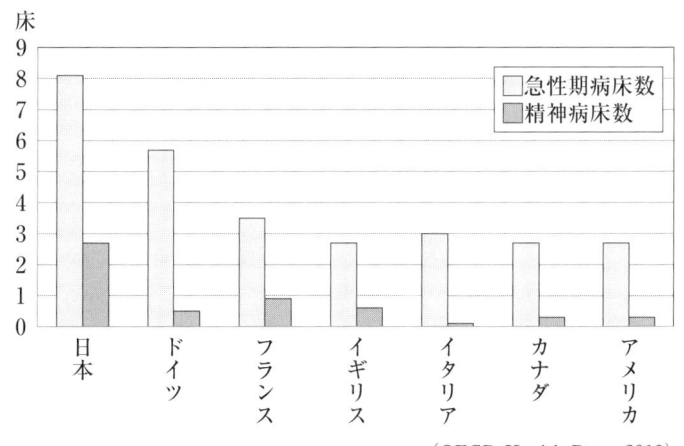

（OECD Health Data, 2010）

図3　人口1,000人当たり急性期病床数・精神病床数

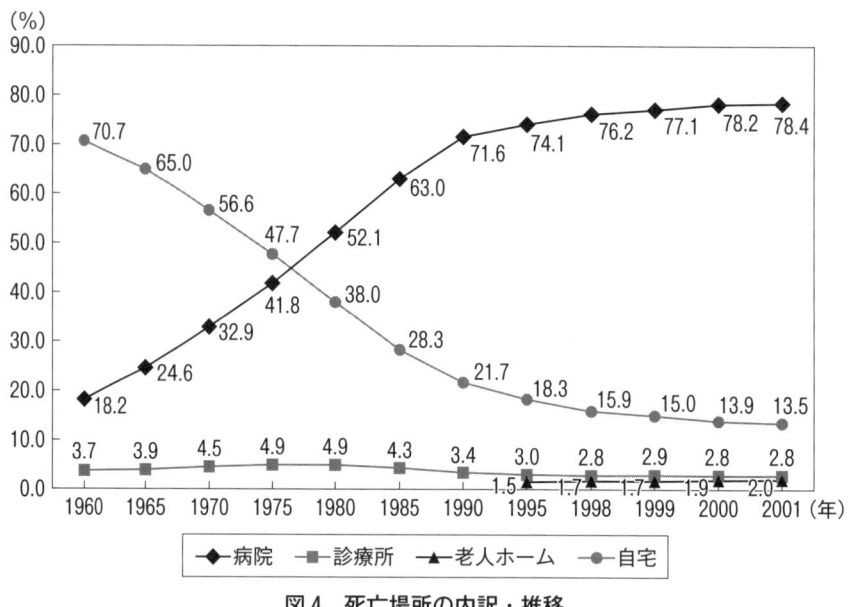

図4 死亡場所の内訳・推移

国は病床数を抑えるための施策を画策してきたが、これはいまだ果たされていない。

図4は日本人の死亡場所をあらわすグラフである。戦後、国民のほとんどは家で亡くなり、病院で亡くなる人は全体の1割に満たなかったが、その後、病院で亡くなる人の比率は増加の一途をたどり、1970年代後半、ついに家で亡くなる人と病院で亡くなる人の比率は逆転し、その後もその傾向が継続している。

今われわれは、障害があっても、高齢になっても、住み慣れた地域で暮らし続けることができる社会をつくらなければならない。そのために限られた財源を有効に使い、マンパワーを効率的に配置し活力のある社会構築を目指さなければならない。

II 少子高齢社会の到来と制度改革

戦後のベビーブームに生まれた団塊の世代が後期高齢者に到達する2025年には、全人口に占める高齢者の割合は3割を超えると見込まれている（図5）。1965年、9.1人で高齢者1人を支えていたわが国は、2012年には2.4人で1人の高齢者を支えることになり、さらに2050年には1.2人で1人の高齢者を支える超高齢社会となることが予想されている（図6）。

2000年、回復期リハビリテーション病棟制度と介護保険制度が発足した。この二つの制度は、きたるべき少子高齢社会に備えるための一つの方向性を示している。回復期リハビリテーション病棟は、急性期病院からなるべく早期に患者を受け入れ、集中的なリハビリテーションを提供しADL（Activities of Daily Living）の向上を図り在宅復帰を果たすという役割を担い、開始から10数年を経て全国で6万床を超える病床を誕生させ、7割を超える在宅復帰を果たし続けており、一定の成果を上げているといえよう。

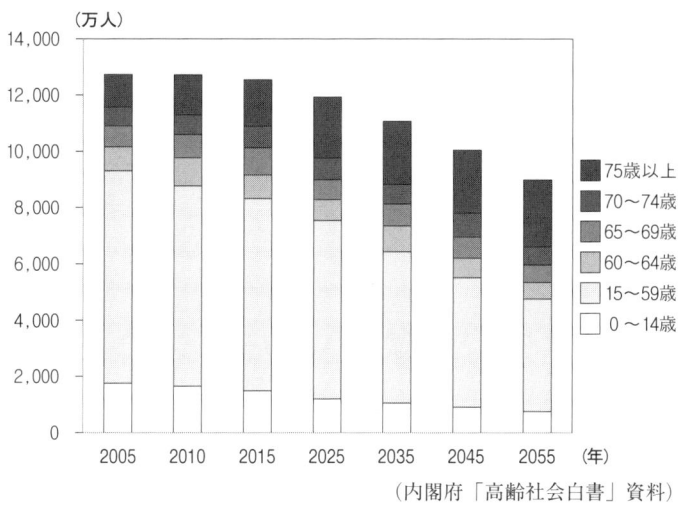

(内閣府「高齢社会白書」資料)

図5 わが国の年齢別人口構造の推移

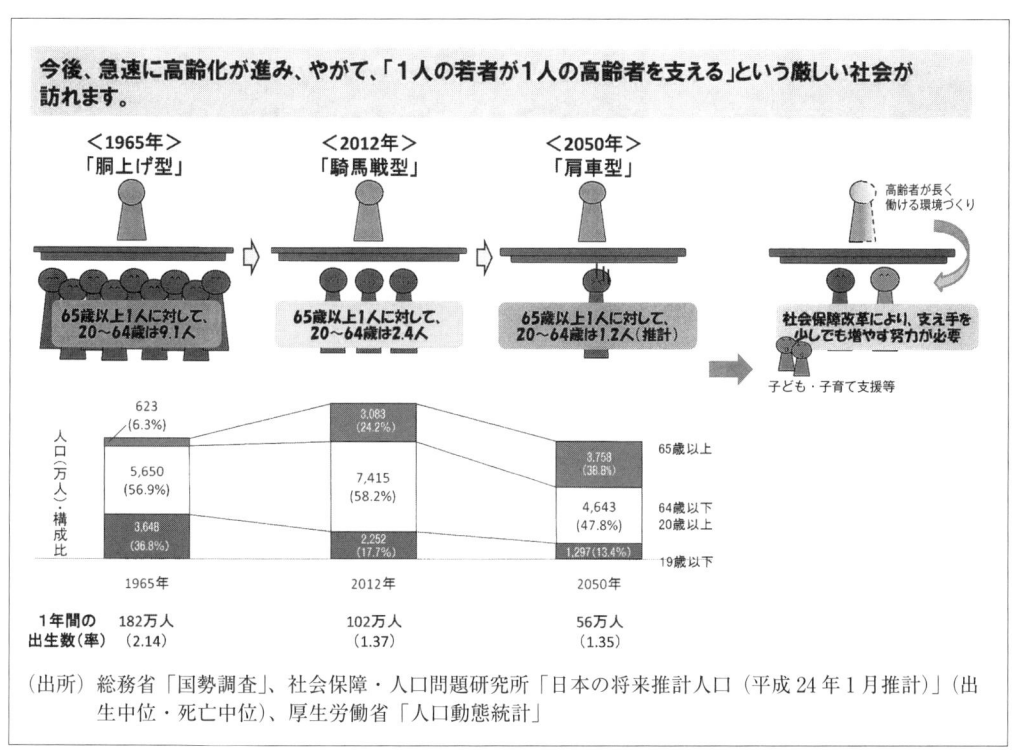

(厚生労働省「社会保障・税の一体改革について」資料)

図6 「肩車型」社会へ

　介護保険制度は、制度改定のたびに新しい変更が加えられ完成された形には至っていないが、年々要介護認定者が増え、在宅で生活する高齢者や障害者の暮らしを支えるための制度として、日本の中に確実に根づきつつある。国は「急性期、回復期を医療保険で、生活期を介護保険で」という流れをもくろみ、急激な動きの中で軋みも生まれている。2008年の標準算定日数超えのリハビリテーションの制限は、長期にわたるリハビリテーションを医療から介護へと変更していこうとする意向

が示されている。介護保険の通所サービスには、それまでの3〜4時間型、6〜8時間型に加え、短時間通所と呼ばれる1〜2時間型が新設され、外来リハビリテーション終了の受け皿にしようとしている。地域に十分な通所サービスが整わない中で急激な変化が起こり、リハビリテーションの継続への不安が生じているが、2014（平成26）年度の診療報酬改定では、この流れがいっそう確実なものとして示されたことから、早急に対処していく必要性が高まったということができる。

Ⅲ 地域包括ケアシステムと地域リハビリテーション

　2008年のリハビリテーション日数制限のもと、さらに厳しさを増す超高齢時代に対処するための中核的な施策として、国は地域包括ケアシステム（図7）の構想を打ち出した。

　地域包括ケアシステムは、中学校区、すなわち30分以内に行き来できる範囲の中に、そこで暮らす人々が必要とする医療・福祉のサービスがすべて備わっている社会をつくる構想である。このシステムにおいては、地域の拠点病院が明確になり、高度化した急性期病院と地域かかりつけ医との役割分担が進む。両者の連携の強化が図られ、急性期病院と地域の連携は縦の連携としてイメージされる。また、在宅生活を支える地域社会においては、さまざまな医療・福祉サービスを提供する施設間での連携強化が図られ、これらは横の連携としてイメージされる。

　このシステムを実現させていくための財源として消費税率の引き上げが決定している。現行8％の消費税を段階的に10％まで引き上げることにより13.5兆円の増収が試算されており、これらの

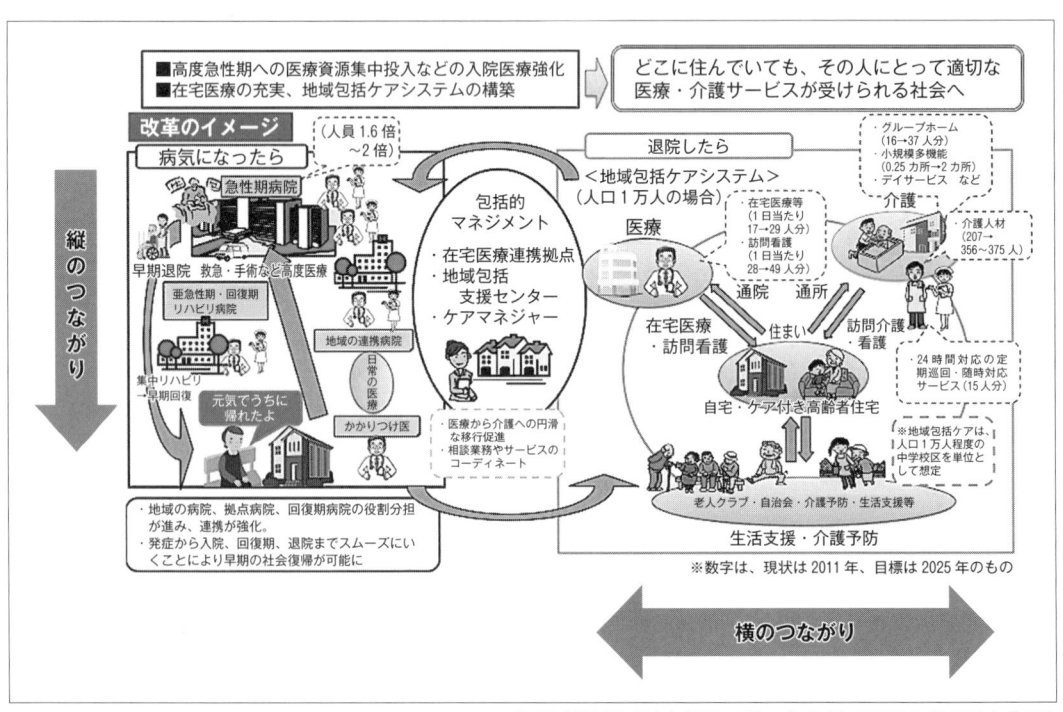

（厚生労働省「社会保障・税一体改革で目指す将来像」資料）

図7　地域包括ケアシステム

一部が社会保障の充実に充てられる計画である。税制度を改革し同時に税収の使途を明確にして、社会保障制度と一体になって改革を進めようとする取り組みは「社会保障と税の一体改革」と呼ばれる。

地域包括ケアシステムは、これからの日本が向かう社会の、壮大で具体的なビジョンである。このシステムが機能していくためには、実際にこれらを動かしていく多くの機関、そしてそこで働く人々の力にかかっているのであり、この取り組みはいま始まったばかりである。

日本リハビリテーション病院・施設協会は1991年、地域リハビリテーションという概念を提唱し、次のように定義した。すなわち、「障害のある人々や高齢者およびその家族が住み慣れたところで、そこに住む人々とともに、一生安全に、いきいきとした生活が送れるよう、医療や保健、福祉および生活に関わるあらゆる人々や機関・組織がリハビリテーションの立場から協力し合って行う活動のすべて」としている。この概念は、まさに地域包括ケアシステムが目指すものである。われわれは、いまだかつてない超少子高齢社会を迎えようとしているが、高齢者や障害者が、最後まで住み慣れた地域で、人間として尊厳を持ち暮らしていくために、効率がよく、質の高いリハビリテーションを提供できるシステムをつくり上げなければならないのである。

Ⅳ これからの言語聴覚療法と地域言語聴覚療法

日本の言語聴覚士の数は20,000人を超えたとされており、資格制度ができた直後に比べれば社会的な認知度も上がってきたが、「言語聴覚士を募集しているが、応募がなく採用できない」という声を耳にすることは多く、日本の医療・福祉の領域における言語聴覚士の普及は決して十分な状態ではない（図8）。これらの声は、介護老人保健施設、訪問看護ステーションなどから聞くことが多く、特に介護保険領域において言語聴覚士の数が圧倒的に不足していることが感じられる。回復期リハビリテーション病棟の普及に伴い、医療現場における言語聴覚士の数は急激に増加している一方で、通所リハビリテーション、訪問リハビリテーション、介護老人保健施設など生活期のステー

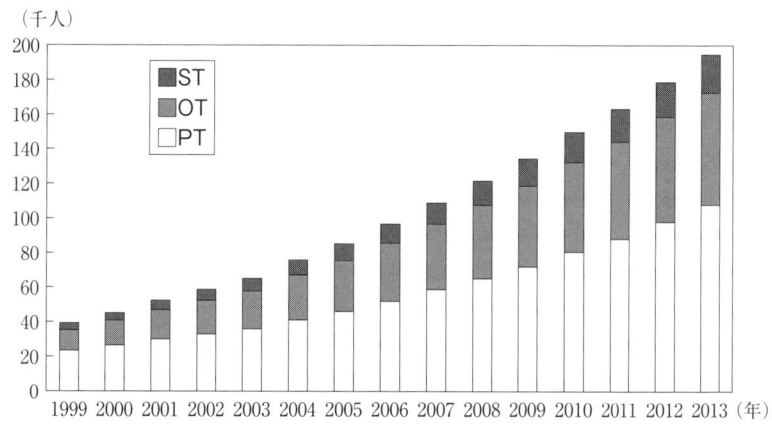

図8　理学療法士（PT）・作業療法士（OT）・言語聴覚士（ST）の国家資格保持者数の推移

ジで働く言語聴覚士の数は少ない。正確な調査結果はないが、おおむね10～20％程度と推測されており、在宅に存在する言語聴覚障害者の数から勘案すれば、この数値はきわめて小さく社会のニーズに追いついていない現状と言わざるを得ない。

　本来、すべての言語聴覚障害を持つ方々に提供される言語聴覚療法は、すべて地域で生活をしていくことを支える地域言語聴覚療法である。しかし、病院で提供される言語聴覚療法は期限が限られ、機能回復や限定された環境での能力改善に主眼が置かれ、在宅復帰を果たすところまでで精一杯になりやすい。これからの地域社会を支えるために、まさに地域における言語聴覚療法が必要である。本書では、主に急性期、回復期病院を退院し在宅復帰した後、長期間にわたる地域生活を支えるための言語聴覚療法に焦点をあて記述していくこととする。

　われわれは、地域言語聴覚療法を次のように考える。すなわち、認知・コミュニケーション障害や摂食嚥下障害がある方々が、住み慣れた地域でそこに暮らす人々とともに、最後まで安心で快適な生活を送るために、言語聴覚士が自らの持つ専門性を発揮して、その方々を援助するために行う機能・能力改善、生活援助、心理・社会参加支援のための活動のすべてである。

　地域における言語聴覚士に対するニーズは、今まさに多様に拡大していると感じる。それは高齢者に限ったものではなく、若年者、小児についてのニーズも増加している。疾病は、脳損傷、進行性疾患に加えて、癌、呼吸器疾患、先天性障害などにも広がっている。われわれ言語聴覚士は、地域で活躍できる言語聴覚士を大勢生み出していくための努力と、地域言語聴覚療法の内容の整備を急がねばならない。

第2章

地域言語聴覚療法を考える

第2章 地域言語聴覚療法を考える

I 地域言語聴覚療法の特徴

1 はじめに

　地域言語聴覚療法の特徴とは何か。

　第1章で述べたとおり、本来すべての言語聴覚療法は地域言語聴覚療法であるが、急性期、回復期の場で行われる言語聴覚療法は、数カ月という限られた期限の中で最大の機能回復を引き出すために、時に個人を取り巻くさまざまな状況すべてに十分に目を向けてはいられないこともある。

　「地域言語聴覚療法」という語がイメージするものは、言語聴覚障害がある方々が、地域で暮らし続けることをサポートする一連の支援である。「生きていてよかった」と思える日を迎えていただくための、機能・能力の回復にとどまらない人生の援助である。それはいったい、どう成し得ることができるのだろうか。

　本章では、地域言語聴覚療法を考えるために、どのような特徴があるのかを考え、その本質に迫ることを試みたい。

2 個人と環境のモデル

　地域言語聴覚療法の具体的な特徴の議論に入る前に、「個人と環境の関係」について考えてみることにしたい。リハビリテーションにおいて、環境要因を考慮することは重要であるが、生活期リハビリテーションでは、個人と個人を取り巻く環境の関係はよりいっそう重要になる。障害がある人々のエンパワメントについて、次のようなモデルが提案されている。ここでは、個人と環境の関係を、①個人因子強化（ストレングス）モデル、②環境因子強化（サーカムスタンス）モデル、③相互関係強化（コーディネーション）モデルの三つに分けて説明している（図1）。

　個人因子強化（ストレングス）モデルとは、個人の力が弱いために力が発揮されていない状態である。この場合は、個人の力を強化していくことにより個人が環境の中で発揮する力が強くなる。例えば、在宅復帰した直後、機能的な回復が不十分であったり心理的な落ち込みが強く意欲的になれない状態を呈すなど、個人の力が弱いために生き生きとした生活に向かえないなどの状態である。この場合には、本人へのアプローチが重要であり、機能が回復したり心理的状態が良好になることで生活の活発化が期待できる。

　環境因子強化（サーカムスタンス）モデルでは、個人にはある程度力があるが環境が未整備であ

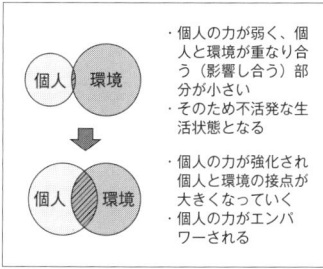 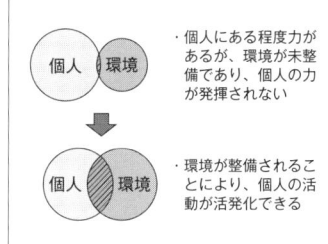 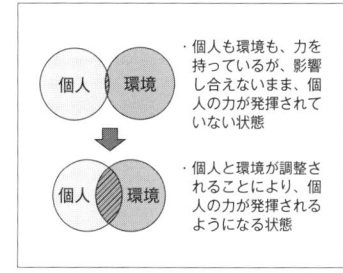

ⓐ個人因子強化（ストレングス）モデル　　ⓑ環境因子強化（サーカムスタンス）モデル　　ⓒ相互関係強化（コーディネーション）モデル

個人、環境のどちらか、あるいは両方が強くなることで、両者が重なり合う部分が大きくなり、その結果、個人の社会参加が促進されエンパワメントが進む。

図1　障害がある人々のエンパワメントモデル

り、そのために個人の力が発揮されない状況である。この場合、環境が整備されることにより個人の活動が活発化できる。すなわち、本人は機能・能力が回復し社会参加しようとする意欲も持っているが、障害があっても参加できる環境が整っていなかったり、そもそもそうした機会がなかったりする状況である。この場合には、社会参加を果たすための環境を整える、社会参加の機会を計画するなど、環境が強化されることで生活拡大を図ることが可能になる。

相互関係強化（コーディネーション）モデルでは、個人も環境もある程度力を持っているが、相互に影響し合えない状態であるため、個人の力が発揮されない状態である。この場合、個人と環境が調整されることにより、個人の力が発揮されるようになる。すなわち、本人の状態も整い地域には参加の機会や環境も備わっているのに、本人・家族がそれを知らなかったり、利用方法がわからなかったりする場合である。初めての活動には丁寧な誘導や調整が必要であり、こうした面に働きかけることで社会参加を果たし、生活を活発化させることができる。言語聴覚士は、本人の機能・能力の評価を行うとともに、家族・地域など本人を取り巻く環境を的確に評価し、何にアプローチすることで行動や生活の改善につながるのかを見極め、アプローチを進めることが大切である。

患者・利用者がこれらのどのモデルにあてはまるかにより、アプローチの対象が何になるのかが異なり、効率的なアプローチ方法も異なる可能性があるため、このようなモデルを用いて考えてみることは有効である。

3 病期・サービス提供場所からみた言語聴覚療法の特徴

（1）急性期・回復期・生活期

言語聴覚療法の対象となる疾患には先天性疾患と後天性疾患があり、後天性疾患には急性に発症し、直後に急速な回復を示し徐々になだらかになりプラトーとなる脳損傷パターン、また進行性に推移し経過を追って重症化していく進行性疾患パターンなど、病状の推移にはいくつかのパターンが存在する。

言語聴覚士の対象となることの多い脳損傷例では、発症からの期間により患者の状態の特徴が異なり、必要となるリハビリテーションの内容も異なるため、発症からの期間により病期を区分して捉えられる。従来は、急性期・慢性期と呼ばれたが、その後、急性期、回復期、維持期と呼ばれる

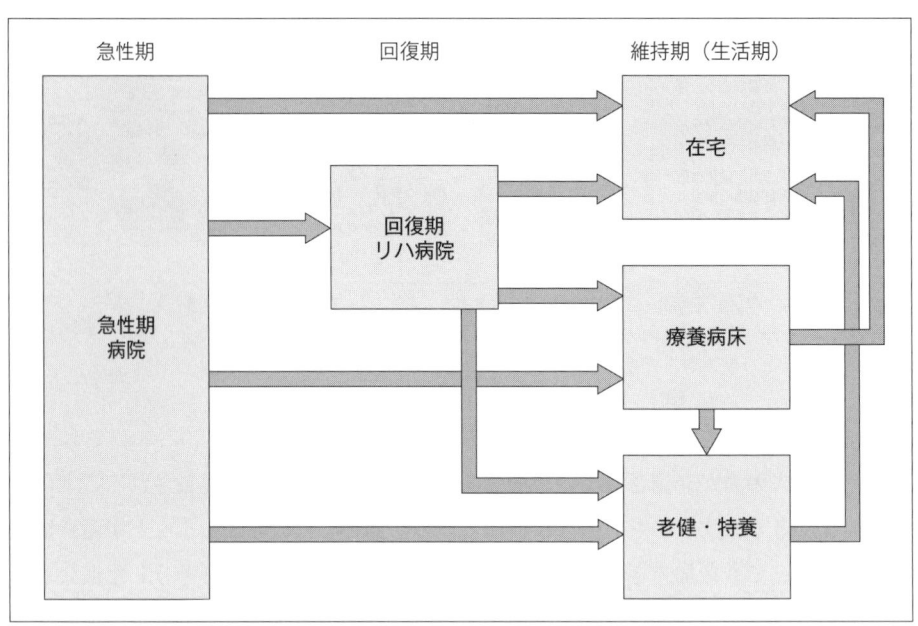

図2 急性期・回復期・維持期（生活期）の患者の流れ

ようになり、最近では維持期の状態が必ずしも維持だけではないことから、生活期と呼ばれることが多い。急性期、回復期、生活期（維持期）の患者・利用者の流れは、地域によって施設の充実度が異なることからさまざまであるが、基本的には図2のようになる。

　急性期とは、疾病の発症直後の救命と治療を担う時期である。医師を中心としたチームによって治療が施され、必要に応じ手術が行われる。急性期の入院期間は、2003年に開始された診断群分類包括評価制度（DPC）のひろがりでさらに短縮化しており、救命治療が終了するやいなや、意識障害を残存し合併症への治療を必要とする状態であっても、回復期リハビリテーション病院などへ転院となることも増えている。

　回復期を担当する中核は回復期リハビリテーション病棟である。急性期直後のリハビリテーションを担当し、寝たきり防止、早期のADL自立、自宅退院を目的に2000年に制度化された。豊富なリハビリテーションを提供し、脳損傷などによる障害に対して回復を促進する。自宅退院のために必要な準備を行い、退院後に必要なリハビリテーションの継続を判断し、介護体制や住環境の整備などを担う。

　生活期（維持期）は、急性期、回復期から在宅へ退院し、その後亡くなるまでのきわめて長期間にわたる時期となる。在宅で過ごす場合もあるが、さまざまな状況から施設にて生活される場合もある。在宅で過ごす方に提供されるリハビリテーションには、外来リハビリテーション、訪問リハビリテーション、通所リハビリテーションなどの種類があり、施設には介護老人保健施設、特別養護老人ホームなどがあり、これらの施設でリハビリテーションが提供される。

　さて、本書で扱う内容は、主には生活期リハビリテーションにあたる時期に行われる言語聴覚療法である。在宅で行われるリハビリテーションと施設で行われるリハビリテーションの双方につい

て触れる。最近では急性期病院からそのまま自宅に退院し、いわゆる回復期リハビリテーションを在宅にて実施することも少なくなく、これらの内容も在宅で行われるリハビリテーションに含めるべきである。すなわち、病期としては生活期を中心に一部回復期を含み、在宅で行われるリハビリテーションを中心に介護保険下で運営される施設リハビリテーションを含むこととする。

(2) 病院におけるリハビリテーションと在宅におけるリハビリテーションの違い

地域言語聴覚療法のイメージを明確にするために、病院で提供されるリハビリテーションと在宅で提供されるリハビリテーションの違いについて、以下三つの視点に着目して考える。

第一に、医療提供度という点で病院と在宅の状況は大きく異なっている。病院は医学的治療を行う場であり、高度で効率的な医療を提供するために、多数の医療スタッフが配置され必要な機器が整っている。ここにいるのは、集中的な医療を必要とする患者であり、まずは治療が優先される。一方、在宅で行われるのは生活である。在宅には基本的には治療を終え、医学的には安定した状態の人々が暮らしている。しかし、今後は、高齢で合併症があるなど、在宅においても医療を必要とする人々が増えてくるであろう。また、継続的な医療処置が必要な状態であっても、機器を在宅に備えて在宅生活を行う人も増え始めている。在宅では、病院に比し手厚い医療が施せないが、今後は生活していく場所として現実味のある選択肢となっていく可能性がある。

第二に、効率性という点で病院と在宅は異なっている。病院の環境は画一的である。どの病室も同じ設備が整い、患者は同じ時間に起床し、食事、入浴、リハビリテーションなどが行われ、同じ時間に就寝する。最も効率よく十分な医療を行うために環境が整えられている。一方、在宅で行われるリハビリテーションは、それぞれ離れた別の家で行われ、そこに出かけるための時間や手段が必要であり、サービス提供はきわめて非効率的である。在宅におけるリハビリテーションは、そもそも効率性ではなく、個別性を優先した仕組みであるという点が大きな特徴である。

第三に、多様性という観点である。患者はそもそも多様であり、病院にいても可能なかぎり患者の多様性は大切にされるべきであるが、在宅における多様性の尊重とは比較にならない。それぞれの患者・利用者が住む家は、間取りが異なり、家具が異なり、住まい方のコンセプトが異なり、暮らしが異なっている。家族構成が異なり、ライフスタイルが異なり、嗜好や価値観が異なっている。病院では失われていた家族としてのまとまりを取り戻し、「このように生きたい」という主張を持って暮らしている。多様性を前提として、その上に展開していくのが在宅におけるリハビリテーションである。この点こそが、在宅におけるリハビリテーションの最大の特徴である。

以上、在宅におけるリハビリテーションは、医学的には比較的安定した状態の方々が、それぞれ異なる環境で異なる生活を長期間にわたり送れるよう、個別的にサポートしていくという特徴を持つ。ここで成果を上げるためには、多様で柔軟な発想やアプローチ方法が求められる。

4 長く関わることが意味するもの

生活期のかかわりは長期間になることが多い。障害はどのように変化していくのか、生活はどのように展開していくのか、そのイメージを持っていることが重要である。

病院から自宅に退院した患者は、すべてが継続して回復するとは限らないが、比較的若年で認知機能が良好に保たれている場合などには、長期的に回復するケースに出会うことも少なくない。回復期リハビリテーション病棟退院時に、重度の失語症を残存していた人が、退院後はじめの1年でようやく簡単な会話が可能になり、2年目には家族以外の人と話をしてみようと思うようになり、3年目で地域の患者会に参加して短いスピーチを行ったというような経過をたどることは決して稀ではない。あるいは進行性疾患の方で、「しゃべりにくい」というニーズに対し、早期では構音訓練を実施し言葉の明瞭度の改善・維持を図り、徐々に電子機器類による代替コミュニケーションを導入、やがて嚥下機能に問題を生じ、摂食嚥下訓練を実施し、さらに家族の希望により終末期を自宅で過ごすことになり、言語聴覚士が看取りチームに参加したというようなケースも存在する。こうしたケースに長期的に関わるうえで、重要だと思われる点について以下に述べる。

(1) 長期的な見通しを持つ

　先ほどの二例からわかるように、同じ患者、同じ利用者に数年から数十年という長期間にわたり関わり続けた場合、国際生活機能分類（ICF：International Classification of Functioning, Disability and Health）でいうところの心身機能・身体構造、活動、参加の状態は大きく変化していく。「この方は、さらに今後どうなっていくのか」「どうなっていくことが望ましいのか」という、今後の見通しを立てる力が必要となる。すなわち、予後予測ができるということである。予後予測は機能や能力だけでなく、本人や家族の人間力などにも目を向けることができ、より力を発揮してもらえる可能性についても見通せなくてはならない。疾病の特徴や年齢の影響について正しい知識を持ち、その方が今後回復するのか、しばらくは維持するのか、あるいは低下が予想されるのか、その時期はいつ頃なのかについて理解しておく必要がある。

　生活期の患者の個人差は大きく、必ずしも予測どおりには推移しないが、今後の見通しをおおまかに持っていることは、先手先手のリハビリテーションの実行につながる。また、先手を打てることは、計画的なリハビリテーションの実践につながるものである。

(2) 信頼関係を構築する

　在宅では長期的なかかわりになることが多く、また生活の場面に関わることも多いため、病院に勤務する言語聴覚士に比較し、患者・利用者と深いかかわりを持つ機会も多い。信頼関係が構築されているかどうかが、その後のリハビリテーションの成否に関わるので、誠実に対応し患者・利用者、家族の信頼を得ることが重要である。人間関係が深く近くなることも多いので、節度や品位を保った付き合い方をすることを肝に銘じておくべきである。「セラピストと患者・家族」という関係であることをわきまえ、適切な距離とともに共感や親しさを持ち、時に喜びや悲しみを共有し、一番近い場所でサポートし続けることが期待されている。

(3) 一人の言語聴覚士が関わり続けるわけではない

　生活期で長期的なかかわりになる場合、同じ担当者が関わり続けることが患者・利用者、家族に

とっては望ましい。しかしながら、そうはいかない場合のほうが多い。経験の浅い言語聴覚士が多く、また女性が多いことから、家庭の状況により勤務形態や勤務場所を変更せざるを得ないことも多い。一人職場も多く、勤務環境が不安定な場合も少なくない。担当言語聴覚士がたびたび変更になり、患者・利用者、家族からのクレームにつながることは少なからず経験する。したがって、数カ月で担当が変更になるような事態は極力避けるべきである。一方で、何十年も同じ言語聴覚士が担当し続けることは通常困難であり、また必ずしもそれがよいとは限らない。大切なことは、担当させていただいた1年ないし2年程度の期間であっても誠実に関わり、常に努力を怠らない姿勢を示すことで、患者・利用者、家族に納得してもらえる言語聴覚療法を提供することである。

　いま、われわれが取り組むべきことは、在宅で働くことができる言語聴覚士の数を増やしていくことである。そして、地域言語聴覚療法の質の向上を図り、担当が変わっても、同質のサービスを受けることができるように環境を整えていくことである。

(4) リハビリテーションサービスの終了

　在宅リハビリテーションで難しいのはリハビリテーションサービスの終了である。心身機能の回復により、自立してあるいは心理的に自立した状態に達して「もう私はリハビリの必要はありません。終わりにします。」と利用者自身が言うことにより、終了となるのが最も望ましい。しかしながら、利用者の年齢や疾病の特徴から考えて、このような形で終了となる人の比率は小さい。多くの場合、リハビリテーションサービス終了か継続かは、言語聴覚士と患者数の関係で決めざるを得ない。言語聴覚士が不足する状況下で、より優先順位の高い人に優先的に対応せざるを得ないのが現状である。

　どうしても終了にする場合には、いきなり終了にするのではなく、週1回を2週に1回、さらに月1回に、そのうち2カ月に1回、3カ月に1回というように徐々に頻度を減らしていくのが望ましい。なるべく利用者の気持ちを尊重できる工夫を行い、友の会、患者の会などを紹介して、次の参加の機会につなげるなどの努力を行っていきたいものである。

5 生活、生き方、その人らしさを大切にすること

　言語聴覚療法では、患者・利用者をよく知るということが重要である。その方がそれまで生きてきた人生、すなわち成育歴、教育歴、職業歴、家族歴などの背景、あるいは性格、趣味、価値観、人生観などに関する情報を得て、その方についての理解を深めることがよりよい言語聴覚療法の提供につながる。この点については、地域言語聴覚療法の現場でよりいっそう重要性が高まる。

(1) 患者・利用者の数だけ生活がある

　病院に入院している時期にあっても、患者は一人ひとり障害が異なり、性格や考え方が異なり、われわれは個々の状態に合わせた個別的対応を行っている。しかし、生活期で感じられる個々の患者・利用者の個別性は、病院で配慮してきたものと質的に異なっている。

　長期的なリハビリテーションに関わる中で目指すべき方向性を見失ったとき、答えが「その人ら

しさ」の中に見つかることは決して少なくない。それぞれの自宅環境、住まい方、一日の生活習慣、家族関係、経済状態などが異なっており、その上にそれぞれの人生が成り立っている。一人ひとり求めるもの、向かう方向、幸せと感じるものが異なっている。病院でのリハビリテーションでは見落としてしまった情報もある。あるいは気づかなくても困らなかった情報もある。しかし、在宅ではそうしたものの中にリハビリテーションの手がかり、より効果的な活動につながるスイッチがある。ぜひ、そうした個人の力を引き出せるスイッチを探せるスキルを磨き、個別性や多様性に目を向けることのできる言語聴覚士を目指したい。

(2) 心理的変化とエンパワメント

　急性期から回復期にかけて、突然の発症により患者・利用者の気持ちは大きく揺れている。心理面への配慮は急性期・回復期でももちろん重要であり、リハビリテーション効果の得られやすい発症早期の時期に、心理的な問題からリハビリテーションが思うように進まないケースも存在するなど、心理的状態がリハビリテーションに与える影響は大きい。

　一方、発病したことに真正面から向き合い、真の心の葛藤に直面するのは病院を退院し自宅に戻ってからになることが多いともいわれている。急性期、回復期は無我夢中で過ぎてしまい、苦しいとも、悲しいとも感じなかったが、退院後ふと我に返り、無力感、自己否定感に襲われ、抑うつ症状が生じるなど、深刻な心理的問題が生じることは少なくないのである。身体的、認知的な不自由さを生じ、同時にこれまで担ってきた職業的・社会的役割を失い、家庭内の役割も変更を余儀なくされ、新たな関係を構築しなければならない。抑うつ的気分に襲われ、引き込もり傾向が生じたり、活動量が減ることで廃用が進み機能低下への悪循環に陥ってしまうこともある。

　こうした苦しみを乗り越え、新たな目標や楽しみに出会い、自己達成感を取り戻していく患者・利用者にわれわれはしばしば出会うことができる。障害が残っても、気持ちはどんどん強くなりエンパワメントしていく。生活期におけるリハビリテーションは、患者が生きていてよかったと思える日を再び迎えるためのサポートでもある。そのダイナミックな変化は、われわれに多くのことを教えてくれる。われわれが何かを成したのではなく、患者・利用者に力があったのだと思い知らされる。その強さ、ひたむきさ、したたかさ、かしこさ、勇気、明るさに心から感動し、敬意を感じる経験は多い。生活期におけるリハビリテーションの醍醐味と喜びを感じる瞬間である。

6 家族を含めて対象者と考える視点

　リハビリテーションを行うに当たってはそれぞれの家族の個別性に対し理解と配慮を行うこと、あるいは家族の協力や能力を引き出しながら、リハビリテーションを構築していくことが重要である。この点については在宅でより重要視される。そもそも家族の理解と協力がなくては、患者・利用者が在宅生活を継続することはできない。家族は、患者・利用者同様、突然の発症以来苦しみ悩んでいる。したがって、家族に対するサポートは、以下のような (1) 障害への理解向上のための援助、(2) 心理的葛藤への援助、(3) 介護負担への援助、(4) 家族のエンパワメントなどの側面から行う必要がある。

(1) 障害への理解向上のための援助

　よい家族は、セラピスト以上に患者・利用者の状態を理解しており、適切な情報をセラピストに提供してくれる。しかし、家族によっては、障害を理解できず適切なかかわりや介助ができない場合も少なくない。根気よく説明を続けることや他の患者家族との交流を勧めるなど、理解向上のための働きかけを続けていくことが重要である。

(2) 心理的葛藤への援助

　障害を負ったことについて、患者・利用者と同様に、家族自身が受け入れられていないと感じる場面に出会うことも多い。「家族の障害受容の難しさ」は重大な課題であり慎重に配慮されなければならない。こうした点においても、他の患者家族との交流は有効である。

(3) 介護負担への援助

　介助量が多い方の場合、家族の介護負担の問題は常に配慮されなければならない。キーパーソン、介護者の数、協力者の有無などを確認しておく。高次脳機能障害や認知症の場合、必ずしも身体介助は多くなくても、目を離せない、気持ちが通じ合えないなどの状態が、想像以上に家族に負担を感じさせている。家族は苦しい気持ちを声に出せることもあるし出せないこともある。訴える家族に対しては傾聴し、訴えない家族には聞き出していく配慮が必要である。共感、励ましなどを示すとともに、必要に応じたサービスの変更、レスパイトを目的としたショートステイの利用など家族支援を念頭に置いた計画が必要となる。

　また、高齢者が高齢者を介護する老老介護や認知症者が認知症者を介護する認認介護が増える現状において、患者・利用者だけでなく、家族を含めた生活全体へのかかわりを考えていかなければならない状況が増えている。

(4) 家族のエンパワメント

　患者・利用者自身がエンパワメントされ、自律的で行動的な自己を取り戻す様子に出会うことも多いが、家族のエンパワメントの過程に関わる機会も多い。患者・利用者の介護をしていた家族の方が、自主的に行動し自らの考えで生活を切り開いていくようになる。他患者・家族に影響を与えたり、行政へ働きかけるなど大きな力を発揮する方々もいる。家族の力が地域活動の大きな活力になることも多い。

7 リスク管理と運動・ADL の視点

(1) 在宅のリスク管理の心構え

　生活期の患者・利用者は、病院に入院していた期間に比較して医学的には安定した状態にあるが、合併症を抱えていたり高齢であることから、通常、医学的リスクが存在する。介護保険下の施設においては、病院に比し医師が少なく、ただちに医師の診察を受けられる状態になく、急変などのリスク発生時に、自分たちで初期対応をしなければならないなど自立した対応能力が求められる。一

人でも対応していく責任と覚悟を持っていることは重要であるが、すべての医学的知識を持たなければ地域におけるリハビリテーションはできないと思う必要はない。

　基本的に原則に従うことが重要である。標準的に行われているバイタルチェックを怠らず行う。血圧、脈拍、体温を測定し基準となる数値との照合を行う。同時に数値だけでなく、顔色、発話量、声の大きさ、表情などが、いつもどおりなのか、いつもと異なるのかを判断していくことが重要である。

　また事前情報から把握されるリスクについて確認しておく。動脈血酸素飽和度（SpO_2）、呼吸状態、意識状態、痙攣発作、再発など、個々の患者・利用者で想定しなければならないリスクは異なる。最も重要なことは、何かが起きたときに、誰にどのように連絡するのかを頭に入れておくことである。特に訪問リハビリテーションなどにおいては、患者・利用者の近くに自分しかいないという状況がしばしば起きる。あわてることなく、速やかに必要な個所へ連絡を行い、症状の説明ができるようにしておく。

(2) 患者・利用者の全体をみていくこと

　回復期リハビリテーション病棟が創設され、言語聴覚士も患者の送迎や移乗動作介助に関わる機会が増え、運動機能やADLについて知識や技術を持つ言語聴覚士は増えつつある。また、摂食嚥下障害に適切に対応するために、四肢、体幹の状態、座位姿勢や頸部の状態についての知識・技術を持っていることの重要性も増している。こうした状況に加え、生活期ではより患者を全体像として捉えなければならない場面が増える。介護保険下のリハビリテーションにおいては給付費の範囲の問題などから、同一患者・利用者に対して、理学療法士、作業療法士、言語聴覚士のすべての職種が関われないことも多い。場合によっては、移動や身体能力に課題を残しながら、リハビリテーションは言語聴覚士だけが介入しているということも経験する。

　このような場合、言語聴覚士であっても、患者・利用者の全体像を描けることが生活期では重要なスキルになってくる。運動機能を含めて状態が安定して維持されているのか、やや機能低下が起こっているのか、気づけることが望まれる。ADLや手段的日常生活動作（IADL：Instrumental Activities of Daily Living）などにも関心を持つべきである。認知機能や心理的要因がこれらの行動に影響を与える可能性があり、その場合には言語聴覚士が助言を与えたり、実践のアプローチを行うことも必要である。全体の状況から自分に求められている役割を理解し、チームに貢献できる言語聴覚士が増えることが望まれる。

8 施設を超えた多彩な多職種連携

　病院で必要となる連携は主には施設内の多職種間の連携であった。施設外の連携として、入院元の病院との連携や退院後のサービス提供を行う施設との間で行われる連携があるが、日々必要となる患者を取り巻く業務内の連携は、同一施設内のスタッフ同士で行われるものである。異なる職種との連携は容易でない場合もあるが、基本的には同一組織内での連携であり、同じ経営母体のもと、同じ理念、価値観を共有したスタッフ同士の間で行われる連携である。

在宅で必要な連携はこれとは大きく異なっている。在宅には多種の小さな事業所、施設、診療所、保健所などの機関が存在し、しばしば複数の組織の多職種のスタッフが同じ患者に関わることになる。事業所により、考え方、話の進め方、対応の仕方などが異なるのは当然である。施設・職種を超えた連携に対し、初めは戸惑いを感じうまくいかないこともあるが、一歩踏み出していけばかえって興味深く、手ごたえや達成感が大きい。施設を超えて地域社会を守る任務に向かっていくのである。

9 おわりに

　いわゆる生活期に提供されるリハビリテーションをイメージし、在宅で行われる訪問リハビリテーションや介護保険で行われる通所、訪問、介護老人保健施設で行われる言語聴覚療法の特徴を述べてみた。サービスの種類、在宅か施設かという観点によって、必ずしもここに書いたことが当てはまらない場合も推測されるので、その点は柔軟な解釈をお願いしたい。

　総じて生活期のリハビリテーションは、画一的でなく、枠に当てはめて考えているだけでは対応できず、個々の患者・利用者のニーズをどれだけ的確につかみ、具体的な行動につなげるためのアプローチができるかということが重要である。病院ではできなかったような大胆な計画が実行できたり、思いがけない出来事から変化が生まれる場面に遭遇するなど、多様で柔軟なチャレンジの繰り返しである。時に言語聴覚士であることを超え、一人の人として地域社会に立ち、多くの人と関わりながら、ダイナミックなリハビリテーションにチャレンジしてほしい。

II 地域言語聴覚療法と倫理

　昨今、医療・福祉の領域で倫理的視点の重要性が認識されるようになっているが、具体的にはどのような視点を持ち、どう考えることを指しているのか、十分に浸透しているとはいえない。地域で働く言語聴覚士にとって、倫理的な視点を持つとはどのようなことなのかを考えるためにここで倫理について触れることにする。医療・福祉の現場で求められる倫理的視点の原則、実践的手法について考え、終末期医療における倫理的課題について視点の整理を行う。まだ十分に議論されているとはいえない領域であり不十分な点もあるが、今後の検討につながることを念頭に置いてまとめておくこととする。

1 倫理の必要性

(1) 倫理的な視点を持って考えることの意味

　脳死臓器移植、遺伝子治療、出生前検査・診断など、先端医療の高度発達は、生命を救い、疾病を治すことにつながると同時に、人のあり方、命のあり方を考えることの必然性が生じ、倫理的視点を持たずに進めることはできない事態となった。今日、医療に携わるうえで「医療倫理」の視点を持つことは重要であり必須である。倫理的問題は先端医療に限られるものではなく、実はリハビリテーションや介護現場などのありふれた日常の中に散在している。それがどのようなものか、気づけるようになることが大切である。

　例えば終末期医療のステージにおいて、自己決定能力をなくした患者・利用者への治療法決定について議論されることが増えている。倫理的視点を持って、対処することが求められる具体的でわかりやすい例であるといえる。

(2) 倫理の4原則

　忙しい日常現場で起きる出来事において、倫理原則に立ち返って考えることはなかなか難しいが、忙しいからこそ倫理の原則を身につけておくことは重要である。倫理には、以下の4原則があるといわれている。

　①自律の原則：患者の自己決定を尊重する。患者がよい自己決定をすることができるように支援する。
　②善行の原則：患者の幸福を追求し、恩恵を与えるようなよい行為をしなければならない。
　③無害の原則：患者に害を及ぼしてはならない。患者がこうむる可能性のある苦痛や苦悩を最小限にするように努める。
　④公正の原則：人々を公平・平等に扱う。

　この4原則は一見当たり前のことであり、これらの原則にのっとり行動することはさほど難しくないと思えるかもしれないが、よくよく考えてみると医療・福祉の現場で起きる出来事に対処する際、しばしば原則同士が対立して、すべての原則を実践するということが、そうたやすいことではないことに気づく。

例えば公正の原則に従い、すべての患者・利用者に同じように対応すればそれで満足する人もあるが、それでは不十分だと感じる人もある。個々の状態が異なるために、同じことをすることが「公正」であるとは限らず、「公正」はすべての人にとって「善行」にはならない。あるいは、家族の望むことが必ずしも患者・利用者の望むことではないことは多い。家族への「善行」が患者・利用者にとっては「善行」ではないことになる。個別的でかつ複雑な状況の中で、すべてを解決できる行動をとるのは容易なことではない。倫理原則は知っていなければならないが、原則を知っているだけでは倫理的対応は困難である。原則を軸にした実践的運用技術が重要となる。

(3) 4分割法とは

倫理的行動実践のための手法として、4分割法を用いた検討方法の有効性が提唱されている。4分割法はJonsenら[1]（1992）により提唱された手法であり、わが国では医療倫理の啓発活動を行っている稲葉一人氏ら[2]により、ケースを検討するうえで医療倫理を考えていく手法として、活用が勧められている。医療・福祉の現場で倫理的問題を解決していくために、そのケースについて考える際、①医学的身体的事項、②本人の意向、③QOL、④周囲の状況の4領域について十分な情報を得ているかどうかを検証し、不足があれば情報を入手し、全体的に事態を捉えて検討していくという方法である。

1) 医学的身体的事項

医学的状況について十分に確認できているかどうかを検証する。意外に見落としていることがあるので注意が必要である。本人の意思決定能力、終末期の判断などについて、障害の進行状況や重症度をもとにした医師の判断が必要となる。

2) 本人の意向

現在、本人の意向はどのようなものなのか。現在、意思を表出できる状態でないのであれば、もし意思が表出できる状態であれば何を望んだのか、答えられる人はいるのか。本人は、延命治療を望んだのか、望まなかったのかなど丁寧に検証されなければならない。

3) QOL

本人にとってQOLはどこにあるのか。どうすることがQOLを高めることになるのか。現在の状態について、病状、病歴、障害の程度、意志の表出、摂食状態などを総合的に判断し、どのように治療されることがQOLが高いといえるのかを検討する。

4) 周囲の状況

家族の気持ち、介護力、経済状態など、その他の患者・利用者の周辺の情報である。どこに入れるかわからない情報はここに入れておく。キーパーソンだけでなく関係者の情報も確認する。家族の希望がそれぞれ異なっている場合は、まずよく話し合って意見を統一してもらうことが必要になる。

(4) ケース提示

ケースを用いて考えてみたい。

1) ケース

69歳の女性のAさん。10年前に大脳左半球に脳梗塞の既往があるが、特に後遺症を残さずその後ADLも自立して生活していた。今回、右中大脳動脈広範囲の脳梗塞による左片麻痺を呈し、体幹機能も低下、座位不安定でADLは重度介助を要している。また注意障害、左半側空間無視、病識低下を中心とする高次脳機能障害を認め、認知機能検査（MMSE：Mini-mental State Examination）は9点、認知症を残存した。回復期リハビリテーション病棟での摂食嚥下訓練にて、軟菜食を経口から自力摂取することが可能になったが、水分へのむせを認める。運搬操作のペースが速く、一口量が多くなりすぎるため見守りが必要。飲み込みには時間がかかり、後半は疲れてしまい介助を要す場面が増え、補助栄養剤を使用して栄養を確保した。藤島の摂食嚥下障害グレードは6であった。本人の希望は「家に帰りたい」「食べたい物を食べたい」とのことであった。医師からは今後の大きな改善は難しいとの見解を得ている。

夫は亡くなっており、長男夫婦、小学生と保育園児の孫との五人暮らしである。長男の妻はキーパーソンとしてAさんの主たる介護を担当、Aさんは要介護4と認定され、訪問介護、入浴サービス、訪問リハビリテーション（理学療法、言語聴覚療法）のサービスを受けながら在宅生活を行っていた。

訪問での言語聴覚療法では週に1度、昼食時に来訪し、嚥下の評価・練習を行った。なるべくゆっくりと自力摂取を促し、後半に手が止まってしまうときは誘導・介助にて摂取した。長男の妻には、食物の調理方法、摂取時の声かけ・誘導の仕方を指導した。声かけによって食事のペースを落とすことができ、確実に飲み込んだかを確認できるようになったが、自分で誤嚥の危険性を認識することは困難であった。「メロンを食べたい」など自己の希望を伝えることはできた。

訪問での言語聴覚療法開始から3カ月目、Aさんは発熱し誤嚥性肺炎の診断を受け入院となった。長男の妻に事情を確認すると、食事に時間がかかるので指示どおりに食べさせることは困難で、介助して速いペースで食べさせていたことがわかった。肺炎軽快後、食事の介助方法について言語聴覚士が指導を行おうとしたが、長男の妻のストレスが増大し、家族より言語聴覚療法の継続を希望しないとの申し出があった。

2) 4分割法による問題点の整理

本ケースを4分割法でまとめてみる（図3）。

①医学的身体的事項

脳梗塞を再発した女性。身体機能、認知機能に重度の障害が出現し、ADL重度介助、摂食嚥下機能障害が生じている。嚥下状態は、やわらかく調理された食べ物をゆっくり食べれば嚥下は可能であるが、自力ではペースや一口量の調節が困難で見守りがはずせず、食事の後半は介助も必要であった。今後の大幅な改善は難しい状態。

②本人の意向

Aさんは脳梗塞の再発により重度の認知症を呈しているが、「家に帰りたい」「メロンを食べたい」など希望を伝えることができる。自己による嚥下能力の認識は困難で、自力で安全に食事を行うことはできない。

医学的身体的事項	本人の意向
・脳梗塞を再発 ・身体機能、認知機能ともに重度の障害 ・重度の摂食嚥下障害 　やわらかく調理された食べ物をゆっくりなら嚥下可能だが、ペース配分困難 　一口量調節困難のため、見守り・介助が必要 ・今後の大幅な改善は困難？	・脳梗塞再発による重度認知症を呈す ・簡単な希望は伝えられる 　「家に帰りたい」「メロンを食べたい」など ・自分の能力理解は困難で、安全に食事できない
QOL	周囲の状況
・家族と一緒に生活すること？ ・住み慣れた地域で暮らすこと ・可能であれば口から食べること ・食べたい物を食べること ・誤嚥などのリスクを避けられること	・家族は長男、長男の妻、孫二人 　（小学生、保育園児） ・介護の中心は長男の妻 　子育て中であり負担が大きい

図3　4分割法の例

③QOL

　Aさんにとって QOL が高い生活とは家族と一緒に生活すること、住み慣れた地域で暮らすこと、可能であれば口から食べ物を食べること、食べたい物を食べること、誤嚥など危険な状態になるリスクを避け安全で安心に暮らすことなどであると考えられる。

④周囲の状況

　長男家族は、重度の障害を呈するAさんを自宅で介護していくことを選択している。介護の中心となるキーパーソンは長男の妻である。長男の妻は子育てをしながら姑の介護を行っている。介護保険サービスは利用しているが、Aさんの介護にはかなり手間がかかり、特に食事の介助は負担が大きかった可能性がある。

3）総合的な検討

①問題点の整理

　Aさんは脳梗塞の再発により重度の障害を呈していた。長男家族はAさんを自宅に引き取ったが、介助量が多く長男の妻の介護負担は大きかった。今後の改善の見込みは厳しいが食べることへの関心は高く、好きな物を食べたいと希望していた。嚥下障害を呈しており、安全に経口摂取を継続するためには嚥下食をつくり、適切な摂取方法のためには見守り、介助を行うことが必要であった。主たる介助者である長男の妻は、介護の負担によりストレスが高じていた可能性がある。

②確認しなければならない点

　長男の妻は何に最もストレスを感じていたのか、長男はそのことについてどのように感じているか、長男夫婦以外の協力者（兄弟、孫など）はいないのかなどの追加情報を収集する。

　食事方法について、補助食品の利用、食形態を変えるなどにより、本人、家族の負担軽減が図れるかどうかを検討する。

Aさんの QOL を保ちながら、家族の介護負担を軽減するためのケアプランの再検討を行う。食事介助へのヘルパー介入を増やす、妻以外の家族の介護への参加を検討する、あるいは食事内容や方法を変更するなどが考えられる。

　③倫理的視点と本ケースからの学び

　在宅で生じやすい事象である。脳梗塞を再発した A さんは重度の障害を生じているが、自分の希望を伝えることができる状態である。言語聴覚士は倫理的視点から、認知症を生じながらも自分の希望を有している A さんが食べたい物を食べられる状態を保つことと、主たる介護者である長男の妻が介護負担を感じすぎないようにすることの双方への対応が必要であり、全体の状況を勘案しながら環境設定をしなければならなかったが、長男の妻の状態への配慮が不足した点に反省が残る。適切な行動をとるために、必要な情報をすべて収集し考慮しているかどうかが重要である。それらをもとに、多角的な観点から事態を確認し、より望ましい方向性を導き出すことが求められているのである。

2 胃瘻造設の問題について

　言語聴覚士にとって、避けて通ることはできない胃瘻造設の問題について、急性期で行われる場合と生活期で行われる場合について、課題を整理しておくことにする。

(1) 急性期における胃瘻造設

　急性に重症の脳損傷を発症し、経口摂取が困難な状態が続く患者に対して医師が胃瘻造設を勧めることは多い。回復の可能性、本人の意思がどうであったかなど難しい問題を含み、家族が選択に苦しむことが多い。突然の発症の直後、生き続けてほしいと願い、口から食べられないのであれば、確実に栄養を確保できる胃瘻造設をと選択する家族が多い。逆に、身体に穴をあけ管を通すことへの抵抗から選択できない場合もある。感染のリスクが低く、介助量が少なくなるため、QOL の観点からこの時期の胃瘻造設のメリットも示されている。

　胃瘻の予後について、明らかな答えは出ていないが、経験される範囲からいえばその後の経過はさまざまである。実用的な嚥下能力を獲得できず、胃瘻からの栄養摂取を継続し続けながら生活していく場合もあるが、胃瘻造設後経口摂取が可能になり、胃瘻は不要となり、穴をふさぐ措置をとる場合もある。意識が改善しないまま、ほぼ寝たきりの状態で長期間にわたり胃瘻栄養が継続される場合もある。

　昨今、安易な胃瘻造設に対する社会的な批判の声が高まっている。ひとたび胃瘻を造設してしまうと、その後状態が改善しなければ胃瘻を抜去したり注入を中止することは容易には行えない。ほとんど反応が得られない重度の状態で、胃瘻からの栄養で長期間が経過すると、関係者はかつての選択が正しかったのか疑問を感じることも少なくない。「この選択は、本人にとっていい選択だったのだろうか」という思いも起こる。胃瘻造設時に十分な説明が行われていないことも少なくなく、家族は長期的な経過を見通すことができずに選択していたというケースも多い。

　胃瘻をつくることのメリットとデメリットが明確に示され、苦しくてもしっかりと考えて決定し

たといえる状態を生み出すことが必要であり、言語聴覚士は家族のサポーターであることが望まれる。

(2) 生活期の治療方法の選択について

　生活期の現場では、嚥下障害を持ちながら食形態や摂取方法を工夫し、なんとか経口摂取していた方々が徐々に摂取量が減り、飲み込みにくくなり経口摂取が難しくなっていく。また誤嚥性肺炎を繰り返し発症するようになる。このような状態に至ると医師が胃瘻造設を勧めることが多い。家族によっては、こうした事態を十分に予期しており冷静に対処できる場合もある。しかし、まだまだ胃瘻の選択を迫られ困惑する家族が多い。

　認知機能が保たれる進行性疾患患者の場合、あらかじめ自分が望む治療方法を示している方々もいる。認知機能は保たれるが、摂食嚥下障害が重症に進行し経口摂取が困難になったケースにおいて、胃瘻造設は重要な選択肢である。栄養を確保しQOLを保ちながら、その人らしい生活が送れるのであれば積極的に行う価値がある。

　終末期に至り、治療方法がない状態の患者が延命治療を望むか否かという問題は、それぞれの個人が個人の意思で選択するべき倫理的課題である。日本では、あらかじめ自分が終末期を迎えたときにどのような治療法を望むのか、家族に意思を伝えておくことを当たり前に行う風土は育っておらず、これからの社会においては、これらの議論を深めていく必要がある重要な課題である。

　胃瘻患者の数が増え、介護を経験した家族からその思いが語られることも多くなった。どのような選択をしたとしても家族には苦しさがあるのが感じられる。しかし、しっかりと情報を得て、十分に考えたうえでの選択であれば、その後の事態を受け入れることができると語る家族もある。われわれ言語聴覚士は、「食べられるのか、食べられないのか」ということが判断される場面に立ち会う機会が多い。家族への説明の最終責任者は医師であり、治療方針を最終決定するのは家族であるが、われわれ言語聴覚士も意見を求められ、心理的サポートを行うべき立場に立つことがある。たいへん難しい問題ではあるが、われわれはこの問題から逃げることはできない。患者・家族とともに、胃瘻造設の問題に向き合い、痛みを分かち合いながら支援していかなければならない。

③ 終末期医療の決定プロセスに関するガイドライン

　終末期医療における治療法の決定プロセスに関して、方向性を示すことの必要性が高まる中、厚生労働省は2007（平成19）年5月『終末期医療の決定プロセスに関するガイドライン』を作成した。この中で、終末期医療およびケアは、「医師等の医療従事者から適切な情報の提供と説明がなされ、それに基づいて患者が医療従事者と話し合いを行い、患者本人による決定を基本としたうえで、終末期医療を進めることが最も重要な原則である」と示されている。

　また「終末期医療における医療行為の開始・不開始、医療内容の変更・医療行為の中止等は、多専門職種の医療従事者から構成される医療・ケアチームによって、医学的妥当性と適切性を基に慎重に判断すべきである」とされている。終末期医療およびケアの方針の決定手続きについては、**図4**に示すとおりであり、患者の意思が確認できる場合と確認できない場合に分かれる。癌患者、ALS患者などでみられるように、患者の意思が確認できる場合には患者の意思を尊重しながら、医

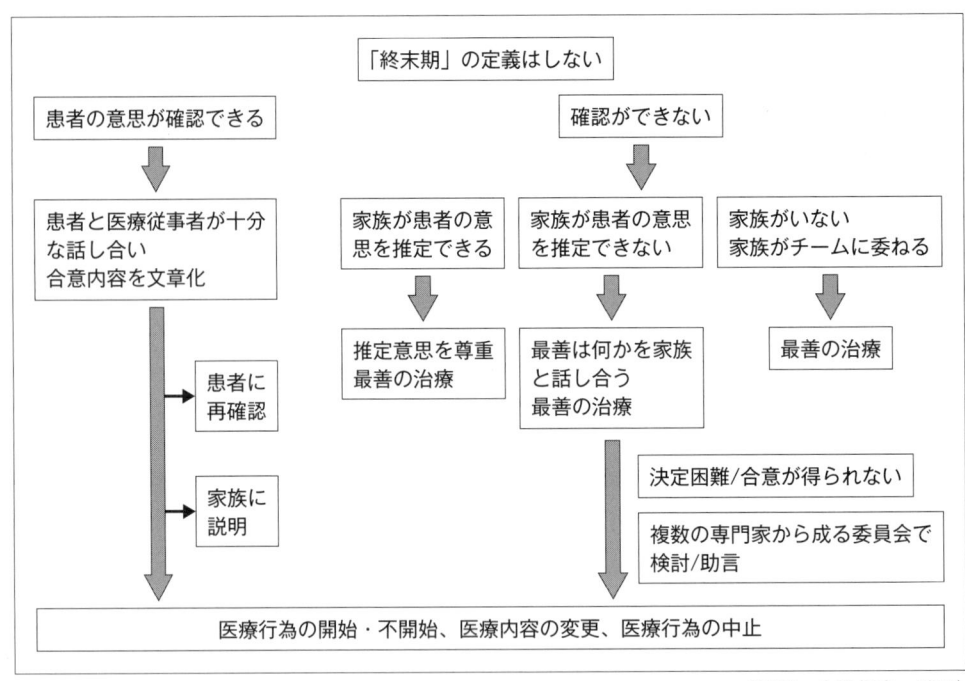

図4 終末期プロセスガイドラインのアルゴリズム（厚労省、平成21年5月）

（稲葉一人氏作成、2013）

療従事者と十分な話し合いを行い合意内容を文章化したうえで、患者の意思再確認、家族への説明を行い、医療行為の開始・不開始、医療内容の変更・医療行為の中止が行われなければならないとしている。

　意識障害や認知症などにより患者の意思が決定できない場合は、1）家族が患者の意思を推定できる場合、2）家族が患者の意思を推定できない場合、3）家族がいないあるいは家族がチームに決定を委ねる場合がある。1）の場合、患者の推定意思を尊重しながら、最善の治療方針が決定される。2）の場合、家族と医療関係者が話し合いながら、最善の治療方針が決められる。3）の場合は、医療関係者が話し合いながら最善の治療方針を決めていく。話し合いがうまく進まない場合には、第三者による委員会が持たれ、そこで話し合っていくことも検討される。

　今後は、高齢社会が進む中で、終末期の治療選択を適切に行っていかねばならない局面が、増えていくことが予測される。遺産相続などの問題が絡み、法的な問題にも対処していかなければならないことも起こりうるだろう。われわれは、最後までその方々の尊厳を守り、残された家族の気持ちにも十分に配慮しながら、望ましい行動をとることができる専門職でありたい。

（文献）

1）Jonsen AR, Siegler M, Winslade WJ: Clinical ethics—A practical approach to ethical decisions in clinical medicine (3rd ed). McGraw-Hill, New York, 1992（大井　玄，赤林　朗（監訳）：臨床倫理学―臨床医学における倫理的決定のための実践的なアプローチ．新興医学出版社，1997）
2）箕岡真子，稲葉一人（編著）：ケースから学ぶ　高齢者ケアにおける介護倫理．医歯薬出版，2012

第3章

地域言語聴覚療法の概要

第3章 地域言語聴覚療法の概要

I　はじめに

　地域言語聴覚療法の対象は幅広く、適切な支援を行うためにはまず対象者の状態像をきちんと捉えることが重要である。そのために評価を行うが、既存の検査は実施できない場合があるため、行動観察や情報収集で得た情報を含めて対象者の全体像を把握する。その中でも現在の状態に至るまでの生活歴や病歴は重要な情報であり、時間の流れに沿って整理することで今後の変化を予測し、潜在的ニーズの把握や妥当性の高い目標の設定、効果的な地域言語聴覚療法を提供することにつながると考える。

　本章では、地域言語聴覚療法の対象となる場合が多い、脳損傷、廃用症候群、認知症、進行性疾患の四つの障害像について、その経時的変化や評価・アプローチなど言語聴覚療法の視点をまとめる（**表1**）。2つ目に患者・利用者および家族の心理的変化を考慮しながら生活状況の変化を捉える視点、3つ目に比較的長期的に地域言語聴覚療法を行ううえで変化する目的を明確化する視点、4つ目に提供基盤となるサービスの事業形態の特徴を生かす視点について述べる。さまざまな視点から角度を変えて情報を整理することで、自分の行う地域言語聴覚療法を客観的に捉え、第2章に述べた長期的な見通しを持ち、患者・利用者および家族の心理的変化に配慮しながら、患者・利用者の多様なニーズに応え、地域社会の中で暮らし続けることを支援する力をつけていきたい。

II　長期的視点を持った地域言語聴覚療法

　地域で出会う患者・利用者は、必ずしも医療機関を退院し、急性期・回復期リハビリテーションから引き継ぐ対象者ばかりではない。いかなる疾患に起因する場合でも、生活上で認知・コミュニケーション障害や摂食嚥下障害によって支援を必要とする場合には言語聴覚士が適切に対応しなければならない。評価した患者・利用者の状態と、これまでどのような病歴を持ち、どのように生活してきたかの生活歴などの情報の関連性を明らかにすることで、今後の改善・維持・低下を捉え、どのように変化していくのか、予後を予測し、適切に対応する。

表1 四つのタイプの長期的経過と特徴や対応

	脳損傷	廃用症候群	認知症	進行性疾患
長期的経過	脳損傷後は急性に機能低下するが、その後は機能回復する。やがて回復は緩やかになる。運動機能に比し、失語症などの高次脳機能障害は長期的機能回復が期待できる。	身体の不活動の結果、二次的な障害としてさまざまな症状が重なり、不活動の期間が長いほど機能低下は進行する。	加齢性変化とは異なり、日常生活に支障をきたす状態へ機能低下する。その経過は原因疾患によって大きく異なる。予防や治療が可能な疾患もあり、確定診断が必要である。	徐々に病状が進行し、機能低下する。原因疾患によって進行速度は異なるが、他のタイプに比し進行が速い場合も多い。その結果、延命処置が必要な段階まで悪化する場合が多い。
主な特徴	失語症などの高次脳機能障害や運動障害性構音障害や摂食嚥下障害など運動障害に起因する障害など多彩な状態像を示す。	筋力低下や関節拘縮など身体機能の低下から始まり、体力低下や姿勢変化などが重なると、声量低下や食事のむせなどがみられるようになる。また意欲低下など認知機能低下をきたすことがある。	記憶障害に加え、失語・失行・失認など高次脳機能障害、知的機能低下など複数の認知機能低下が重複する。脳血管性認知症などの場合、運動障害を伴い、運動障害性構音障害や摂食嚥下障害を合併する。	運動障害に起因する運動障害性構音障害や摂食嚥下障害を伴う場合が多い。原因疾患によっては認知機能低下を伴う場合もある。
対応	発病からの期間や今までの言語聴覚療法歴などを確認し、機能回復の可能性を見逃さず、対応する。医療機関と連携し、退院直後の生活の安定化を図るとともに生活課題を解決し生活支援を行う。	廃用症候群によって低下した機能の回復を図る。同時に関連した要因を解明し、その要因を除去し、廃用症候群の再発を防ぐ。	進行段階を評価し状態に合わせて対応する。認知機能への直接的アプローチに加え、残存機能を活用し、混乱を避け楽しい時間を共有し、精神的健康の回復を図る。その他、摂食嚥下障害への対応も求められる。	原因疾患をきちんと把握し、ある程度の見通しを持つ必要がある。難病支援制度などの理解を深め、地域のネットワークの中で支援することが求められる。本人や家族に対する心理的配慮も重要となる。

1 脳損傷、廃用症候群、認知症、進行性疾患と地域言語聴覚療法

(1) 脳損傷患者・利用者への対応

　脳血管障害や脳外傷などの脳損傷直後は急性に機能低下するが、その後はある一定の機能回復が期待できる。しかし、到達する回復の程度は、病前とほぼ変わらない程度に回復する回復良好な場合から重度の生活機能低下が残存する回復不良な場合までさまざまある。発症直後は病巣に加え周辺組織もダメージを受け、脳機能が著しく機能低下し意識障害も重なる場合がある。その後は意識や病巣周辺の脳機能が回復することで比較的早期に機能回復する。やがて一定の機能回復を経ると徐々に緩やかになる。その回復の時期や期間には個人差があり、さらに失語症など高次脳機能障害の回復には再学習の要素も含まれることから、運動の回復に比し長期間の回復が期待できるとい

われている。これら機能回復の程度や時期を考慮しながら、「どこで、どのように生活していくか」参加レベルの目標を設定する。入院中の目標は多くの場合在宅復帰となるが、在宅復帰は入院時点での目標であって、その人個人の人生レベルの目標ではない。在宅復帰後も自宅内にとどまらず、地域社会への復帰、復職や新たな仕事をみつけるなどの就労支援まで幅広い対応が求められる。

　脳損傷患者・利用者では、発症後すぐに入院先でのリハビリテーションが開始される場合が多い。その後は急性期病院から自宅に戻る場合、運動障害やADLの低下がない失語症患者などが含まれる可能性を考えると、自宅に戻ってからも機能回復を継続的に支援できる体制が必要となる。一方、回復期リハビリテーション病棟が増え、転院して集中的なリハビリテーションを受ける機会は確保されている。さらに自宅に退院する際には、在宅スタッフが入院中から関わり、スムーズに在宅生活を開始できるようにソフトランディングを目的とした支援が行われる。在宅復帰後は、まず生活の安定化を図ったうえで「その人らしい生活の実現」に向けたより個別性の高い目標を持った地域言語聴覚療法を継続していく。

　長期的な見通しを持つうえで、脳血管障害の再発リスクの管理は重要である。脳血管障害の再発率は5年間で35％、10年間で51％との報告があり、医療的リハビリテーションを終了した後も高いリスクにさらされている。脳血管障害などの再発では、再び急激に機能低下し、障害が重症化するリスクと在宅生活の継続を阻害するリスクの二つのリスクが存在する。脳卒中治療ガイドラインでは、再発に関連する因子として、高血圧や糖尿病、高脂血症などを挙げ、投薬などによる管理が継続して行われる必要があるとしている。言語聴覚士は地域の中で数少ない医療職として、再発予防とリスク管理の視点は欠かせないものである。

　また、脳血管障害が再発した場合には、再び入院し急性期治療を行うために在宅生活の継続ができなくなることが想定される。その場合、在宅におけるリハビリテーションも中断せざるを得なくなり、それまで努力してきた目標も白紙に戻さざるを得なくなる。ここで在宅リハビリテーションが終了するわけではなく、入院先のリハビリテーションスタッフに情報を引き継ぐ必要がある。入院先でのリハビリテーションの開始にあたり、すでに後遺障害があるのか、どのような生活を送っていたか、リハビリテーションを受けていたか、どのような目標設定で行っていたかなどの再発前の情報は予後予測の観点から重要となる。自宅を離れても地域の中でリハビリテーションの連続性を確保できるように、医療と介護が双方向の矢印で結ばれた連携体制を地域の中で構築し、生活を継続的に支援する体制こそが、地域包括的ケアシステムに必要なリハビリテーション提供体制と考える。

(2) 脳損傷患者・利用者に対する言語聴覚療法

　回復期リハビリテーション病棟の創設により、入院中に受けられるリハビリテーションは質・量ともに充実したものになっている。一方で、急性期病院の在院日数の短縮化によって回復期リハビリテーション病棟に移る時期が早まり、全体としての医療機関における入院でのリハビリテーションの期間が年々短くなっている。その後の機能回復を支えてきた外来リハビリテーションは、2014（平成26）年の診療報酬改定で縮小せざるを得ない状況が確実なものとなり、医療機関において長

期的に機能回復が期待できる場合でも、そのすべてを支援することは難しくなった。

　失語症などの高次脳機能障害に起因する認知・コミュニケーション障害や構音障害、摂食嚥下障害など脳損傷でみられる障害像は多彩であり、目に見えない病態であるため専門的対応が必要となる。前述のとおり、失語症や高次脳機能障害は運動機能に比し長期的回復が期待できる。退院によって制度上の回復期は終了するが、在宅に戻って生活期に入っても機能回復は続くことから、機能回復を促進する言語聴覚療法の継続が必要である。

　以前から失語症の経過と予後には、病巣と残存能の状態、利き手、発症年齢、適切でかつ十分な言語訓練、病後の社会的環境や精神心理状態などの要因が関与するといわれてきた。回復の期間については、いまだ十分な検討はなされていないが、若年例では5年を超えても理解、表出ともに改善がみられるとの報告もあり、安易に言語訓練を終了することがないよう配慮すべきであるとされている。

　それに加え、自宅に戻るとコミュニケーションパートナーが家族や友人になることで、コミュニケーション意欲が高まると考えられる。また生活環境の変化による患者・利用者の心理的変化も好影響をもたらし、入院中は言語聴覚療法に消極的であった患者も、自宅に戻ると目標が明確になることで訓練意欲が高まるケースは少なくない。その意欲を十分に活用しながら、機能回復訓練に加え、能力を最大限発揮できる環境を調整することで、生活上行うコミュニケーションがさらに機能回復につながる。在宅復帰という環境変化のメリットをうまく活用しながら、的確な環境調整や言語聴覚療法を提供することで、機能回復と生活の再構築を両立するためには、退院前後の医療と介護の真の連携が求められている。

　一方、摂食嚥下障害は運動障害に起因するところが大きいが、急性期には意識障害や高次脳機能障害の影響を受けており、摂食嚥下に関わる運動機能だけを切り離して評価することは難しい。その後の経過の中で影響を及ぼしていた要因が改善し、結果として摂食嚥下機能が改善する可能性を理解しておく必要がある。

　最後に、地域言語聴覚療法を行ううえで欠かせないことは患者・利用者の心理を理解しようとする姿勢である。突然の脳損傷により、一気に生活機能が低下し、気づいたときにはまったく異なる人生へと変貌している感覚は想像を絶するものである。それに加え、コミュニケーション障害は外からは理解されにくく、障害を持つ苦悩を言葉で表現できないという特徴を持ち、患者・利用者の心の負担は想像をはるかに超えるものと推察される。さらに、そのような患者・利用者を最も近くで支え続ける家族もまた、心理的負担を抱えている。そのような状態において、長期間の入院を経て自宅に戻ることは少なからず不安や混乱を生じるものである。このような不安定な心理を理解しようとする姿勢は患者・利用者や家族にも伝わるものである。地域においては、入院中の患者と治療者という関係ではなく、言語聴覚士も生活支援者の一人となる。治療者から支援者に変化しても、変わらず信頼される専門職であり続けなければならない。

(3) 廃用症候群の患者・利用者への対応

　廃用症候群は、身体の不活動の結果、二次的な障害として、筋肉の萎縮、筋力低下、関節拘縮、

骨萎縮、誤嚥性肺炎、褥瘡、循環障害として起立性低血圧、尿路結石、尿失禁、便秘、精神疾患などさまざまな症状が生じる。これらの症状は不活動の期間が長いほど悪化すると考えられるが、低下は一様でなく、患者・利用者の状態像や生活状況など、いくつもの要因が複雑に関与する。重要なことは活動性を保ち機能を低下させないことであるが、機能低下した場合にはできるだけ早期に発見し、速やかに改善を図ることが求められる。過去の日本では病気になると安静臥床が基本であり、治癒するまでベッド上で安静をとる傾向にあった。しかし、現在では、安静臥床による弊害が明確に示され、急性期から積極的にリハビリテーションが行われるようになり、入院期間の短縮につながっている。

また、廃用症候群は入院中の治療期間だけに起こる問題ではなく、在宅生活中にも起こり得る身近な問題である。特に高齢者や障害のある利用者は、たとえ風邪のようなささいな病気であっても、数日間寝込むことによって廃用症候群を発症し、短期間のうちに寝たきり状態になる危険性があることを念頭に置かなければならない。これまでは廃用症候群を言語聴覚療法の対象として捉えることは少なかったと思うが、地域において言語聴覚療法を提供し生活を支援するうえで、廃用症候群をきちんと理解し対応することが求められる。

1) 廃用症候群と要介護認定との関係

介護保険制度が2000年に施行されて以来、5年間で要介護認定者数は218.2万人から408.7万人へと倍増した。中でも、要支援、要介護1、要介護2という比較的軽度な者は2.1倍に増えており、要介護3〜5の中・重度者の1.6倍を上回るものであった。それら軽度者の介護が必要となった原因をみると、骨折・転倒、関節疾患、高齢による虚弱といった廃用症候群に関連する疾患が多くを占め、要支援者では48.2％と半数近くを占めた。これらの傾向を踏まえ、2006（平成18）年の介護保険制度改革において予防重視型システムへの転換が図られた。具体的には軽度者を対象とする新たな予防給付を創設し、ケアマネジメントは地域包括支援センターなどにおいて実施されてきた。さらなる高齢者の増加に備えて、2025年の団塊世代が後期高齢者になるまでに、介護予防の効果を高め、国民の健康寿命を延伸することがリハビリテーション専門職に求められる重大な使命となり、それぞれの地域の実情に応じて速やかに取り組まなければならない課題となっている。

2) 高齢者の状態像—老年症候群、フレイル、サルコペニアの理解

「老年症候群」は高齢者に特有もしくは高頻度にみられる症候で、包括的な対処を要するものと定義され、高齢者医療の中心軸をなすといわれている。秋山はその特徴を①原因が多岐にわたる、②慢性的な経過をたどる、③簡単には治療・対処法が見出せない、④高齢者の自立を阻害するとし、医療において若年者とは異なるアプローチが必要であると述べている。さらに、老年症候群の場合、多くの疾患を持ち、それらが複雑に絡み合った結果として徴候が形成されるため治癒を期待することは難しく、徴候そのものに対してリハビリテーションやケアを含めた包括的・多角的アプローチを考えていくことが何より大切であるとも述べている。

一方、佐竹は「フレイルとは加齢に伴って生じる機能的な予備能力の低下（恒常性維持機構の低下）により、健康障害や自立機能障害をきたしやすい状態と概念的に定義づけられる」と述べ、図を用いてその位置づけを解説している（**図1**）。わが国では、25項目の基本チェックリストを用いて

第3章　地域言語聴覚療法の概要

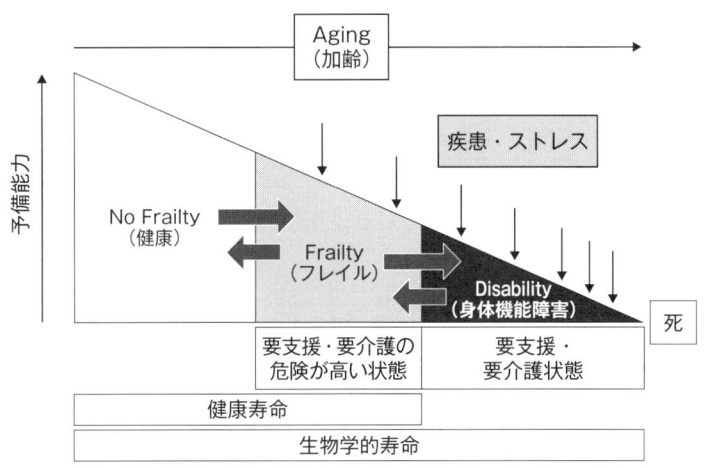

（佐竹昭介：フレイルのスクリーニング．*MB Med Reha* **170**：6-14，2014）
図1　フレイルの位置づけ

このフレイル高齢者と類似する、自立障害はないものの、近い将来介護が必要となりうる特定高齢者を抽出し、介護予防事業の対象としている。一方、サルコペニアは骨格筋および筋機能（筋力および身体パフォーマンス）を定義の範疇とし、フレイルの中核をなすものとされる。若林は「嚥下筋にサルコペニアを認めると摂食嚥下障害を生じる可能性がある」と述べている。このサルコペニアは第19回日本摂食嚥下リハビリテーション学会のシンポジウムで取り上げられ、サルコペニアの嚥下障害の診断基準案が提唱された。高齢者の場合、摂食嚥下障害と栄養障害は密接に関連し、両者の改善が健康寿命の延伸にもつながる重要な課題となる。

　木村はFriedらの提唱したFrailty cycleを改定した図を用いてフレイルを詳しく解説している（**図2**）。高齢者は種々の要因で活動量が低下しやすく、食欲低下などによって栄養摂取量が減少しやすいが、それがサルコペニアにつながり、筋量の減少により基礎代謝量が減少するというように次々に連鎖していく。脆弱な高齢者の場合には、社会的問題や精神心理的問題もこのサイクルの一つの因子となり、結果的にサルコペニアとなり、やがて要介護状態に陥ることがよくわかる。これら複数の因子が絡み合って悪循環を生じ、徐々に機能低下していくことから、認知機能障害など精神心理的問題、閉じこもりなど社会的問題にもきちんと対応することがFrailty cycleの悪循環の改善につながるものと考える。

3）廃用症候群患者・利用者に対する言語聴覚療法

　廃用症候群の初期症状である身体機能などの低下に対し、言語聴覚士は気づきにくいものである。しかしこのような変化を放っておくことで、やがて意欲低下、理解力低下、発話量低下、声量低下などの認知・コミュニケーション障害や寝たきりによる姿勢変化、呼吸機能低下や肺炎など摂食嚥下障害に関連する問題を引き起こすまでに悪化するリスクと、高齢者はフレイルのような予備能力の低下によって、健康障害や自立機能障害をきたしやすい状態にあり、ささいなきっかけで要介護状態となることを想定しておく必要がある。

　評価では、廃用症候群発症後の生活機能を評価するだけでは根本的な改善を図ることは難しい。

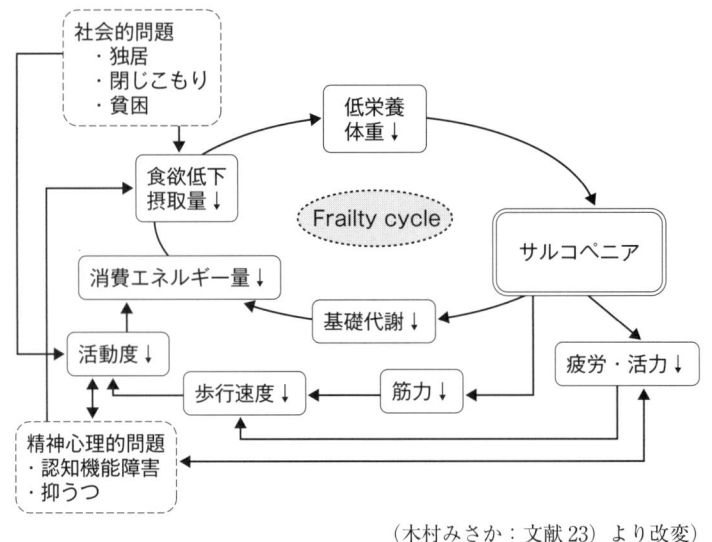

図2 Frailty Cycle

（木村みさか：文献23）より改変）

低下をきたす前の生活機能、両者の生活機能の差、低下をきたした期間、その期間に利用したリハビリテーションの有無を把握し、それらの関連性を明らかにすることで廃用症候群の機序を考え、低下した生活機能の改善を図るとともに原因を取り除き、廃用症候群の再発を予防することが重要である。生活機能低下がより軽度、期間がより短い早期のうちに介入することで、改善の可能性は大きくなる。また、その期間にリハビリテーションが行われていない場合には、よりリハビリテーション効果が期待できると考えられる。

　ここでアプローチの対象と目標を三つ想定する。まず一つめが、廃用症候群によって低下した生活機能の改善である。あくまでも発症前の状態を目指すが完全な回復が難しい場合も多いため、新たな環境設定を行う必要性も考慮する。二つ目は、廃用症候群の発生に関与した要因の解明と除去である。せっかく生活機能低下を改善したとしても、発生に関与した要因を除去しなければ、廃用症候群を再発するリスクは高いままである。三つ目は、できる限り機能改善を図ったうえで適切な環境設定を行うだけでなく、小さな変化を見逃さずメンテナンスしていくことである。メンテナンスによって、廃用症候群のリスクを持ちながらも在宅生活を継続していくことができる。メンテナンスはすべて言語聴覚士が行うのではなく、関わる家族やスタッフと患者・利用者に起こり得る廃用症候群のリスクを共有することで、変化をいち早く察知できる体制をつくることが大切である。目指すべきは「患者・利用者自身の継続可能な活動の増大」であり、その活動を行う場をつくり、参加を拡大することであり、活動を増大させるためには患者・利用者本人の活動に対する動機づけを強化することが重要である。"機能維持"という他者の与える必要性では長続きしない。自身のため、家族のため、地域のためなど、本人がやりがいを感じられ、"役割"を獲得できる活動を見つけ、生活の中に浸透させることが継続への最も重要な支援となる。さらには活動量を維持・向上できる活動の場づくりが必要であり、同じ地域で働く言語聴覚士同士が力を合わせることで、より大

きな力となって地域を変えることができると考える。

そして、状態確認や早期の状態変化を把握する評価など定期的な介入を行い、たとえ明らかな改善がない場合であっても、専門職から患者・利用者本人や家族に対して正のフィードバックを行い、日頃の努力を認めることで、活動に対する本人・家族の動機づけを強化し、結果として長期間リハビリテーションの効果を持続することにつながると考える。

(4) 認知症
1) 認知症患者・利用者への対応

認知症は、脳の器質性病変を有し、記憶や言語などの複数の認知機能が後天的に障害され、それが慢性に持続した結果、社会生活活動水準の低下をきたした状態である。認知症の経過を考えるうえでは、認知症という状態像のみでなく、原因疾患を把握することが重要である。認知症の原因疾患として、脳血管障害や変性疾患がよく知られているが、頭部外傷や正常圧水頭症、慢性硬膜下血腫、脳炎なども含まれる。そして脳疾患以外にも、甲状腺機能低下症やビタミン欠乏症などの代謝性疾患でも認知症が起こるといわれている。これら原因疾患を治療的側面から分類すると、アルツハイマー病などの神経変性疾患は根本的治療法が確立されていない疾患である一方で、脳血管障害は予防が重要な疾患である。その割合は少ないが代謝性疾患に加え、正常圧水頭症や慢性硬膜下血腫、脳炎は治療可能な疾患といわれている。

認知症は多くが進行性であり徐々に生活機能が低下する。ここではアルツハイマー型認知症の進行様式の図をもとに長期的な経過を説明する（図3）。発症のごく初期の段階（MMSE 29点程度）では、認知機能検査での低下はほとんどなく、自発性低下（自分から行動することが少なくなる）や情動変化（怒りっぽくなる）などがみられるが、その変化は気づかれにくい。その後、徐々にエ

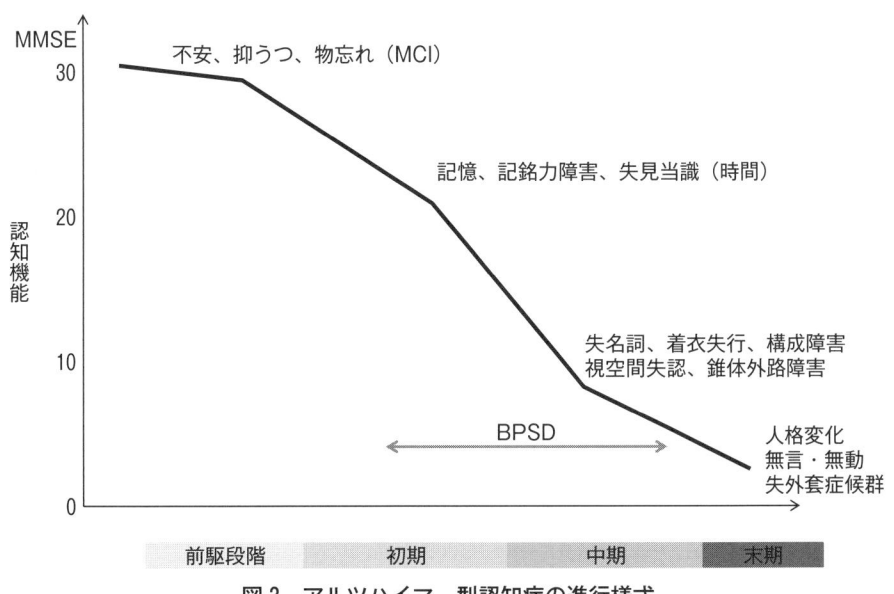

図3 アルツハイマー型認知症の進行様式

ピソード記憶の障害（最近あった出来事を忘れる）などが出現する（MMSE 25点程度）。さらに、見当識障害（日時があいまいになり、進行すると自分のいる場所もわからなくなる）が出現し、金銭管理などのIADLの低下も目立ち始める（MMSE 19点程度）。さらに、理解力低下や言葉が出にくい、習熟した行動が拙劣になるなど、失語・失行・失認など高次脳機能障害がみられ、ADL低下や精神症状も出現する（MMSE 14点程度）。その後、常同言語や語間代などの言語症状が現れ、言語的コミュニケーション能力は著しく低下する（MMSE 5点）。その後、歩行障害から寝たきりとなり、四肢屈曲拘縮が進行し、植物状態となる。この時期には摂食嚥下障害が出現し、経口摂取が十分に行えない可能性も高い。アルツハイマー型認知症は、このように症状発現から約7～10年間かけて進行するとされるが個人差は大きい。

2）認知症高齢者の増加と施策

厚生労働省は2010（平成22）年の調査において65歳以上の高齢者の認知症有病率推定値15％、認知症有病者数約439万人、MCIの有病率推定値13％、MCI有病者数約380万人と推計している。うち、介護保険制度を利用している認知症高齢者は約280万人である。それが15年後の2025（平成37）年には470万人にまで増加すると予想されることから、認知症施策推進5か年計画（オレンジプラン）を策定し、「認知症になっても本人の意思が尊重され、できる限り住み慣れた地域のよい環境で暮らし続けることができる社会」の実現を目指して、2013～2017（平成25～平成29）年の間に①標準的な認知症ケアパスの作成・普及、②早期診断・早期対応、③地域での生活を支える医療サービスの構築、④地域での生活を支える介護サービスの構築、⑤地域での日常生活・家族の支援の強化、⑥若年性認知症施策の強化、⑦医療・介護サービスを担う人材の育成を目指している。これまでのケアでは、認知症のある人が行動・心理症状などにより「危機」が発生してからの「事後的な対応」が主眼であったのに対し、今後目指すべきケアでは「危機」の発生を防ぐ「早期・事前的な対応」に基本を置いている。

3）認知症患者・利用者に対する言語聴覚療法

①認知症治療ガイドライン2010

日本神経学会から出された「認知症診断治療ガイドライン2010」の中で、認知症に対するリハビリテーションについて「認知症の中核症状を構成する記憶や注意等の認知機能そのものの向上を目的としたリハビリテーションは効果の有意性は示されていないが、廃用を防ぎ、残存機能を高めることで二次的に認知機能の向上を図るリハの価値は否定できない」と記載している。さらに、「楽しい時間を共有することにより、快刺激による全般的な脳活性化を介して、意欲や学習能力の向上が生じる可能性が期待できるとされ、脳を活性化して生活機能を維持・向上させるリハビリテーションの原則は①快刺激であること、②他者とのコミュニケーション、③役割と生きがいの賦与、④正しい方法を繰り返しサポートすることであり、リハビリテーションの有効性は方法よりもこれらの原則が踐守されているかどうかが大きく影響する」と述べている。

認知症治療については、薬物療法以外を非薬物療法として一括し、認知機能障害のみならず、認知症の行動心理症状（BPSD：Behavioral and Psychological Symptoms of Dementia）や日常生活機能の改善を目指したものと位置づけている。具体的にはリアリティオリエンテーション、技能訓練、

音楽などの芸術療法、レクリエーション療法、回想法、行動療法的アプローチなどがあり、さまざまな手法を統合して、コミュニケーション技術を提供することは精神的健康を回復させようとするものと記載している。

認知症者の介護については、他の身体疾患を持つ者の介護者とは異なる苦労を経験するとされ、その介護負担は大きいとしている。介護者に対する介入の手法は、①介護者の心理教育、②対応技術の指導、③カウンセリング、④休養、⑤その他として環境調整などに分けられるが、地域言語聴覚療法を行ううえでも介護者支援の視点を持たなければならない。

②進行段階に応じた評価・アプローチの視点

前述のとおり、認知症は進行性の症候群であり、段階によって生活機能低下につながる症状や生活課題は異なる。ここでは、進行段階を三つの時期に分けて言語聴覚療法の視点を整理する。

1. 認知症の前駆段階：MCI の鑑別

高齢者の中には、健常でもない、認知症でもない、境界状態の群が存在し、MCI（Mild Cognitive Impairment、軽度認知機能障害）と呼ばれている。Petersen（1999）は診断基準を①主観的な記憶低下の訴え、②正常高齢者に比較し記憶の低下（Clinical Dementia Rating：CDR 0.5）、③全面的知能は正常（MMSE 24 点以上）、④日常生活上問題なし、⑤認知症ではない（CDR 記憶以外は 0）としている。MCI は加齢に伴う認知機能変化とは質的に異なる集団とされ、年間 10〜15％の割合でアルツハイマー型認知症などの認知症に移行し、全体では 60〜70％が移行するといわれている。一方で、MCI の一部は状態が安定もしくは可逆的に変化し、健常の認知機能に回復する場合もあるといわれ、この前駆段階のうちに状態を把握し、対応することは進行抑制につながると考えられ、MCI と正常高齢者の鑑別を行うことは言語聴覚士の重要な役割と考える。また、軽度の認知機能低下に対して「年齢相当の低下」という言葉で一括りにすることで、MCI を見逃すことがないようにしなければならない。

2. 認知症初期から中期：BPSD への対応

認知症の初期から中期にかけて起こる症状には、認知機能低下に起因する中核症状と特異的な行動障害である周辺症状があり、最近では心理行動的症状（BPSD）と呼ばれている。認知症を有する者の 80〜90％ときわめて効率に出現するといわれ、BPSD は認知症の介護において最も大きな課題であり、在宅介護の継続を難しくする要因の一つとなっている。BPSD だけをみると理解不能な行動のように思われるが、中核症状（認知機能低下）がある患者・利用者が、環境の中でさまざまな葛藤を生じて示す行動が BPSD と考えると、認知機能障害と環境の両面から BPSD の発生機序を理解する必要がある。例えば、徘徊を繰り返す要因に地誌的失見当識があることや、物盗られ妄想の要因に記憶障害があることは理解しやすい。認知機能評価で得られた情報を、中核症状と BPSD の鑑別や BPSD の発生機序の解明、適切な介護環境の整備に生かすことは言語聴覚士の一つの大きな役割と考える。

さらに中核症状以外に BPSD を悪化させる原因として、薬剤、身体合併症、家族・介護環境がある。特に薬剤は BPSD の治療に広く用いられているが、症状悪化や薬剤によりせん妄を引き起こす可能性を認識しておかなければならない。

コミュニケーションは認知症が進行しても行いやすい活動の一つであり、認知症においても比較的保たれる遠隔記憶を活用し、懐かしい感情を呼び起こすことができる。さらに情動に働きかけながら充実したコミュニケーションを図ることで得られる安心感や充足感は精神的健康を回復し、BPSDの改善につながるものと考える。

　3. 認知症後期以降：摂食嚥下障害への対応

　認知症の中でも原因疾患によって摂食嚥下障害の発症時期は異なる。脳血管性認知症の場合には脳血管障害による摂食嚥下障害に準じた対応が必要となるが、認知機能低下によって間接嚥下訓練が行えない場合も多い。

　一方、アルツハイマー型認知症では、中期には失行や失認の症状に伴って食事を自力で摂取することができなくなる場合があるが、嚥下機能自体は比較的保たれる。その後、病状が進行し後期に入ると、運動障害が出現し、摂食嚥下障害が深刻化する。やがて無言・無動の状態となり介助を行っても摂食が困難となる。

　アルツハイマー型認知症の肺炎を引き起こす危険因子には①認知症の重症度、②抗精神病薬の使用、③大脳基底核病変の合併の三つが挙げられる。まず、認知症の重症度の関与とは、アルツハイマー型認知症の進行に伴って摂食嚥下機能を皮質から司る経路が障害され嚥下反射の遅延などを引き起こすことや、摂食行動の変化が起こり、食欲低下や体重減少が生じることで栄養障害をきたし、葉酸やビタミンBの低下が摂食嚥下機能の低下に影響を及ぼすと考えられている。この他、食事を摂ったことを忘れて食事を要求する行動や、前頭葉や扁桃体からの抑制がかからなくなり食欲が亢進する、嗜好が変化するなどの摂食行動の変化もみられる。次に、抗精神病薬を使用することで錐体外路症状を誘発・悪化させることがあり、摂食嚥下障害を引き起こす可能性が示唆される。さらに、過度の鎮静によって覚醒度や注意力の低下を招き、摂食嚥下機能に悪影響を及ぼすとされる。最後に、合併する大脳基底核病変の存在はドパミン代謝障害を引き起こし、嚥下反射を遅延させるといわれている。

　認知症における摂食嚥下障害はこれら複数の要因が複雑に絡み合って発現することを理解し、できる限りそれらの要因を明らかにして対応することが重要である。さらに進行した場合、食べられなくなり、十分な栄養が摂取できず、代替栄養の導入を検討する段階が訪れる。2012（平成24）年6月に、日本老年医学会から「高齢者ケアに関する意思決定ガイドライン—人工的水分・栄養補給の導入を中心として」が出され、高齢者に対する人工的水分・栄養補給法の導入の考え方が整理されつつある。

(5) 進行性疾患

　ここで使用する進行性疾患とは、神経筋疾患の中でも、地域言語聴覚療法の対象となる認知・コミュニケーション障害および摂食嚥下障害が出現する疾患として話を進める。進行性疾患は名称のとおり、症状は進行し、機能低下していく。第4章に代表的疾患について特徴をまとめるが、知識として理解すべき特徴と実際に地域で出会う患者・利用者はぴったりと一致するものではなく、個人差があることを先に述べておく。しかし一般的特徴を知ることは言語聴覚士が長期的な見通しを

持つことにつながり、時期を冷静に見極め、対応が後手に回ることがないように迅速に対応する手がかりとなる。例として筋萎縮性側索硬化症（ALS）は急激に進行するタイプとして知られており、平均生存期間は約3年である。その一方で、10年以上経過する場合もあり個人差が大きい。それに比し、パーキンソン病は数年で歩行障害が出現する疾患であったが、薬物療法の進歩などにより、発症から10～20年を経過しても自立生活が可能なケースもある。その他、進行性核上性麻痺は歩行障害や認知機能低下から徐々に症状が付け加わりながら増悪し、平均罹患期間は約6年である。脊髄小脳変性症は病型により異なるが、自律神経症状の合併があり突然死も起こり得る疾患である。

進行性疾患を含む難治性疾患（難病）に対して、国は約40年前からさまざまな取り組みを行っている（図4）。難病対策は難病の研究、難病の医療、難病の保健・福祉の3領域からなり、具体的には、①調査研究の推進、②医療施設などの整備、③医療費の自己負担の軽減、④地域における保健医療福祉の充実・連携、⑤QOLの向上を目指した福祉施策の推進の五つの柱となっている。①～③は昭和47年度から始まり、④と⑤は平成9年度、10年度から開始された。

難病患者に対する支援は、難病対策・支援センター事業によって各都道府県に構築された難病対策・支援センターを中心としたネットワークの中で提供されるため、リハビリテーション以外の難病患者および家族などに対する相談支援、地域交流会などの支援、患者の就労支援も十分理解しておかなければならない。具体的支援や内容については第7章の中で触れる。

進行性疾患における言語聴覚療法

疾患の特性上、進行に伴う機能の低下を止めることはできない。長期的には進行を想定した準備を進め、対応が後手に回ることがないようにするとともに、残された機能を生かし、できる限り生

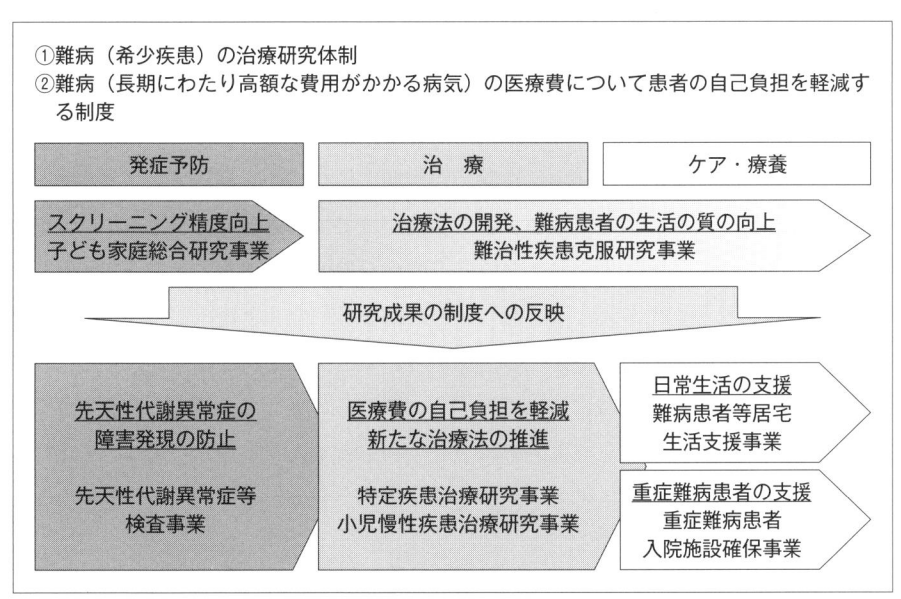

（厚生労働省「厚生労働科学研究難治性疾患克服研究事業 今後の難病対策のあり方に関する研究」資料，平成22年）

図4　わが国の難病対策について

活を安定的に継続できるように支援する。そして、進行性疾患の患者・利用者に対しては終末期に対する備えも必要である。言語聴覚士は診断から最期の時を迎えるまで、先の見通しを立てながら継続的に関わることが求められる。長く関わる中で、進行には緩急があり、急激な低下ばかりでなく症状が一時的に安定する時期を経験することがある。進行速度の微妙な差を見極め、短いながらも安定した時期に患者・利用者本人と家族が共に充実した時間を過ごせるような支援を行いたい。われわれ言語聴覚士は患者・利用者にとって限られた時間をいかに有意義に過ごすかというQOL向上を図る視点も必要である。

　進行性疾患の多くが治療法は確立されておらず、患者・利用者や家族は病気の進行や将来に対する不安など大きな心理的負担を抱えている。疾患の特性上、徐々に変化していく症状に患者・利用者が最も振り回され、多大なストレスを感じていること、さらに最も近くで支える家族もまた悩み、不安やストレスにさらされながらも、本人の意思を尊重し、少しでも快適な生活が送れるように日々努力していることを理解することから支援は始まる。そのうえで言語聴覚士は細心の心配りを欠かさず、誠実に対応することで、支援者として信頼される良好な関係を築くことが大切である。信頼関係なくして進行性疾患の患者・利用者の生活支援は実現できない。

　たとえ今ある課題に万全の対応を行ったとしても、進行とともに状態が変化し、また新たな課題が生じて対応が必要となる。やがて多くの場合、栄養摂取など生命維持に直結する問題に直面することになる。本来、回復を目指すリハビリテーションを学んできた専門職として無力感に苛まれることや、精神的重圧に押しつぶされそうになることもあるが、言語聴覚士として本人や家族の選択を真摯に受けとめ、その決断を尊重し、最期まで対応する精神的強さも身につけなければならない。

III　生活変化に応じた地域言語聴覚療法

1　三つの生活変化のタイプとその特徴

　現在のリハビリテーション医療では、急性期、回復期、維持期の病期に分けて整理することが一般的だが、維持期という名称については必ずしも維持だけではないとの指摘もあり、生活期の名称を用いることが増えている。その生活期は病院の退院から始まると考えると、入院時の機能的・能力的変化とは質的に異なる変化が起こっており、それは心理的変化と密接に関連する。

　本項では患者・利用者の生活状況や心理の変化から、生活混乱期、生活安定期、生活展開期の三つに分類し（図5）、それぞれの特徴について述べる。これらの変化を想定し、生活状況および心理を的確に捉えて支援することは、在宅生活中に患者・利用者本人と家族がどのような状態にあり、今後何を目指すべきか、目標を導き出すうえで重要な指標となる。

(1) 生活混乱期

　在宅復帰直後には、今までの入院環境から自宅へと生活環境が一変したことで、一時的に混乱をきたした状態が生活混乱期である。自宅は長年生活してきた場所であるが、障害のある状態では初

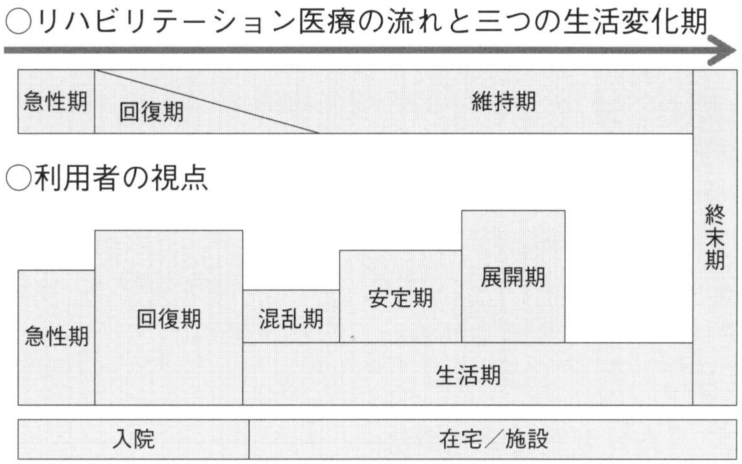

○リハビリテーション医療の流れと三つの生活変化期

| 急性期 | 回復期 | 維持期 | 終末期 |

○利用者の視点

急性期	回復期	混乱期	安定期	展開期	終末期
		生活期	
入院	在宅／施設

図5　在宅での利用者の生活変化

めてと同じ環境であり、以前生活していた記憶が残るぶん「こんなはずでは…」というとまどいも大きくなるだろう。本人だけでなく、その家族もまた不安やストレスを強く感じると考えられる。この時期には、速やかに生活の安定化を図ることが目標となる。生活混乱期の混乱を最小限にとどめ、うまく乗り切るために、退院前後のソフトランディングを目的とした医療と介護の連携や速やかな在宅リハビリテーションサービスの開始が有効と考える。その際には、患者・利用者や家族への心理面へのサポートも重要となる。

(2) 生活安定期

　適切な対応によって混乱期を乗り切り、患者・利用者の生活機能を十分活用し、家族の介護力と必要な介護サービスを組み合わせ生活する基盤を構築することで、なんとか落ち着いて生活できる状況になると生活安定期に入る。この時期には、患者・利用者や家族は心理的にも安定した穏やかな状態といえ、徐々に余裕も生まれてくる。地域において安定した生活を送るために、生活の継続性を重視し、廃用症候群などの起こり得る問題を最小限で食い止めるためのメンテナンスリハビリテーションが必要となる。さらに新たな可能性を見出せない利用者や家族に対し、実現可能な目標を提案し、将来に対して人生レベルの目標を持ち実現に向けて支援することも地域で働く言語聴覚士の重要な役割である。障害があることで、社会から孤立し、孤独感を感じている患者・利用者は、頭の中で過去の自分と今の自分を比べながら自分の存在価値まで見失いそうになり、将来にまで目を向けることができない状態にあると推察される。そのような状態で提案を受け入れることは容易ではないが、心理的変化を見逃さず、適切な時期に実現可能な提案を患者・利用者や家族に示すことができれば、たとえ実現しなくても意味のあるアプローチであり、次の展開へのステップアップを支援することも地域言語聴覚療法の目的の一つとなる。

(3) 生活展開期

　生活が安定し、心理的な余裕が生まれる中で「何かやってみたい」という思いが生まれ、さらに

一歩、生活範囲や活動を拡大し、その人らしい質の高い生活の実現を目指す時期が生活展開期である。成功体験は達成感や成就感をもたらすとともに、活動によって存在役割を増し、肯定的に自分の存在を捉え直すことができる。例えば、運動障害や言語障害によって、自宅とデイサービスを往復することが生活の中心であった利用者が、自分の得意な作品づくりで新たに地域のコミュニティ活動に参加する場合などである。この時期の心理状態は、新たな活動に対して期待する半面、不安を感じ、葛藤を生じやすい不安定さを持ち合わせていることに留意する。そして、この時期には不安定になりやすい心理状態に配慮しながら、患者・利用者の目指すその人らしい生活の実現に向けて、個別性と発展性を重視し課題解決を目的とした言語聴覚療法を行う。

IV 目的に応じた地域言語聴覚療法

1 五つの目的とその特徴

地域言語聴覚療法は前述のとおり、永続的に実施可能であり、終末期にまで及ぶ介入も想定される。長期的に介入するということは、ただ漫然と機能維持を目的に提供するものではなく、具体的で明確な目標を設定して提供しなければならない。ここでは、地域言語聴覚療法の目的をソフトランディング、機能回復、課題解決、メンテナンス、終末期の五つを挙げ（**図6**）、それぞれの目的を果たすために必要な取り組みや視点をまとめる（**表2**）。しかし、これらの分類は必ずしも厳密に分けられるものではなく、現時点でできる試みの一つである。実際には、複数の目的をオーバーラップして行う場合があることを先に述べておく。このような試行的取り組みを行うことで、地域言語聴覚療法の持つ多様な目的を整理し、個別性が高いことを理由に主観に傾きすぎることなく、客観的に判断し、妥当性の高い目標を設定するための一助としてほしい。

表2 地域言語聴覚療法の五つの主な目的

	ソフトランディング	機能回復	課題解決	メンテナンス	終末期
時期	退院決定から退院後1カ月程度	退院後数年程度	不特定	不特定 生活機能低下直後が重要	終末期
目標	退院直後の混乱を避け、落ち着いた生活を実現する （生活の安定化）	最大限の機能回復を図る	その人らしい生活を実現する （生活の個別性と展開性の支援）	安定した生活を営む （生活の継続性保持）	最期まで尊厳を保持する （快適性と関係性の維持）
ポイント	在宅生活のアセスメントと環境の再設定	生活場面における行動評価と環境を活用した機能回復訓練	課題抽出と優先順位づけ 段階的なかかわり	定期的評価とリスクの早期発見・早期改善	患者・利用者と家族の価値観の尊重 家族・支援者との密なコミュニケーション

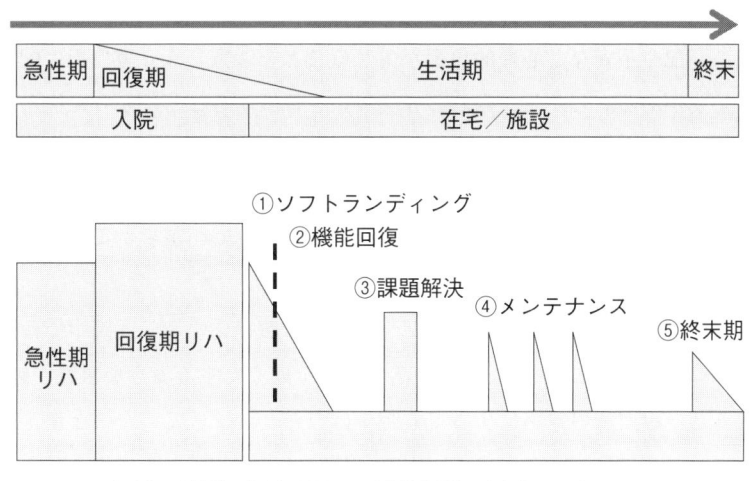

図6　地域における五つの目的別リハビリテーション

(1) ソフトランディングを目的とした言語聴覚療法

　「ソフトランディング」という言葉は、リハビリテーション領域では退院支援を意味する言葉として一般的になりつつあるが、本来「ランディング」とは「着陸」を意味し、飛行機をイメージすると、ちょっとしたアクシデントで大事故につながりかねない緊張の瞬間である。患者にとって病院から退院し、自宅に戻ることはまさに着陸同様のリスクの高い不安定な状況である。そして、着陸には長い滑走路が必要となるのだが、退院における滑走路は退院前後の支援である。さらに「ソフト」に行うとなれば、より長い滑走路＝手厚い支援が必要になる。退院する患者を乗客に例えると、無事に着陸することは安定した着地場所＝在宅での生活環境となる。地域言語聴覚療法に携わる者として、この時期の意味する重要性をもう一度再認識しなければならない。

　ソフトランディングの言葉が普及するとともに、退院を目指して入院中から退院準備が進められ、退院が決定すると病院スタッフと在宅支援スタッフが一堂に介し、カンファレンスを行い、情報共有や合同で退院前後の支援計画を立案する場合も増えている。そして退院後、速やかに在宅支援スタッフが介入することで具体的な在宅生活の調整を行う。退院前後は、その後の在宅生活を左右する重要な時期であり、病院と在宅での退院支援の取り組みがオーバーラップして提供できるよう、地域の側からも働きかけを積極的に行う必要がある。

　患者・利用者にとって退院とは「元の生活に戻る」という単純なことではない。障害がある新しい自分が、元の生活の場に戻り生活を始める。その生活とは、本人や家族にとって初めて体験するものである。入院中は必要な医療、介護、リハビリテーションをすべて病院の専門職が行ってきたが、退院後はそのすべてを家族や在宅支援スタッフが行うことになる。生活環境の変化は物的環境だけでなく、人的環境の変化も含まれており、人的環境への適応に向けてコミュニケーションに介入する言語聴覚士の役割は重要と考える。

　一方、介護者は在宅において介護だけに専念できるわけではない。仕事や家事を行いながら介護にあたる者がほとんどであろう。在宅の特性上、すぐに専門職のアドバイスを受けることはできず、

迷いながらもその場で判断しながら介護している。そのような介護者には、身体的介護で生じる身体的負担に加え、心配や不安など心理的負担が生じることを考慮し、介護負担に配慮した在宅生活の準備を進める必要がある。しかし、家族の介護負担を軽減することばかりに捉われ、利用限度額いっぱいに介護サービスを詰め込んだ結果、肝心なリハビリテーションサービスを入れる余地がないというような調整では本末転倒である。「自立支援」を果たすために、介護サービス調整に対しても言語聴覚士は知識を持ち、必要があれば意見をするなど、実際の調整を担当するケアマネジャーとの連携は必要不可欠である。

　退院すると、事前の退院準備では不十分な部分がすぐに顕在化する。入院中では想定することができなかった思わぬ事態が起こるなど、在宅生活の継続を危うくするような事態が起こりかねない。本人は在宅に戻ると、専門職の対応によって入院中はなんとかできていたことが、家族の介護ではうまくいかないギャップに戸惑う。うまくいかない体験は失敗体験として積み重なり、意欲を低下させる危険性がある。家族も同様で、退院時に受けた指導どおりに介護を行っても、不慣れさゆえにうまくいかず失敗することも多い。その積み重ねによって、介護に対する不安や恐怖心を増大させるだけでなく、本人との関係が悪くなるようなことにもなりかねない（**表3**）。その結果、介護に対するやる気を失う可能性がある。このような負の連鎖を起こす前に本人や家族が成功体験の喜びや充実感を持ち、自信をつける方向へと導くことがソフトランディングの目標の一つである。この時期の適切な介入によって在宅生活をスムーズに開始することは、その後の在宅生活の継続に大きく影響し、重要な意味を持つことを忘れてはならない。

(2) 機能回復を目的とした言語聴覚療法

　機能回復を促進する働きかけは言語聴覚士の専門性そのものであり、在宅支援チームに言語聴覚士が関わる大きな価値を生む。病院の入院期間の短縮化や失語症などの高次脳機能障害の長期的回復を考えると、在宅においても機能回復を目指した言語聴覚療法が継続されるべきである。機能回復を目的とした言語聴覚療法は、入院中から継続して行われるものであり、病院言語聴覚士と在宅言語聴覚士が経過や目標を共有し、きちんと引き継がれることが重要である。

　在宅において言語聴覚療法を提供する場は、外来リハビリテーションや通所リハビリテーション、訪問リハビリテーションがあるが、これらは入院リハビリテーションとは環境も提供時間も大きく異なるため、その特徴や利点を生かした機能回復リハビリテーションを提供しなければならない。

表3　退院直後の混乱で生じる問題の例

言葉が出ずに、言いたいことがわからない
発音が不明瞭なため、聞き取れない
言葉が理解できず、伝えたいことが伝わらない
食事にむせてしまい、食事がとれない
うまく薬が飲めない
留守番ができず、目が離せない
電話など電化製品が使えない

具体的には次項の「事業別言語聴覚療法」で述べる。在宅においては機能訓練など回復へのアプローチだけでなく、その機能を最大限活用した活動につなげ、その活動の場を拡大していく参加への働きかけまでが機能回復を目的とした言語聴覚療法である。また本人に関わる家族や関連職種などたくさんの人々を巻き込んで支援していくことで、言語聴覚士が関わることができない時間にも効果的なかかわりを増やすことができ、結果的には機能回復につながると考える。そのためにケアマネジャーの理解を得てケアプランにきちんと位置づけられるように働きかけること、他のサービス担当者へ情報提供し、人的環境調整を行うことも必要となる。加えて、生活の場で言語聴覚療法が提供できるゆえに、コミュニケーションパートナーとなる介護者と直接やりとりがしやすい、さらに永続的に提供できるというメリットを存分に発揮することで、生活期の特色を生かした機能回復のためのリハビリテーションを提供することができる。

(3) 課題解決を目的とした言語聴覚療法

　在宅において患者・利用者が障害のある状態で生活することは、なんらかの不都合や困難を生じるものである。不都合や困難が生活を送るうえでの課題にあたり、その解決を図る方法の一つが地域言語聴覚療法である。その際、適切なリハビリテーションによって機能回復を図るとともに、残された機能や能力を発揮できる環境調整や社会的資源の活用を図りながら、家族の協力を得て生活していく。課題解決とは、特記するにはあまりに広い概念であるが、今回取り上げた理由は、質の高い、その人らしい生活の構築を目指すうえで、特に生活の個別性や発展性を支援するために重要な視点であり、時期を問わず、長期的経過の中で常に意識しなければならない目的である。入院先でのリハビリテーションを、在宅復帰という目標を達成する形で終了し始まった在宅生活は、病前の生活とは異なる。患者・利用者が障害のある状態で新たに一から生活を再構築しなければならない。ささいなことでも、一つひとつを解決し積み上げていく。そうするうちに安定した生活基盤を築き上げ、また新たな目標へと生活を広げていく。個別性や発展性を支援する課題解決は退院直後から終末期に至ってなお、意識すべき地域言語聴覚療法の目的である点で他の四つを超越した目的といえる。

　ここで強調したい点は、在宅生活における課題は千差万別であり、その多様性を十分理解してほしいということである。また取り上げる課題は一つとは限らず、優先性を判断して段階的に解決する対応も重要である。優先性の判断には、患者・利用者や家族の主観的な思いに目を向けるばかりでなく、客観性の高いニーズをしっかり把握する必要がある。障害があることで、過去の自分と現在の自分を比較するあまり、将来に対する希望や新たな可能性を見出すことができない状態に陥る患者・利用者は多い。先の見えない不安がつきまとう患者・利用者や家族にとって、言語聴覚士が実現可能な目標を提案し、それを達成する喜びを味わう体験を通して、少しでも将来に目を向け、充実感を得ることは価値のある生活支援である。

(4) メンテナンスを目的とした言語聴覚療法

　メンテナンスを行うとは、地域で生活する患者・利用者に生活が損なわれるようなトラブルが生

じた場合、またはそれが予見できる場合に速やかに適切に対応する取り組みすべてである。メンテナンスを目的とした言語聴覚療法によって生活機能を維持し、生活の継続性を支援する。永続的に提供できるという地域言語聴覚療法の持つ特徴は、この目的を果たすうえで非常に大きなメリットとなる。高齢者や障害のある患者・利用者の場合、新たな疾患の発症や、長期臥床によって容易に複数の機能低下をきたすだけでなく、今まで続けてきた生活パターンが崩れると新しい活動パターンに自分の行動を修正できないという特徴を持つ。さらに、介護者の「過介助」や「介助不足」によって、本人の能力が十分発揮されない生活となることで、生活機能低下の悪循環に陥る危険性が高い。メンテナンスを目的とした場合、できるだけ早期に機能低下を発見し、その改善を目指すことに加え、「活動」や「参加」の観点から廃用症候群をきたした原因を探り、それを排除することで再発予防を図ることが最も重要な目標となる。

(5) 終末期における言語聴覚療法

終末期にある患者・利用者へ関わる場合には、残された貴重な時間をどのように過ごすか、目的を明確にする必要があり、そこには本人、家族の価値観が大きく反映する。

終末期における言語聴覚療法を考えるうえで、快適性の維持と関係性の維持の二つの目標を挙げて説明する。まず、快適性の維持とは、痛みや苦痛を感じるような不快な状態をできる限り緩和していくことである。そして、快適性を維持することで、患者・利用者本人が自尊の感情を持つ余裕を保ち、最期までその人らしく生きる力を引き出すことにつなげる。一方、関係性の維持とは、亡くなるその時まで周囲の人たちとの密な人間関係を保ち、親しい人たちに囲まれている安心感や充実感を持ち続けることができるように、コミュニケーションを支援していく視点である。

ソンダースは緩和ケアの観点から、亡くなっていく人の「痛み」について、①社会的な痛み、②身体的な痛み、③精神的な痛み、④霊的痛みに分類している。言語聴覚士は終末期にある人に対し、緩和ケアの観点からリハビリテーションを組み立てていくことが求められる。そして、機能的改善にとらわれるのではなく、終末期にあっても全人間的な回復を目指す過程に関わることが求められる。言語聴覚士の専門性を用いて、快適性の維持と関係性の維持を実現することで、終末期にある人と遺される人にとって、有益な時間をつくっていくことが終末期の言語聴覚療法の最善の目標と考える。

Ⅴ 事業別言語聴覚療法

1 はじめに

　介護保険ではサービスを施設入所系サービスと在宅サービスに分類している。施設入所系サービスとは介護老人福祉施設、介護老人保健施設、介護療養型医療施設への入所者に対して提供するサービスのことを指しており、在宅系のサービスとは居宅の利用者に対するサービスを指し、通所リハビリテーション、訪問リハビリテーション、ショートステイ先でのリハビリテーションなどが含まれる。一方、医療保険での入院以外のリハビリテーションは外来リハビリテーションと訪問リハビリテーションである。このように地域において生活期に入ってからも、言語聴覚療法を受けることができるサービス基盤は整いつつある。

　ここでは、これら複数存在する言語聴覚療法の提供基盤となるサービスから、保険制度の枠組みに限局することなく、在宅系として外来、訪問、通所における言語聴覚療法、施設系として介護療養型医療施設と医療型療養病床を合わせた療養病床と介護老人保健施設の二つについて論じる。ここで医療型を取り上げた理由は、もともと介護療養型と医療型は療養病床群として創設されたものであり、「急性期・回復期リハビリテーションを終えた後、入院・入所して長期的にリハビリテーションを行う場」という意味では、施設系の特徴を有しているためである。地域において在宅や施設での生活をサポートする言語聴覚士は、どのような制度やサービス基盤のもと、言語聴覚療法を提供しているかを理解したうえで地域言語聴覚療法を実施していかなければならない（**図7**）。

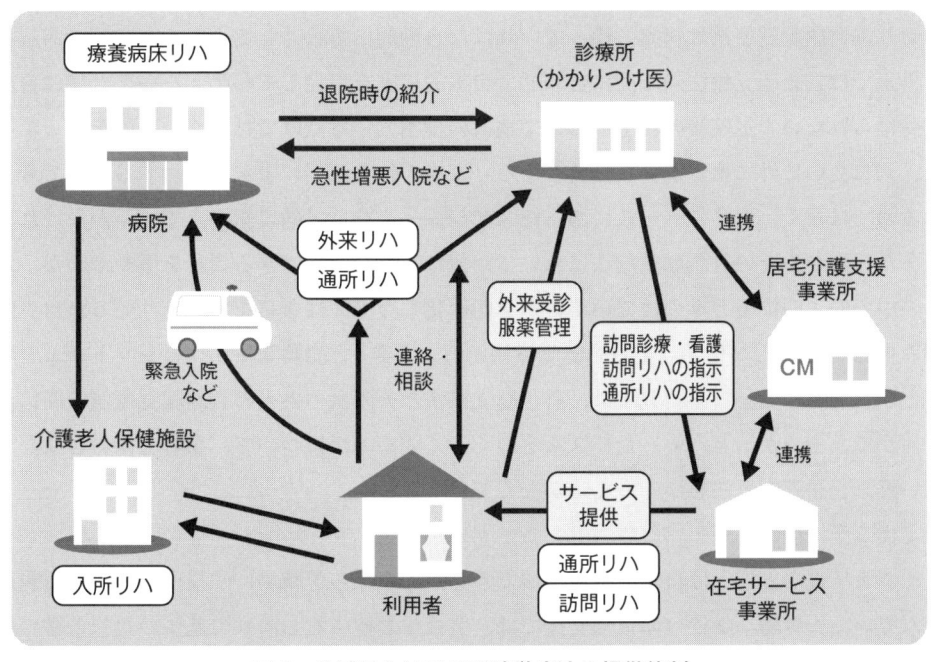

図7　地域における言語聴覚療法の提供体制

2 在宅系における言語聴覚療法

(1) 外来における言語聴覚療法
1) 外来言語聴覚療法の目的
　病院や診療所などで実施する外来での言語聴覚療法の主な目的は、治療的な介入の継続と実用的な訓練の実施による生活の安定にある。また要介護認定において通院が「外出」とカウントされることからも、外来での言語聴覚療法は障害がある状態で生活する患者の「閉じこもり予防」として機能していることがわかる。退院当初はまず家を出て、診療所まで通うことを定着させること自体が目的になると考えられる。入院時の言語聴覚療法は治療が効率的になされるよう、病院という統制された環境で実施されるが、外来では公共交通機関の利用や食事、受付など複雑な環境を乗り越えて通院しなくてはならず、その中でさまざまなバリアの存在が浮き彫りになってくる。そのバリアをどう乗り越えていくか、具体的な方略を考えていくことが言語聴覚療法の目的となる。そして入院時に実施していた言語聴覚療法の継続と機能的な向上を目標としつつ、生活に落とし込まれた形での実用的なコミュニケーション訓練や摂食嚥下訓練を実施していく時期となる。また機能向上や実用的な訓練の先に就労・就学支援なども行っていく。

2) 外来の特徴—リハビリテーションの主体性獲得とコミュニティ復帰支援、家族サポート
①リハビリテーションの主体性の獲得
　回復期リハビリテーション病棟に入院していた患者であれば毎日のように言語聴覚療法を受けているが、外来では1、2回／週〜1回／月程度の言語聴覚療法の実施となり、入院時に比べ頻度が激減することが多い。患者は「言語聴覚士のリハビリテーションが減ってしまった」と不安を口にすることがよくある。入院時、リハビリテーションのスケジュールは療法士をはじめとする病院側が決めており、言語聴覚療法は病室で待っていれば、自動的に毎日「してもらうもの」であったのに比べ、外来では言語聴覚療法の時間に合わせて自主的に家を出発して移動しないことには言語聴覚療法が受けられない。退院後の自宅において病人の役割でいるだけではなく、目的を持って身なりを整え、人に会いに外に出る重要な機会となる。家族の付き添いによって移動するとしても、専門職によるのではなく、自分のペースにあったスケジュールを自主的に組み立てていかなければならない。また頻度が少ない言語聴覚療法において、何に焦点を絞りできることを増やすのか、自宅での生活の中で優先順位をどうつけていくのかを明確化しなくてはならない。そういった自主的な行動の積み重ねから、「してもらう」言語聴覚療法から「する」言語聴覚療法へとシフトチェンジしていくことが可能となる。言語聴覚士は、言語聴覚療法とその次の外来の言語聴覚療法の間に患者が自分で何ができるのか、どういったリズムをつくっていくのかについて、患者と協力しながら個別性が高い外来言語聴覚療法をつくっていかなくてはならない。

②コミュニティ復帰支援
　コミュニティ復帰支援とは自宅やその地域での生活のみならず職場、学校への復帰や新規就労支援も含んでいる。職場、学校への復帰支援では、会社や学校に対し同意に基づいた報告書の作成や同行訪問、また地域のジョブコーチなどとの連携などが挙げられる。言語聴覚士は地域の資源を把

握し、連携がとれるような関係性をつくり上げ維持していくことが必要である。就労支援を目的にした患者グループや料理の会など、目的に応じたグループをつくり、外来を通じた新しいコミュニティをつくりピアサポートの場を支援する。また地域で障害があって暮らしていく患者が孤立しないよう患者会の紹介や患者会の運営の支援、さらに地域のリハビリテーション相談窓口としての機能も求められる。

③家族サポート

外来は患者の付き添いで通院する家族にとって、サポートの場となりうる。同時期に入院していた患者の家族と待合室で再会することや外来で情報収集ができることで不安が軽減され患者だけでなく、家族も生活者としての自分を取り戻す機会となりうる。また言語聴覚療法が個別に実施されているからこそ、通所リハビリテーションなどと比べ、家族にとって言語聴覚士と密なかかわりをとりやすい状況ともいえる。

(2) 訪問における言語聴覚療法
1) 訪問言語聴覚療法の目的

訪問における言語聴覚療法の目的は、在宅生活の継続とその生活の質の向上である。訪問での言語聴覚療法は患者となった人の家で行う言語聴覚療法であるが、機能改善を目的とした治療的介入を行うだけではない。なぜなら、治療的介入だけでは、患者が生き生きと在宅で生活を続けていくためのサポートには足りないからである。FIMなどの評価によって得られるADLの高さだけではなく、どれだけ満足して在宅生活を続けていけるかといった生活の質を高めるかかわりが強く求められる。『家でこのように生活しましょう』という教科書はない。言語聴覚療法を介して患者となった市民が、その地域で満足して生きていくためのさまざまなサポートが実現できるとよい。

訪問における言語聴覚療法の目的として以下を挙げる。各項目については別項で詳述されているので、ここでは簡単に触れる。

①在宅へのソフトランディング

患者は回復期リハビリテーション病棟などで数カ月の入院生活を送り、障害がある状態で在宅生活に復帰する。その際、在宅生活の不安や自分の障害の改善、リハビリテーションが継続できるかなどさまざまな不安を抱えている。訪問言語聴覚士は、自宅で生活を再スタートさせるための種々の設定とリハビリテーションの継続実施を行う。

②機能回復

訪問言語聴覚療法＝維持期の言語聴覚療法だけではない。自宅退院後に意識状態が改善してくる例や入院を選択しない急性増悪後には、入院と同様に機能回復を目的とした言語聴覚療法を実施する。

③課題解決、在宅生活の中での種々の調整

在宅生活の中で、例えば重度の構音障害と摂食嚥下障害があるが娘の結婚式に出席したいなど、明確な達成したい課題に対応して介入を行う。

④廃用症候群の改善、予防

　高齢障害者や神経筋疾患患者など、継続したかかわりで廃用症候群を予防していくかかわりが求められることもある。外出の機会の確保やデイサービスの利用など生活リズムをつくり、「ふつうの生活」に近づけていくことで廃用症候群の予防を目指すが、病態により外出が困難な人については、言語聴覚士が継続して関わり続けることも考慮に入れる必要がある。

⑤終末期へのかかわり

　本人の意思確認や人工栄養の選択（非選択）をする際に経口摂食の可能性や摂食嚥下リハビリテーションの臨床経験など、言語聴覚士が関わる分野で終末期にある人たちに貢献できる場面は多い。コミュニケーションを維持するということを軸に地域で看取るチームの一員として関わることができる。

2）訪問言語聴覚療法の特徴

①基本的に一人でいく

　訪問では言語聴覚士は基本的に一人で患者・利用者の居宅を訪問する。言語聴覚士がその日に居宅を訪問する初めての医療福祉関係者であることも多く、体調の確認には細心の注意を払う必要がある。緊急時の対応については、シミュレーションの実施や連絡手段の確保によって、すべて自分で行えるようにするのではなく、落ち着いて助けを呼べるように練習しておくことが必要である。

　訪問での言語聴覚療法をその他の専門職と同じ時間に実施することは稀である。同じ時間帯に実施するには連絡して出向いてもらう、もしくは言語聴覚士が出向く必要がある。しかし、訪問において言語聴覚士が何をする人なのかを常に発信しておかないと、こちらの都合では人は集められない。相手の都合にすべて合わせる必要はないが、具体的に解決すべき問題点を明確にし、どういった協力が必要なのかを自分でイメージしてから連絡する必要がある。また、言語聴覚療法の中で得られた高いパフォーマンスの実生活への般化や設定の変更などについては、サービス担当者会議などで決められるようケアマネジャーと密に連絡をとるとよい。サービス担当者会議を通すことで、関係者が達成しなくてはならないプランとして行動することができるので、言語聴覚士が推奨する設定の実現の可能性が格段に高まる。

　現在、訪問に従事する言語聴覚士はまだまだ少数である。臨床の悩み、制度に関する質問、ちょっとした工夫など地域の訪問言語聴覚士の仲間をつくり、相談できる環境を確保すると自分が在宅で提供する言語聴覚療法の質について判断する材料にもなる。

②訪問言語聴覚療法の目標設定─実現したい価値は何かを問う

　サービスの開始当初から単に指示書が出たからというだけでなく、言語聴覚療法を導入することによって患者・利用者が在宅で実現したい価値は何なのかを考えていく必要がある。訪問での言語聴覚療法の第一義的な目的は在宅生活の継続であることはすでに述べた。どの程度、満足しながら生活を継続できるか、その満足度を上げるために言語聴覚士は生活の改善に向けて介入する。しかし多くの場合、サービス開始当初に実現したい価値が、明らかなニーズとして言語聴覚士を含め関係者に認識されていることは少ない。

　例えば入院時に言語聴覚療法を受けていたので、家でも入院と同じような言語聴覚療法を受けた

いという希望がある人や、何となく喉に引っかかる感じがするからという人、神経筋疾患があって何かしらのトレーニングを受けたいなどのきっかけで言語聴覚療法につながる人もいる。身体的な不調を少しでも緩和したいというニーズとして表出されることが多い。言語聴覚士は表出されたニーズに対し応えつつ、介入が進むにつれて明らかになる、本当はこういった生活がしていきたいという患者や家族の本音を探っていき、言語聴覚療法を通してその実現に迫れるとよい。訪問言語聴覚士が、サービスを開始する患者の現在の生活が「まあどうにかこうにか」という改善を求めている状態であるのか、「おかげさまで変わりなく」と現状の生活の維持を肯定できる状態であるのか、「充実しています」と生活自体を楽しめる状態なのかを吟味し、個別性の高いリハビリテーションを実施していくことが求められる。

③訪問言語聴覚療法の頻度

　居宅に言語聴覚士が訪問できるのは概ね1回／週〜1回／月である。そのため訓練の実施者として言語聴覚士だけを設定していては機能的改善は望めない。実際に中心となって訓練を進めていくのは本人なのか、主介護者なのか、ヘルパーなのか、また訓練の進捗状況を日常的にチェックする人は誰なのかなどを把握し、場合によっては訓練の実施をケアプランに入れ込むなどの設定をすることで、支援する関係者への周知と行動変容を求めることもある。また神経筋疾患の患者などに継続して関わる場合、数カ月に1回程度、評価をすることで病状の進行に気づいたり、二次的障害について予防的に介入することが可能となったりすることもある。

④病院のチームと訪問のチーム

　病院におけるチームは、多くの専門職がそれぞれの専門性について役割を明確にし、分担してその役割を果たしていくことで効率的で専門性の高い医療サービスが提供されることが多い。一方、訪問では家庭の事情や保険上の制約、在宅を支える専門職の資源の少なさなどから病院と同様な専門分化したチームが構成されることは稀である。在宅で支援に関わることができる人が、それぞれの専門性を生かしつつ補い合いながら、患者・利用者と家族のニーズに応えていく Trance disciplinary Team（図8）の考え方で関わっていくことが必要である。また患者・利用者本人や家族も含め、実際に訓練を実施する人は誰なのか、その調整をする人は誰なのか、状態を評価する人は誰なのかを明らかにし、マネジメントの視点を持って関わっていく必要があり、訪問言語聴覚士はコミュニケーション障害や摂食嚥下障害のリハビリテーションについては実際の訓練者であると同時に調整、評価していく役割も求められる。言語聴覚療法の実施は、その他サービスと比べ本人の生活の継続にとって、どれくらいの重みづけがされているかについても考慮に入れる。

　訪問での言語聴覚療法はヘルパーや訪問看護など、その他さまざまなサービスの組み合わせの一つとして組まれていることが多い。その際、自分が所属する法人やグループ関係者と一緒にサービスを提供できるとは限らない。ケアマネジャーをはじめとした、地域の関係者と連携を密にとることができる良好な関係を維持していくことも専門性の一つである。サービス担当者会議や地域ケア会議など関係者が集まる会議に顔を出すこと、訪問言語聴覚療法が患者・利用者の生活にどう貢献しているかフィードバックをしておくこと、ヘルパーやケアマネジャーなどと同行訪問などを繰り返し、訪問言語聴覚士が何をする専門職なのかを地域でみせていく必要がある。

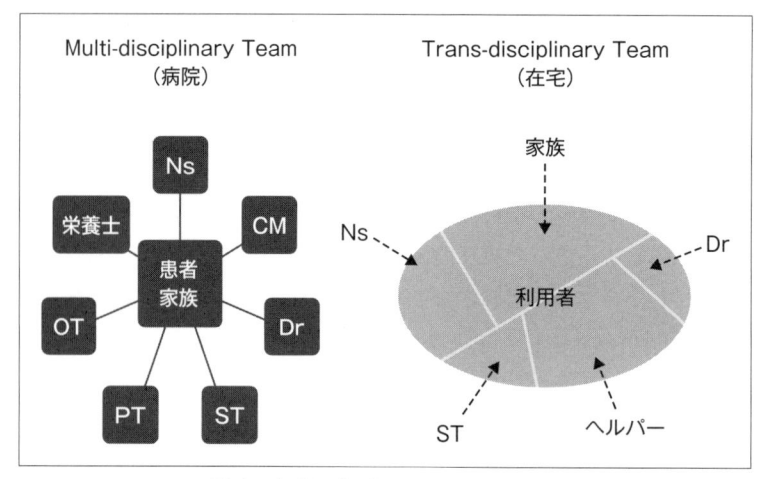

図8　在宅におけるチームのあり方

⑤まちの資源としての訪問言語聴覚療法―プライマリー言語聴覚士としての仕事

　介護の英訳は「long term care」であることからもわかるように、患者・利用者と介護者、支援者は長期間にわたりケアがある状態の生活を送っている。決して余儀なくされているわけではない。サポートが入りながら、その人たちの日常として生活を送ることができればよい。

　訪問での言語聴覚療法で関わる患者・利用者は、長い経過の中で脳梗塞を再発したり、急性増悪をしたり、加齢やさまざまなイベントにより入退院を繰り返すことが多い。訪問により在宅生活をサポートする言語聴覚士は、その地域にいつもいる言語聴覚士として、入院に際しては「いってらっしゃい」と入院する病院に患者・利用者の在宅生活の様子と在宅生活を継続するために必要な情報を伝え、退院時には「おかえりなさい」といって在宅生活の再スタートのための種々の調整に関わり、その長い介護がある生活を支える仕事をすることが求められる。このようなかかわりを続け、できればなんらかの形で患者・利用者が亡くなるまで言語聴覚療法のサービスを提供できるとよい。実際に言語聴覚療法を直接的に提供できない期間があったとしても、訪問看護師やケアマネジャーなどから生活の様子を聞き、アドバイスするなどの緩やかなつながりを続けることも、地域を支える言語聴覚士の仕事といえる。

3）価値に基準を置いた訪問言語聴覚療法

　病院勤務をしている頃、退院してもまたすぐに入院してきてしまう患者に対し、あの人は「リピーター」といったネガティブなイメージを持っていたように思う。またせっかく入院時に評価し設定したリハビリテーションの内容を守れなかったり、家族が退院時の食事設定を守れなかったり、また自主トレーニングをしない患者に対し「コンプライアンスが低い」と捉えていた。しかし、在宅の視点からみてみると、地域の病院は、少し無理をして調子が悪くなってしまったとき、介護者が休息したいと思ったとき、入院することで在宅生活が継続できるベッドとしても存在している。利用者の視点からみると、自分は地域の病院の「ヘビーユーザー」であると捉えることもできるのではないだろうか。また言語聴覚士が設定した食事の設定と家族が準備する食事の乖離は、「やりたい介護」との設定のズレとして捉えられるかもしれない。

特に在宅では医療的に正しい生活を送ることに大きな価値が置かれているとは限らない。言語聴覚療法を導入することで、生活の中のどういった価値を実現したいと思っているのかを探り、関係者と確認することを継続していくことが求められるだろう。入院をはじめとした医療機関とも連携を密にとりながら、コスト算定ができる時間以外も臨床と捉え、例えば旅行や趣味活動、ヘルパーなどとの同行訪問や地域ケア会議への参加、安心して暮らせるまちづくりへのかかわりなど、地域の中でさまざまな活動の場を広げていける可能性を秘めていると考える。病態やその環境に合わせて、実現可能な価値ある生活を利用者や支援者と共につくっていくことが言語聴覚療法を訪問で行うことの意義ではないだろうか。

(3) 通所（デイケア、デイサービス）における言語聴覚療法

1) 通所言語聴覚療法の目的

障害があって在宅生活を送る場合、外出が困難になる場合が多い。特に言語聴覚士が関わる患者はコミュニケーション障害を伴うため、コミュニケーションの成功体験の乏しさから外出やコミュニケーション機会を避けることが多くある。日常的に目的を持って、着替えて家から出かける場面を確保するということはとても重要である。通所では長い場合には1日、短くて2～3時間の活動が組み込まれる。自分の障害について理解が得られ、サポートを受けられる場所に通うことで生活のリズムをつくり、見当識を整え、意欲を保つことができる。また自分と同様の障害像がある利用者と交流することで生活上の困難を話し合って共感したり、工夫を共有したり、活動の幅が広がったりといったピアサポートの場として構造化することも必要である。

保険制度上、入院時から受けていた個別での言語聴覚療法は、外来に移行したとしても退院後数カ月以内に終了となる。特に高次脳機能障害などの回復は、発症後数年にわたることから継続して言語聴覚療法は提供されるべきである。生活の場所に近い地域の通所施設で、言語聴覚療法を継続して受けることができる機能は求められてよい。

2) 通所言語聴覚療法の特徴

①言語聴覚療法の継続

通所での言語聴覚療法は多くの場合、介護保険制度のケアプランの中で行われる。医療保険制度下での治療の期間を終えたのちも専門職によるリハビリテーションの継続を強く望む人も多い。個別での機能訓練の時間を確保し、定期的に専門的評価を実施することで障害像の変化を追うことができ、利用者の支援者、関係機関に生活上の専門的アドバイスをすることができる。また利用者自身も自分の障害について深く理解している専門職と、自分の居住する地域でつながりを保っていることは不安の軽減に役立つ。

②グループのダイナミズム―ピアサポート

通所での言語聴覚療法は個別のかかわりだけでなく、生活者としての利用者の力を引き出すためにもグループ訓練が有効である。ある程度、障害の重症度が均質なグループをつくることで、グループの他利用者をロールモデルとして生活の幅を広げていく利用者をよくみかける。

当法人（医療法人社団永生会）では失語症のデイケアで、グループの中でこの1週間にあったこ

とを発表するというセッションを行っているが、一人の利用者が昨日は自宅からこの橋まで歩いたといった話をすると、それを聞いていた他の利用者も歩いた距離について話し始めたり、普段は車いすだが、庭に出て歩いてみたといった話が出たりする。さらに外出したことについて、他利用者からほめられることで活動的であることに肯定感を持つことができる。また自分も何か話せるように、何かしらのイベントをつくる利用者もいる。デイケア時に他利用者に話をすることが課されることにより、デイケアとデイケアの間に話ができる何かしらの活動をしようというインセンティブになるのである。会話のセッションだけではなく芸術活動も併せて実施している。言語面だけではなく、残された機能を生かして成功体験を積み重ねて、自尊の感情を取り戻すような試みも通所ならではの取り組みではないだろうか。

③家族や支援者との連携

利用者は送迎車などを使って通所することが多く、入院時や外来時と比べ、利用者の家族と言語聴覚士が話をする機会が減る。利用者の家族と、障害があることでの生活上の問題や希望について情報を共有して話し合う時間が少なくなるため、ケアマネジャーとの連携や家族会のサポートなどを通してニーズの確認をしていかなければならない。介護保険サービスでは、通所での言語聴覚療法が「継続」とされると現状維持を求められることが多い。しかし言語聴覚士は、生活範囲のひろがりが得られるチャンスについて、ケアマネジャーなどに積極的に提案していくことが必要である。

(4) まとめ

在宅系の言語聴覚療法の目的は患者・利用者の在宅生活の継続と、その生活の質の向上である。患者となった市民の生活はサポートを受けつつ自立したものであることが望ましい。在宅における言語聴覚療法も言語聴覚士のみが行う専門性の高いリハビリテーションという側面だけでなく、患者・利用者が自ら課題や問題を解決していく力をつけるための支援へとつなげていく必要がある。言語聴覚士も、その地域で患者となった市民をサポートする一職種として、このまちに必要なことをやるという意気込みを持って、自らの枠を規定することなく、まちづくりの視点で仕事をしていきたい。

③ 施設系における言語聴覚療法

(1) 療養病床における言語聴覚療法

1) 施設の特徴（表4）

1992（平成4）年、療養型病床群は少子高齢化に伴う疾患構造の変化により、長期療養を必要とする患者の増加に対応するために創設された。しかし、依然としてさまざまな病態の患者が混在する状況は解消せず、2000（平成12）年に患者の病態にふさわしい医療の提供を目指し療養病床と改名された。その後、医療保険による医療型療養病床（医療型）と介護保険による介護療養型医療施設（介護療養型）の二つに分けられ、今日に至っている。この度の療養病床再編成では、医療の必要度に応じた機能分化を推進する視点から介護施設などへの転換が進められている。計画では、医療型

は 23 万床から約 21 万床に削減され、介護療養型 12 万床はすべて介護療養型老人保健施設や介護老人保健施設、特別養護老人ホームなどへ移行する。2012（平成 24）年 3 月 31 日を期限としていたが、2 年間転換期間を延長し足踏み状態が続いている。

①医療型の特徴

医療型は、医療区分 3 や 2 という医療依存度の高い患者が多い（**図 9**）。具体的には、中心静脈栄養（5.3～8.8％）、人工呼吸器（0.5～2.2％）、気管切開・気管内挿管（7.2～15.9％）、酸素療法

表 4　医療の提供状況

	医療型(20：1)	医療型(25：1)	介護療養型	療養型老健	従来型老健	介護老人福祉施設	在宅
総数	14,472 人	13,521 人	16,603 人	436 人	24,013 人	19,785 人	3,741 人
中心静脈栄養	8.8%	5.3%	0.9%	0.0%	0.0%	0.1%	0.9%
人工呼吸器	2.2%	0.5%	0.0%	0.0%	0.0%	0.0%	1.6%
気管切開・気管内挿管	15.9%	7.2%	1.7%	3.5%	0.1%	0.1%	3.6%
酸素療法	19.7%	11.4%	2.9%	2.3%	0.5%	0.8%	7.1%
喀痰吸引	40.2%	25.6%	18.3%	14.9%	2.4%	4.4%	7.6%
経鼻経管・胃瘻	35.7%	29.9%	36.8%	35.1%	7.3%	10.7%	12.4%

（厚生労働省「医療施設・介護施設の利用者に関する横断調査 速報値」，平成 22 年）

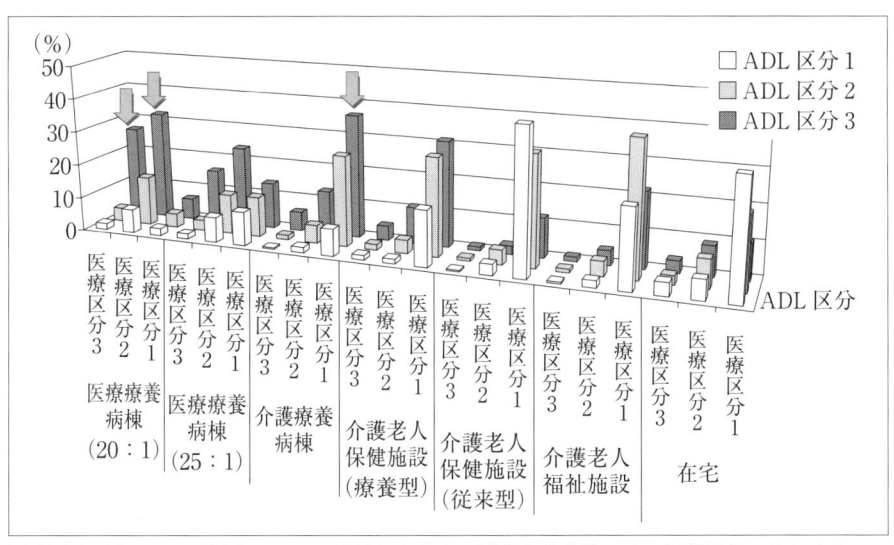

医療区分ごとの ADL 区分について比較した場合、医療療養病棟では、医療区分 2 もしくは 3 であって ADL 区分 3 の患者の割合が高く、介護療養病棟では、医療区分 1 かつ ADL 区分 3 の患者が多く、介護療養病棟の患者と医療療養病棟の患者では分布に差が認められる傾向にある。

（厚生労働省「医療施設・介護施設の利用者に関する横断調査 速報値」，平成 22 年）

図 9　医療区分と ADL 区分の分布

表5 認知症のランク別にみた在所者数の構成割合

	介護老人福祉施設	介護老人保健施設	介護療養型医療施設
認知症あり	96.4	95	96.8
ランクⅠ	5.3	10.3	2.7
ランクⅡ	19.2	30.2	10.1
ランクⅢ	38.1	37.8	32.9
ランクⅣ	27.8	14.5	40.6
ランクM	6.0	2.2	10.4
認知症なし	1.9	4.2	2.2

(厚生労働省「介護保険施設の利用者の状況」,平成22年)

(11.4～19.7％)を行う患者や喀痰吸引や経鼻経管・胃瘻を行う患者が介護保険施設に比し多い。その反面、日常生活自立度は介護療養型に比し高く、在院日数は短く、年齢は若い。これらの結果より、医療型は比較的若く、日常生活自立度が高いが、医療依存度が高く、長期療養を余儀なくされていると考えられる。一方、介護療養型は、高齢で自立度が低く、介護を必要とする患者が多いが、比較的医療依存度は低い傾向にある。長期療養には介護の必要性が関与すると推察される。

②介護療養型の特徴

　介護療養型の入院患者は、医療型に比べ医療依存度は低いが、介護保険施設の中では最も医療的管理を必要としている。具体的には、気管切開・気管内挿管、酸素療法を行う患者が多く、喀痰吸引、経鼻経管・胃瘻に関しても介護老人保健施設の5～10倍と多い。次に患者の認知症の有病率と重症度は、介護療養型は96.8％が認知症を有しているというデータがあり、その重症度はランクⅢ以上（第7章、表3参照）の重度者が83.9％を占めている。さらに認知症と寝たきりの状態にある者の割合をみると、認知症度ランクⅢ以上のうち、寝たきり度BまたはCの占める割合は83.1％と高値であった（**表5**）。介護療養型は、介護保険施設の中では最も医療的ケアを必要としている患者が多いことに加え、重度の認知症を有し、寝たきりの状態にある患者が高率を占めている。

　厚生労働省の報告では、2010（平成22）年時点で介護療養型の平均在所日数は412日であり、医療機関から転院する者が75.2％と多く、次いで12％が家庭、3.7％が介護老人保健施設となっている。一方、退院先は、医療機関が34.7％、次いで死亡が33％、家庭が12.1％、介護老人保健施設が9.9％となっている（**表6**）。医療機関からの入所者のうち、29.5％が医療機関に再入院し、26.1％が死亡している。一方、家庭から入院した場合、6.1％は再び家庭に復帰している。介護療養型は入院期間が長く1年以上となり、医療機関から転院する患者の長期療養場所となっており、退所先も医療機関へ再入院する、もしくは入院中に亡くなるケースが多い。その一方で、在宅復帰する者は12.1％と少ないが存在している。

表6 退所者の入退所の経路

	介護老人保健施設		介護療養型医療施設	
	入所	退所	入院	退院
家庭	28.8	23.8	12.0	12.1
介護老人福祉施設	0.7	9.3	1.5	6.5
その他の社会福祉施設	0.9	2.5	0.5	1.4
介護老人保健施設	5.2	6.6	3.7	9.9
医療機関	52.6	49.8	75.2	34.7
死亡	―	6.0	―	33.0
その他	11.8	2.9	7.1	2.4
平均在所日数	329.2		412.0	

(厚生労働省「介護保険施設の利用者の状況」,平成22年)

2) 言語聴覚療法の特徴

①医学的知識に基づく全身状態とリスクの管理

　療養病床、特に医療型では医療依存度の高い患者が多いことから、医学的知識に基づく全身状態とリスクの管理が言語聴覚療法の前提となる。そして、リハビリテーションが生活機能のみならず、生命予後にも影響を及ぼす可能性を有していることを十分理解する必要がある。その中で、まず言語聴覚士は医師や看護師と医学的情報を十分共有し、専門的評価や訓練効果、予後などについて情報を発信し共有することが重要である。

②入院生活に対する支援

　介護療養型では平均在所日数が1年を超え長期療養する場となっていることから、治療的介入にとどまらず入院生活をどのように過ごすのか、入院生活に対する支援も必要となる。患者が潜在的に持つ能力を見出し、できる限り活動や参加につなげ、QOL向上を目指し対応することは本来のリハビリテーションの姿であり、入院生活においても重要である。さらに介護療養型の重度認知症や寝たきりの状態にある患者への対応には、介護や生活支援の視点が必要となる。まず理学療法士、作業療法士とともに、患者一人ひとりの能力をきちんと評価し、リハビリテーション場面でできる活動を増やす取り組みを行う。それを生活場面に汎化するために、看護師や介護士と協力して活動の拡大を進め、よりよい療養生活が送れるよう支援していかなければならない。活動的な生活を送ることは、それだけで廃用症候群の予防となり機能維持の効果が期待できる。

③患者の状態像に合わせた目標設定

　脳損傷患者で急性期病院から転院する場合、遷延性意識障害や気管切開など医療依存度が高いことや重度の認知症を合併しているなど、自宅退院や回復期リハビリテーション病棟への転院が難しいなどの事情が想定される。このような患者は重度重複障害を有していても機能回復の段階にあり、訓練適応は高く言語聴覚療法の対象となる。次に、回復期リハビリテーション病棟から転院し

てくる場合も同様で、重度の障害が残存していることが想定されるが、失語症などの高次脳機能障害や意識障害などによって二次的に生じる摂食嚥下障害は、長期間の回復が期待できることから言語聴覚療法の必要性は高いと考えられる。それら言語聴覚療法の適応を見逃さず、適切に対応することが求められる。

さらに介護療養型では、重度の認知症や寝たきりの状態にある者が多く、認知症の進行は後期以降に達する進行例が多いと推測される。認知症の後期以降は運動障害や関節拘縮などがみられるようになり、姿勢障害や認知機能低下も関与して摂食嚥下障害が顕在化する。これら重度の重複障害を有する患者に対する言語聴覚療法は単なる機能維持ではなく、生活介護に反映されるべきものであり、看護師などの病棟スタッフと連携し包括的に行われる必要がある。その延長線上には、最期まで患者の尊厳を保持するために終末期まで支援する視点を持つことが重要となる。

④在宅復帰支援

介護療養型に関するデータでは少数ではあるが在宅復帰する患者がおり、全体の1割以上を占めている。医療依存度の高さや重度認知症の重複、寝たきり状態と、在宅復帰のためには難しい課題が多いと考えられるが、適切な退院調整により在宅復帰が可能となる。どんなに重度の患者であっても、本来生活すべき在宅での生活に戻ることができるように在宅復帰を支援する視点を忘れてはならない。

⑤終末期におけるかかわり

療養病床は、進行性疾患を有する患者にとって進行に伴って在宅生活の継続が難しくなってからの受け皿として、医学的管理のもとで安心して生活できる重要な場となっている。自宅を離れて病院という環境にあっても、QOL向上の視点を持ち、やがてくる終末期をも見据えて、最期までその人らしく人生を全うするために、家族とのコミュニケーションをできる限り保障し、肺炎予防の視点を持って関わる言語聴覚士の果たす役割は大きいと思われる。実際に、介護療養型において死亡は2番目に多い退院理由となっており、入院中の終末期のかかわりは大きな社会的役割に担っている。医学的管理にとどまらず、患者や家族の意向を十分把握し、高い倫理観を持ち、その人の尊厳を保持し、最期までその人らしい人生を全うできるよう関わることが望まれる。

(2) 介護老人保健施設における言語聴覚療法

1) 施設の特徴

1987（昭和62）年に全国7カ所のモデル事業からスタートし、翌年正式に創設された老人保健施設は病状が安定期にある要介護者が入所し、医学的管理においてリハビリテーション、看護、介護サービスを提供する施設である。そして介護保険制度の創設によって、介護老人保健施設と名称を改め、介護療養型、介護老人福祉施設とともに施設サービスの一つとして位置づけられた。現在では3,000カ所を超える施設が全国につくられている。さらに2008（平成20）年には介護療養型からの移行施設として介護療養型老人保健施設が創設され、老人保健施設の施設基準を満たすだけでなく、医療専門職の配置を増やし、医療機関からの医療的処置が必要な入所者の受け入れができるような施設となっている。

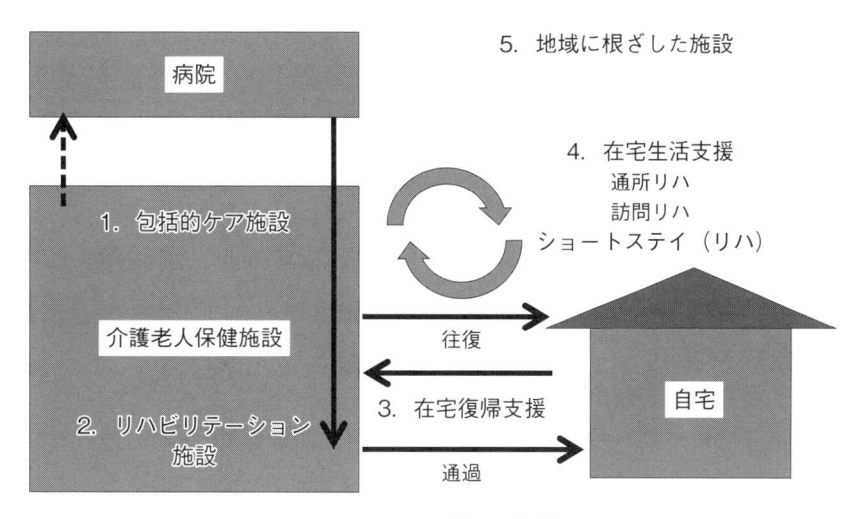

図10 五つの機能と役割

①介護老人保健施設の機能と役割

　全国老人保健施設協会では老人保健施設の五つの機能と役割を、包括的ケアサービス、リハビリテーション、在宅復帰（介護療養型老人保健施設）支援、在宅生活支援、地域に根ざした施設と定めている（図10）。その中の在宅復帰、在宅生活支援機能を果たすためにリハビリテーションは重要であり、その提供形態は入所に限らず、短期入所、通所、訪問など多岐にわたる。さらに、「医療と在宅の中間施設」として創設された経緯から「通過型」施設と呼ばれてきたが、2004年に出された報告書「高齢者リハビリテーションのあるべき方向」では、在宅から入所し、再び在宅に戻る「往復型」施設としての機能も新たに加わり、果たすべき役割は社会情勢の変化の中で拡大しつつある。

②介護老人保健施設の位置づけ

　2010（平成22）年の厚生労働省のデータでは、介護老人保健施設の平均在所日数は329.2日であり、2007（平成19）年の277.6日に比し、入所期間が延長している。入所前の所在は医療機関が52.6％と多く、次いで28.8％が家庭からとなっている。次に退所先では医療機関が48.9％と最も多く、家庭への復帰は23.8％、6％が死亡退所している。医療機関からの入所者のうち32.7％が医療機関に再入院し、15.3％が死亡している。家庭から入所した場合には7.3％は再び家庭に復帰している。

③在宅復帰支援機能

　介護老人保健施設は創設当初の通過型施設に加え、社会情勢の変化や地域のニーズによってますます施設の多機能化が進んでいる。その理由の一つとして、「病状安定期にあり、入院治療する必要はないが、リハビリテーション・看護・介護を中心としたケアを必要とする要介護者が入所する」と幅広い入所者の受け入れが可能なことが挙げられるのではないだろうか。多機能化する中でも、やはり施設の機能として謳われている「在宅復帰、在宅生活支援機能」は介護老人保健施設の最も大きな存在意義といえる。

　2012（平成24）年の介護報酬の改定では、介護老人保健施設の在宅復帰機能が評価され、在宅復

帰率50％以上、ベッド回転率10％以上という在宅強化型介護老人保健施設が新設された。さらに在宅復帰率30％以上、ベッド回転率5％以上の条件の在宅復帰・在宅療養支援加算が新設された。約半年後の2012（平成24）年11月時点では、在宅強化型介護老人保健施設の基準を満たす施設は59施設と、対象施設1,066施設中5％と低い比率であり、在宅復帰・在宅療養支援加算も210施設、20％と少ない割合にとどまっている。しかし、介護老人保健施設は在宅復帰において「通過型」と「往復型」の機能を有するメリットを最大限に活用し、利用者に応じた在宅生活を継続的に支援することができれば、在宅生活を基本とする地域包括ケアシステムにおいて中核的役割を果たすと考える。

2）言語聴覚療法の特徴
①複雑化した利用者像を読みとく
　介護老人保健施設入所者は必ずしも疾病などで機能低下した直後に入所するとは限らず、多種多様な生活を送る中で、加齢性変化に加え、廃用症候群や認知症を合併するなど変化を重ねることで障害像はより複雑化する。その障害像を生活歴や治療歴から的確に把握し、現在の課題を捉えることで、今後どうすべきか長期的見通しを持ちながら目標を設定することが求められる。

②多職種協働で行う生活リハビリテーション
　介護老人保健施設におけるリハビリテーションは個別的、短期集中的に行うことが重要視されるようになっているが、その提供時間は医療機関とは比べものにならないほど短い。そのため、入所においては限られた言語聴覚療法の時間に行う活動ばかりに目を向けず、施設内で生活する時間すべてをマネジメントする考え方が重要である。言語聴覚士が関わらない時間、どのような職種がどのように関わるか、スタッフ以外に家族や利用者同士ではどのようなかかわりがあるか、人的・物的環境を把握し、活用することが効果的な言語聴覚療法を提供するポイントとなる。そのためには他の職種の果たす役割を理解し、さらに言語聴覚士の役割も理解してもらう必要がある。

③ニーズに応じた在宅復帰支援
　介護老人保健施設の在宅復帰機能は、前述のとおり、従来の「通過型」に加え「往復型」という新たな形が定着しつつある中で、それぞれの患者・利用者の全体像やニーズは異なる。そのニーズの違いに応じて適切な言語聴覚療法を提供し、在宅復帰支援を行う。脳損傷の患者・利用者を例に挙げると、回復期リハビリテーション病棟を経て介護老人保健施設に入所した場合、「通過型」の在宅復帰支援を行う。この場合、障害を負ってからの在宅生活は未体験であり、本人だけでなく家族も「この状態で、家で生活できるのか」という不安を持つと想像できる。その不安を解消するために、入所中からリハビリテーションとともに、介護指導や試験外泊、在宅復帰後のサービス調整などを行い、在宅生活に戻る準備を進める。

　一方、在宅で生活していた脳損傷患者・利用者が在宅生活に困難が生じ介護老人保健施設に入所する場合、在宅から入所し、再び在宅へ戻る「往復型」の在宅復帰支援を行う。脳損傷による障害がある状態で、在宅生活を続ける間に廃用症候群や認知症を合併することもある。さらに心理的変化や介護に対する人的・物的環境変化も加わり、生活課題は複雑化している。そのため、脳損傷による機能障害を把握するだけでは在宅復帰支援を行うことはできない。どのように生活してきたか、どのような問題が生じ入所に至ったか、在宅復帰にはどのような課題を解決する必要があるか

など、家族だけでなく、在宅のケアマネジャーや入所前に利用していたサービス担当者などから生活情報をできる限り収集し、現在の状態像に至った経過を整理することで関連する因子を明らかにする必要がある。それらをもとに、正確な予後予測と必要な生活支援を実現するために適切な在宅復帰計画を立案していく。このような「往復型」の在宅復帰支援は、廃用症候群や認知症の患者・利用者にとって特に重要な役割を果たすと考える。

④**長期的機能回復の促進**

　脳損傷を発症し、急性期から回復期にかけての医療リハビリテーションを引き継ぐ形で、介護老人保健施設でのリハビリテーションを提供する場合、医療機関でのリハビリテーション期間が短縮傾向にあることに加え、失語症などの高次脳機能障害は長期的回復が期待できることから、介護老人保健施設においても十分な機能回復訓練が行われる必要がある。そのために、医療連携パスを活用することで医療機関から介護老人保健施設へリハビリテーションの提供場所が移っても、途切れることのない機能回復の促進が継続できる地域連携体制の構築は欠かせない要素である。

(3) まとめ

　施設系サービスはその施設の果たす役割に応じて利用者像も異なる傾向がある。そして利用者は施設を利用する目的を明確に持っている。施設の中で行う言語聴覚療法は、その利用目的をしっかり把握したうえで行われるべきであるが、まず目前にある施設内の生活に目を向け、施設内において本人の持つ能力を最大限発揮し、自立的に生活することを支援するものである。その自立的生活の構築が結果的に廃用症候群を予防し、その後の在宅復帰などの方針にもつながる。そのために言語聴覚士は専門職としての役割に限らず、施設サービスチームの一員としての役割をきちんと理解して務めなければならない。長期的には、本来その人が生活すべき場所への復帰を目指し、退院・退所後の生活を視野に入れた目標設定が必要である。施設内にだけ目を向けるのではなく、地域社会とのつながりを意識し、施設の外の地域にまで目を向けて言語聴覚療法を提供することが求められる。

〈文献〉

1) 浜中淑彦（監），波多野和夫，藤田郁代（編）：失語症臨床ハンドブック．金剛出版，pp554-555，1999
2) 上月正博：オーバービュー："adding life to years" から "adding life to years and years to life" へ．臨床リハ　21：436-444，2012
3) 篠原幸人，小川　彰，鈴木則宏，他（編）：脳卒中治療ガイドライン 2009．協和企画，2010
4) 介護支援専門員実務研修テキスト作成委員会（編）：介護支援専門員実務研修テキスト　別冊（改正介護保険法のポイント）．一般財団法人長寿社会開発センター，2006 年
5) 秋下雅弘：老年症候群と高齢者医療．PT ジャーナル　48：377-384，2014
6) 佐竹昭介：フレイルのスクリーニング．*MB Med Reha*　170：6-14，2014
7) 若林秀隆：フレイル高齢者のためのリハビリテーション栄養．*MB Med Reha*　170：60-67，2014
8) 若林秀隆：第 19 回日本摂食嚥下リハビリテーション学会講演抄録
9) 木村みさか：介護予防からみた frailty とサルコペニアの意義．*Geriat Med*　52：329-335，2014

10) 朝田　隆：都市部における認知症有病率と認知症の生活機能障害への対応．厚生労働科学研究費補助金認知症対策総合研究事業総合研究報告書．2013
11) 認知症施策検討プロジェクトチーム：認知症高齢者の日常生活自立度Ⅱ以上の高齢者数の将来推計．2012
12) 目黒謙一：神経心理学コレクション　痴呆の臨床．医学書院，p77，2004
13) 本間　昭，木久下徹（監）：認知症BPSD—新しい理解と対応の考え方．日本医事新報社，p2，2010
14) 海老原覚：高齢者の肺炎と嚥下機能．*Geriat Med*　148：43-48，2010
15) 日本神経学会（監），「認知症疾患治療ガイドライン」作成合同委員会（編）：認知症疾患治療ガイドライン2010．医学書院，2010
16) 加倉井周一，清水夏繪（編）：神経・筋疾患のマネージメント—難病患者のリハビリテーション．医学書院，1997
17) 厚生労働省健康局：難治性疾患対策について．会議資料3，2011
18) Saunders DC (ed): The management of terminal malignant disease (2nd ed). Edward Arnold, London, pp232-241, 1984
19) 才藤栄一：リハビリテーション医学・医療総論．日本摂食嚥下リハ会誌　5：3-10，2001
20) 厚生労働省：「療養病床の転換意向等調査」結果及び「医療施設・介護施設の利用者に関する横断調査」速報値について．2010
21) 厚生労働省：平成22年介護サービス施設・事業所調査結果の概況—介護保険施設の利用者の状況．2010
22) 社団法人全国老人保健施設協会（編）：介護老人保健施設職員ハンドブック'09年度．厚生科学研究所，2009
23) Xue QL, et al：Initial manifestations of frailty criteria and the development of frailty phenotype in the women's health and aging study II. *J Gerontol A Biol Sci Med Sci*　63：984-990, 2008

第4章

地域言語聴覚療法に必要な知識①

―疾患―

第4章 地域言語聴覚療法に必要な知識① ―疾患―

　地域言語聴覚療法を行ううえで疾患ごとに経過の特徴があり、これを意識して対応する必要がある。経過のどの時期にあたるのかをよく見極め、言語聴覚士としてできること、できないことを整理し、チームとしての共通目標を持ち対応することが重要である。また疾患ごとのリスクや二次的障害なども考慮し安全管理に努める必要がある。

I 脳血管障害

　脳血管障害の一次的障害としては、運動障害（片麻痺、歩行障害、上肢機能障害、日常生活動作障害）、言語障害（失語症、構音障害）、嚥下障害、高次脳機能障害、排尿障害、痙縮、中枢性疼痛などがあり、二次的障害としては、拘縮、肩関節障害、体力低下、異所性骨化、骨粗鬆症などがある。回復期リハビリテーション病棟退院後の状態は、身体機能の回復はほとんどみられなくなるが、認知機能の回復は緩やかながら長期に及ぶ。この時期の障害への適応はいわゆる障害の受容が進まず、回復に固執するケースも多く、医師からどのような説明を受けているのか確認し、障害の受容に導いていく必要がある。

　脳血管疾患のいわゆる慢性期の治療は、脳卒中の再発予防において危険因子の管理、ハイリスク群の管理、脳梗塞における抗血栓療法、抗凝固薬が重要である。危険因子の管理は高血圧、糖尿病、脂質異常症、喫煙、飲酒などのコントロールである。ハイリスク群の管理として、睡眠時無呼吸症候群、メタボリックシンドローム、慢性腎臓病の三つのコントロールが重要である。脳出血では高血圧対策が重要で、再発予防のために特に拡張期血圧を75〜90mmHg以下にコントロールするよう勧められる。また痙攣対策も重要である。くも膜下出血ではシャントトラブルにも留意すべきである。

II 神経変性疾患

　進行性疾患モデルおよび認知症モデルの代表的原因疾患の特徴を表1にまとめた。進行性疾患モデルに属する主な三つの疾患について記述する。

1 パーキンソン病

　パーキンソン病は中脳黒質緻密帯の神経細胞が徐々に減少し、ドーパミンが正常の20％を下回る

第4章 地域言語聴覚療法に必要な知識①―疾患―

表1 言語聴覚士が出合うことの多い進行性疾患モデルおよび認知症モデルの代表的原因疾患の特徴

進行性神経疾患		略称	運動機能	認知症	コミュニケーション障害	嚥下障害
筋萎縮性側索硬化症	amyotrophic lateral sclerosis	ALS	筋力低下、筋萎縮で発症 徐々に進行し呼吸筋にも障害	一部あり	運動障害性構音障害 球麻痺型では初期から出現 上肢、下肢型では後期から出現	あり
脊髄小脳変性症	spinocerebeliar degeneraion	SCD	運動失調で発症 多くのタイプを包含する疾患	一部あり	運動障害性構音障害	あり
多系統萎縮症	multiple system atrophy	MSA	孤発性脊髄小脳変性症の過半数を占める 小脳失調、パーキンソニズム、自律神経症状、錐体路徴候	なし	運動障害性構音障害	あり
大脳皮質基底核変性症	corticobasal degeneration	CBD	非対称性が主な症状 固縮に始まり、一側に強く出現する 四肢に多い	あり	運動障害性構音障害	あり
パーキンソン病	Parkinson's disease	PD	安静時振戦、固縮、無動、姿勢反射障害	一部あり	運動障害性構音障害	あり
進行性核上性麻痺	progressive supranuclear paisy	PSP	早期に重度のバランス障害 眼球運動障害 固縮は両側性に始まり、頸部、体幹に多い	あり	運動障害性構音障害	あり
アルツハイマー病	Alzheimer's disease	AD	後期まで障害なし	あり 見当識障害 記憶障害	なし ※進行後、失語症状あり	末期あり
前頭側頭葉変性症	fronto-temporal lobar degeneration	FTLD	多くは障害なし	あり 前頭葉症状	なし ※進行後、失語症状あり	末期あり
レビー小体型認知症	dementia with Lewy bodies	DLB	パーキンソニズム 転倒や失神を繰り返す	あり（動揺性） 幻視、妄想	運動障害性構音障害	後期あり

※疾患のおおまかな特徴を示す。個人差があり記述と異なる事例もみられる。

と発症するといわれている。有病率は10万人あたり約150人で、ほとんどは孤発性であり家族性は5％ほどである。パーキンソン病の運動性症候は、安静時振戦、固縮、無動、姿勢反射障害などがみられる。非運動性症候は、自律神経症状（便秘、排尿障害、起立性低血圧など）、精神症状（不安、意欲低下、活動性低下、錯視や幻覚、妄想、認知症、強迫的行動、病的賭博など）、睡眠障害（レム睡眠行動障害、睡眠発作など）などがみられる。小刻み歩行、すくみ足などから転倒リスクが高い。日内変動・日間差や薬剤の影響による体調の変動が大きく、活動能力の差が大きいのも特徴である。

　パーキンソン病は徐々に症状が進行する。症状の程度を示すものとして、Hoehn-Yahrの重症度分類（表2）がある。症状の進行には個人差があるが、治療を受けた場合、5年で一段階、重症度が進むとされている。V度になるまでの経過が20年とすることがおおまかな治療目標の目安とされている。

　パーキンソン病の薬物治療は、L-ドパ（ドーパミン補充）、ドパミンアゴニスト（ドーパミン受容体刺激）、モノアミン酸化酵素β阻害薬（ドーパミンの分解阻害、ドーパミンの再取り込み阻害）、COMT阻害薬（L-ドパが抹梢でドーパミンへ代謝される経路を阻害）、ドーパミン遊離促進剤（ドーパミンの放出を促進）、抗コリン薬（ドーパミン減少で優位になったアセチルコリンを抑制）などが用いられる。L-ドパの長期服用に伴い、wearing off 現象（ウェアリング・オフ現象）、delayed on 現象（ディレイド・オン現象）、on-off 現象（オン・オフ現象）、ジスキネジアなどがあらわれる。wearing off 現象はL-ドパの薬効時間が短縮し、L-ドパの血中濃度の変動に伴い症状の日内変動が起こる現象で、L-ドパ服用5年以上で20％、15年以上で60％出現するといわれている。delayed on 現象はL-ドパ服用から効果が出るまでの時間が遅れる現象で、L-ドパ長期服用例や高齢者に多い。on-off 現象はL-ドパの血中濃度とは無関係に短時間で急激に日内変動が起こる現象で、L-ドパ服用15年以上で50％に出現するといわれている。薬剤の効きめが悪くなってきた場合には、速やかに主治医に報告するとともに薬物の変更があった場合の確認も必須である。

　摂食嚥下障害はパーキンソン病の約半数の患者に存在するといわれている。初期から障害の自覚

表2　Yahrの重症度分類

I度	症状が片方の手足のみの状態で日常生活への影響はまだきわめて軽微。
II度	症状が両方の手足にみられるが、まだ障害は軽く、日常生活は多少の不自由はあっても従来どおり可能であり、歩行障害はないかあっても軽微である。
III度	症状が両方の手足にみられ、典型的な前屈姿勢、小刻み歩行がみられる。日常生活は自立しているが、職種の変更などかなりの制約を受けている。
IV度	両方の手足に強い症状があり、歩行は自力では不可能であるが、支えてもらえば可能である。日常生活でもかなりの介助を要する。
V度	ベッドまたは車いすの生活で、ほとんど寝たきり。全面的介助を要する。

治療方針を立てるときや公費負担の申請をする際に必要な分類で、Yahrの分類でIII度以上になると、医療費の補助が受けられる。

に乏しく不顕性誤嚥が多い。随意運動、反射運動、自立運動のすべてが障害されるので、摂食嚥下の各相にわたる多様な障害がある。自律神経障害による食事性低血圧では、時に失神するため窒息のリスクがある。症状の日内変動の摂食嚥下機能への影響も考慮する必要がある。

2 筋萎縮性側索硬化症

　筋萎縮性側索硬化症は一次および二次運動ニューロンの変性脱落をきたし、残存した神経細胞に異常蛋白の蓄積を認める。有病率は10万人あたり2～7人で男性にやや多く、好発年齢は40～60歳代とされていたが、最近では高齢発症が増加している。

　随意運動が進行性に障害され、四肢・体幹の筋力低下、筋萎縮により運動機能が障害され、球麻痺症状として構音障害・嚥下障害が起きる。呼吸不全をきたすと致命的になる。随意運動以外の感覚障害や小脳失調症状、自律神経障害、認知機能障害は通常認めないといわれているが、認知症を伴うケースなど例外はある。発症様式により、次の3型に分けられることがある。

　(1) 上肢型：上肢の筋萎縮と筋力低下が主体で下肢は痙縮を示す。一側の上肢遠位部から初発し対側上肢、下肢、球麻痺の順に進行する。

　(2) 球麻痺型：構音障害・嚥下障害などの球麻痺症状で初発する。上肢、下肢の順で筋萎縮が進行する。近位筋の萎縮が強い。

　(3) 下肢型：下肢から発症し、下肢の腱反射低下・消失が早期からみられ、二次運動ニューロンの障害が前面にあらわれる。その後、上肢、球麻痺へと進行する。

　典型的には四肢体幹の筋力低下が進行すると寝たきりとなり、構音障害が進行すると口頭でのコミュニケーションが困難になり、嚥下障害が進行すると経口摂取が困難となり、さらに進行すると呼吸筋障害をきたし、呼吸不全や感染症が死因となる。人工呼吸器を使用しないと生存期間は2～4年とされているが、症状の進行の仕方も早さも非常にばらつきが大きいため、平均的な予後は意味をなさない場合が多く、個々のケースに合わせた介入が必要である。

　薬物療法としてリルゾールが一定の効果があるとされている。しかし、根治療法はなく対症療法が主である。不安や抑うつに安定剤や抗うつ薬、痙縮が著しい場合には抗痙縮剤、痛みには鎮痛剤や湿布薬、関節拘縮の予防に適度なリハビリテーション、呼吸障害に非侵襲的な呼吸補助と気管切開などによる呼吸補助、また嚥下障害には摂食嚥下リハビリテーションや胃瘻造設などを行う。

　初期～中期においては徐々にあるいは急激に身体機能が低下し生活に支障が出るとともに、精神的にも負担が大きい。低下していく機能に対して、福祉機器や環境整備、療養生活上の助言などが重要である。進行を見越して準備をしなければならないが、疾患について受け入れができていないと進まないことが多い。

　コミュニケーション障害への対応として、球麻痺がある場合は筆談が可能かどうか、コンピュータなどの入力が可能かどうかなど症状に応じた手段を評価し、早めに新たなコミュニケーション手段の習得を行うことが大切である。体や目の動きが一部でも残存していれば、適切な意思伝達装置および入力スイッチの選択により、コミュニケーションが可能となることが多い。しかし、認知症、失語症、失書を伴うケースでは、コミュニケーションの代償手段が使えない場合もあることに留意する。

③ 脊髄小脳変性症

　脊髄小脳変性症は小脳、脊髄およびその関連した部位の病変により、主として小脳失調症状を呈する疾患の総称である。有病率は10万人に4～5人で好発年齢は40～50歳である。1/3が遺伝性、2/3が孤発性である。遺伝性は小脳症状に限局する型（純粋小脳型）、その他の錐体外路症状、末梢神経障害、錐体路症状などを合併する型（非純粋小脳型）があり、孤発性は大多数が多系統萎縮症で、オリーブ橋小脳萎縮症、シャイ・ドレーガー症候群、線条体黒質変性症、一部は純粋小脳型の小脳皮質萎縮症である。

　脊髄小脳変性症の症状は、小脳失調（体幹失調、四肢失調、失調性構音障害）、嚥下障害、パーキンソン症状、錐体路症状、自律神経症状（排尿・排便障害、起立性低血圧）、眼振（眼球が勝手に動き、景色が揺れたり二つにみえるなど）、不随意運動、認知機能障害、てんかん発作など多彩である。生活機能では、上肢の振戦・測定障害や下肢・体幹の運動失調によりADLや歩行などに支障が生じる。

　脊髄小脳変性症の経過は病型によって異なる。オリーブ橋小脳萎縮症は初発・早期症状として小脳性運動失調が前景にあらわれ、経過とともにパーキンソニズム、自律神経症状（排尿障害や起立性低血圧など）を呈することが多い。シャイ・ドレーガー症候群は起立性低血圧を中心に排尿障害、発汗低下などの自律神経症状が潜行性に発現し、これに小脳症状、パーキンソン症状などの中枢神経症状が加わって進行性に経過する。物忘れ、錐体路症状、睡眠時無呼吸、嗄声などが周辺症状としてかなりの頻度でみられる。線条体黒質変性症は筋固縮、無動（動作緩慢、動作の減少）、姿勢反射障害などのパーキンソニズムが中心で安静時振戦は少ない。進行すると、歩行時のふらつき、構音障害など小脳失調症状や排尿障害、起立性低血圧などの自律神経症状が加わってくる。注意すべきは夜間の喘鳴や睡眠時無呼吸などで、早期から認められることがあり突然死も知られている。発症後平均約5年で車いす使用、約10年で臥床状態になり死に至ることが多い。

　脊髄小脳変性症の薬物療法としては、失調症状全般にセレジスト®（甲状腺刺激ホルモン放出ホルモン誘導体）が使われる。純粋小脳型では、小脳性運動失調に対して、集中的なリハビリテーションが効果があることが示唆されている。バランス・歩行など個々人のADLに添ったリハビリテーションメニューを組む必要がある。

III 認知症

　認知症とは、一度成熟した知的機能が、なんらかの脳の障害によって広汎に継続的に低下した状態と定義される。中核症状としては記憶障害、病識の欠如、失語・失行・失認、遂行機能障害、人格変化がある。周辺症状はBPSD（認知症の行動心理症状）といわれ、無為・無関心、妄想、易刺激性、不安、うつ、幻覚、興奮、異常行動、脱抑制、多幸感などが挙げられる。

　認知症のタイプによって運動障害の種類や重症度が異なる。アルツハイマー病が高度になると小股や前傾姿勢の歩行になり、一人では歩けなくなって寝たきりになることもある。脳血管性では初

期から麻痺があらわれることがあり、ビンスワンガー病では歩行障害や嚥下障害が徐々に進むことが多い。レビー小体型認知症ではパーキンソン病様の強剛、寡動、時に振戦が出現する。また便秘、起立性低血圧、排尿障害、四肢冷感、発汗異常などの自律神経障害はレビー小体型認知症以外にも多系統萎縮症で多い。

認知症の原因疾患は、根本的な治療が困難な疾患（アルツハイマー病、レビー小体病、前頭側頭葉変性症などの神経変性疾患）、予防が重要な疾患（多発性ラクナ梗塞、脳出血、ビンスワンガー病などの脳血管障害）、治療の可能な疾患（慢性硬膜下血腫、正常圧水頭症、脳腫瘍などの外科的疾患、甲状腺機能低下などの内分泌疾患、ビタミン欠乏症などの代謝性疾患、脳炎や髄膜炎などの炎症性疾患、廃用症候群）に分類される。

認知症の治療は、治療の可能な疾患の場合には原因疾患の治療が行われ、予防が重要な疾患の場合には脳血管障害の予防が行われる。根本的な治療が困難な疾患、アルツハイマー病の薬物療法はドネペジルなどの投与、非薬物療法は音楽療法、回想法、園芸療法、レクリエーションなどである。レビー小体型認知症の薬物療法はドネペジルなどの投与、前頭側頭葉変性症の薬物療法は精神症状や個人差のある行動障害に対して、症状を和らげる対症療法が薬物治療の中心であるが、その効果には個人差があり、副作用や依存に対する配慮が必要である。

IV 発達障害（脳性麻痺など）

発達障害のある成人が本人の重度化（二次的障害の問題）や介護の問題（親の高齢化）により、介護保険の対象になることがある。脳性麻痺の場合、異常筋緊張により若年より関節変形、頸椎への長年の負担から頸髄症が強くなることにより、脊髄由来の麻痺が重なることも珍しくない。また、発達障害の場合、比較的早期に老化による機能低下が生じるといわれている。親が介護を担った場合、親の高齢化により入浴や移乗・移動などの介護ができなくなる。どうにか経口摂取ができていたが、徐々に嚥下機能が低下し誤嚥性肺炎になり、経口摂取を断念して経管栄養に移行せざるを得なくなり、生活の場を変更する必要に迫られることもある。

V 癌のリハビリテーション

癌のリハビリテーションの対象となる障害は、癌そのものによるものと、その治療過程において生じた障害とに大きく分けられる。癌の治療中や治療後の全身性の運動能力の低下、活動性の低下、廃用症候群といった癌の種類によらない、一般的な問題に対するリハビリテーションも訓練目的として大きな割合を占める。

脳腫瘍、脳転移による片麻痺・失語症では、脳卒中や頭部外傷患者と同様に、機能回復、社会復帰を目的としてリハビリテーションを行う。再発や腫瘍の増大に伴い、神経症状が悪化しつつあるケースでは、意識状態や神経症状の変動に注意しながら、維持的もしくは緩和的な対応を行う。

舌癌など口腔癌の術後には嚥下障害や構音障害を生じる。癌が中咽頭に及ぶと咽頭期の嚥下障害

により誤嚥を生じる危険がある。経口摂取開始前に VF（嚥下造影）検査などで評価し、嚥下訓練や食事指導を行う。喉頭癌による喉頭摘出術後には、発声不能となるため人工喉頭や食道発声など代用音声を獲得する必要がある。

　緩和ケアにおけるリハビリテーションの役割は ADL を維持・改善することにより、できる限り可能な最高の QOL を実現するべく関わることにある。生命予後にも考慮する必要があり、生命予後が月単位の場合には、杖や装具、福祉機器を利用しながら、残存機能でできる範囲の日常生活動作の拡大を図る。生命予後が週、日単位の場合にはリハビリテーションの内容を変更し、疼痛、しびれ、呼吸苦、浮腫などの症状緩和や精神・心理面のサポートを行い、本人やその介護者が希望する限り介入を継続するようにする。癌患者の終末期において、一時的にでも食べることや家族とのコミュニケーションが成立することで、その人らしく生きるために言語聴覚士が関わることが増えており重要と考える。

VI 肺炎

　肺炎の症状として一般的なものは、咳・痰（いわゆる膿性痰といって黄～緑色を帯びた痰）・発熱などで、肺炎がある程度ひどければ呼吸困難、あるいは喉がぜろぜろするなどがある。しかし、高齢者では咳が出ない場合や、痰をうまく出せない場合もある。極端なケースでは、ちょっとした微熱となんとなく元気がないという症状が肺炎だったということもあるので、早めの対応が必要である。

　高齢者、虚弱者では誤嚥性肺炎が多く、夜間の唾液誤嚥など不顕性の誤嚥もある。誤嚥性肺炎の予防・早期発見のために体重の変化、摂取量の変化、声質の変化などに配慮するとともに、間接的・直接的な嚥下訓練や食物形態の調整、摂食方法の調整、口腔ケア（不顕性誤嚥による肺炎の予防にも有効）を行う。

VII 廃用症候群

　廃用症候群は、運動器系（筋萎縮や筋力の低下、関節の拘縮、骨粗鬆症、腰背部痛など）、循環器系（起立性低血圧、静脈血栓症、肺塞栓症、肺炎、浮腫など）、自律神経系（便秘、尿失禁、大便失禁、低体温症など）、精神系（抑うつ、食欲不振、睡眠障害、不眠、認知症など）、皮膚系（褥瘡）の症状を生じる。1日の安静によって生じた機能低下を回復させるためには数日から1週間かかり、1週間の安静により生じた機能低下を回復するには1カ月以上かかるといわれている。特に高齢者では廃用症候群を起こしやすく、またいったん起こしてしまうと回復には時間がかかり、もとの状態へ回復することはきわめて困難になる。したがって、廃用症候群は予防することが何より重要であり、万一発生した場合には、できるだけ早くそれに気づいて廃用症候群の悪循環を断ち切ることが重要といえる。

　予防のためには日常生活での活動性を向上させることが大切である。日中、体を横にすることな

く自分でできることは自分で行い、介護を要する場合でも過剰な介護を避け、家事や趣味などの活動や社会活動などもできることは積極的に行い、生活全般の活発化、社会的活動範囲の拡大を図ることが必要である。活動性が低下し、臥位や座位で体を動かすことがきわめて少なくなると、褥瘡の発生リスクが高まる。皮膚に70〜100mmHg以上の圧力が2時間加わると、組織損傷徴候があらわれるとされており、褥瘡の予防には圧力とずれ応力の排除が必要である。2時間以内の体位交換や30度側臥位、ベッドアップの際には膝関節を屈曲してから上半身を挙上する、背抜きを行う、リクライニングよりティルトを選択するなどの配慮が必要である。

VIII 二次的障害

　二次的障害とは、在宅生活の長期的経過の中で、疾病そのものではなく生活行為によって副次的に発生する障害のことをいい、廃用の他に誤用・過用がある。誤用は不適切な身体活動や道具の使用により生じる病的な状態であり、脳卒中の麻痺側上肢で力を緩めることが習得できず、物を握るときに力が入り筋緊張が亢進してしまう、場合によっては拘縮も惹起するような状態である。過用は過度の身体活動により引き起こされる病的な状態であり、患者・利用者がリハビリテーションを行わないと悪くなると思い、歩き過ぎた結果、麻痺側の膝に負荷がかかり、炎症を起こし活動に支障が出てしまうような場合である。

　廃用、誤用、過用が生じると、本来の病態がいっそう複雑になり日常生活での支障も増大する。状態に合った適切な活動量を維持し、適切な動作を行うように促すことが重要である。

IX 高齢者の心身の特徴

　老化は成長期（性成熟期）以降、すべての人に起こる加齢に伴う生理機能の低下である。老化は遺伝的要因や生活・環境要因に複雑に影響されるため、機能低下の早さはすべての人が同じではなく個人差が大きい。老化にはすべての高齢者に起こる変化で病気と直接関係のない生理的老化と、高血圧や動脈硬化、骨粗鬆症、糖尿病、脂質異常症、肥満などの病的老化がある。老化そのものは病気ではないが、加齢に伴い身体機能が低下するため病気にかかるリスクが高くなる。

　例えば高血圧症や動脈硬化症は脳血管障害の要因となり、また認知症へも影響を与える。老化により糖代謝異常や脂質代謝異常が動脈硬化を促進するが、糖尿病は末梢神経や自律神経を障害する。また老化による感覚器の機能低下（視力低下や聴力低下など）により、情報量が減り脳への刺激が少なくなることで認知機能が低下し、運動機能の低下とともに転倒リスクも増える。

　高齢になると、椎間板の萎縮や脊椎骨の扁平化、脊椎や下肢の湾曲、脂肪以外の身体構成成分の減少などによる身長・体重の減少がみられる。また、白髪、しわ、皮膚のしみ、毛髪が抜けるなど、外観全体に変化があらわれる。臓器にも重量の減少や機能の低下が起こる。心拍出量が低下、血管の弾性低下などにより循環が悪くなる。肺機能も低下し、強制呼吸量が減少し、機能的残気量が増加する。腎機能が低下し、濾過率や血流量に減少がみられる。胃液や唾液なども分泌が少なくなる。

表3　高齢者に多い疾患

「神経系」
　脳血管障害、認知症、脳虚血性発作、うつ病
「循環器系」
　高血圧、動脈硬化、心筋梗塞、狭心症、心房細動、慢性心不全
「呼吸器系」
　肺感染症（肺炎、気管支炎、感冒・インフルエンザなど）、慢性閉塞性肺疾患（肺気腫、慢性気管支炎、喘息など）、拘束性肺疾患（間質性肺炎など）、肺腫瘍
「代謝・内分泌系」
　糖尿病、脂質異常、高尿酸血症（痛風）、甲状腺機能亢進症、甲状腺機能低下症
「消化器系」
　消化器腫瘍、胃潰瘍・胃炎、肝硬変、腸炎、逆流性食道炎
「皮膚・感覚器系」
　白内障、緑内障、糖尿病性網膜剥離、加齢黄紋変性症、老人性難聴、耳鳴り、老人性乾燥症、老人性皮膚掻痒症
「骨・運動系」
　骨粗鬆症、変形性骨関節症、変形性脊椎症、慢性関節リウマチ、骨折、脊椎圧迫骨折
「泌尿器・生殖器系」
　尿路感染症、膀胱炎、腎盂腎炎、神経因性膀胱炎、尿失禁、頻尿、前立腺肥大・前立腺癌、子宮頸癌、子宮体癌、腎硬化症、糸球体腎炎、糖尿病性腎症、腎不全
「免疫・血液系」
　貧血、悪性リンパ腫、多発性骨髄腫、白血病、膠原病

さらにホルモンの分泌量が減少する。

　高齢者の場合、ホメオスタシス（恒常性、身体内部の状態を常に一定の状態に保つ働き）は平常時には保たれているが、病気、環境の変化、運動などの影響によりバランスをくずしやすい。ホメオスタシスの低下は、具体的には、体温調節機能の低下、内分泌機能の低下、代謝機能の低下などにあらわれる。高齢者は予備力・適応力が低下しているため病気になりやすい。

　運動機能は20歳代をピークとして年齢とともにほぼ直線的に低下する。特に瞬発力や反射性は低下の幅が大きいが、持続的な運動能力は瞬発力ほど急激には低下しない。

　高齢になると感覚器の機能も低下する。感覚器の器質的・機能的低下と病気によって視力や聴力（特に高音域）、嗅覚（すべての種類）、皮膚感覚が低下する。

　高齢者は老化に伴い身体的な変化が大きいが、心理的な変化をきたすこともある。一般的に、歳をとるとともに頑固になったり、保守的になったり、人に対して疑いやすくなるともいわれている。高齢になり退職、配偶者の死、身体面の老化などの社会的、心理的、肉体上の喪失体験からうつ状態になることも多い。その他の具体的な精神症状としては、抑うつ、せん妄、不眠症などがある。**表3**に高齢者に多い疾患をまとめる。

X リハビリテーションに関わるアクシデント

　リハビリテーション中に起こり得るアクシデントとしては、バイタルサインの急激な変調や自覚症状の出現（強い胸部痛や腹痛、てんかん発作、低血糖発作、意識消失、気分不快、血圧低下、不整脈、胸背腹部痛、強い関節痛や筋肉痛）、転倒・転落・打撲やその他の外傷、悪心、嘔吐、誤嚥、接続チューブなどのはずれなどがある。これらの他に、現場での問題として感染症対応（ノロウイルス、インフルエンザなど）、交通事故（スタッフの車などでの移動や送迎時）、個人情報の管理などがある。これらが生じたときの初動体制の原則は、最善の処置を行う、速やかに上司へ報告する、経過を正確に記録するである。施設としての急変時対応のマニュアルを整備し確認を行い、それに沿って行動できるようにしておくことが重要である。利用者やその家族への対策の基本は接遇である。その場に応じた挨拶、丁寧な言葉使い、清潔で不快感を与えない身なりに留意し、利用者・家族が気持ちよく安心してサービスを受けられるよう心がける。参考のために、日本リハビリテーション医学会診療ガイドライン委員会による、『リハビリテーション医療における安全管理・推進のためのガイドライン』に基づく、リハビリテーションの中止・再開の基準を示す（**表4**）。

（文献）

1) 林　明人：パーキンソン病 1) すくみ足等、歩行障害の増悪がみられる症例．江藤文夫、中馬孝容、葛原茂樹（監）：神経難病のリハビリテーション—症例を通じて学ぶ（臨床リハ別冊）．医歯薬出版、pp58-62、2012
2) 山永裕明、野尻晋一：図解 パーキンソン病の理解とリハビリテーション．三輪書店、pp28-39、2010
3) 野﨑園子：パーキンソン病 3) 摂食・嚥下障害を伴う症例．江藤文夫、中馬孝容、葛原茂樹（監）：神経難病のリハビリテーション—症例を通じて学ぶ（臨床リハ別冊）．医歯薬出版、pp68-73、2012
4) 荻野美恵子：筋萎縮性側索硬化症 1) 呼吸機能障害に対するアプローチを行った症例．江藤文夫、中馬孝容、葛原茂樹（監）：神経難病のリハビリテーション—症例を通じて学ぶ（臨床リハ別冊）．医歯薬出版、pp103-107、2012
5) 日本リハビリテーション医学会診療ガイドライン委員会（編）：リハビリテーション医療における安全管理・推進のためのガイドライン．医歯薬出版、p6、2006
6) 山口武典、岡田　靖（編）：よくわかる脳卒中のすべて．永井書店、2006
7) 脳卒中合同ガイドライン委員会：脳卒中治療ガイドライン 2009．脳卒中学会ホームページ（http://www.jsts.gr.jp/jss08.html）
8) 難病情報センター：病気の解説—診断・治療指針．http://www.nanbyou.or.jp/
9) 池田　学：認知症専門医が語る診断・治療・ケア．中央公論新社、2010
10) 中村重信、三森康世：老年医学への招待．南山堂、2010
11) 川上寿一：在宅・訪問・通所リハビリテーションにおける安全管理．臨床リハ **22**：987-997、2013

表4 リハビリテーションの中止・再開の基準

1. 積極的なリハビリテーションを実施しない場合

　①安静時脈拍 40/分以下または 120/分以上
　②安静時収縮期血圧 70mmHg 以下または 200mmHg 以上
　③安静時拡張期血圧 120mmHg 以上
　④労作性狭心症の方
　⑤心房細動のある方で著しい徐脈または頻脈がある場合
　⑥心筋梗塞発症直後で循環動態が不良な場合
　⑦著しい不整脈がある場合
　⑧安静時胸痛がある場合
　⑨リハ実施前にすでに動悸、息切れ、胸痛がある場合
　⑩座位でめまい、冷や汗、嘔気がある場合
　⑪安静時体温が 38 度以上
　⑫安静時酸素飽和度（S_pO_2）90％以下

2. 途中でリハビリテーションを中止する場合

　①中等度以上の呼吸困難、めまい、嘔気、狭心痛、頭痛、強い疲労感などが出現した場合
　②脈拍が 140/分を超えた場合
　③運動時収縮期血圧 40mmHg 以上、または拡張期血圧 20mmHg 以上上昇した場合
　④頻呼吸（30 回/分以上）、息切れが出現した場合
　⑤運動により不整脈が増加した場合
　⑥徐脈が出現した場合
　⑦意識状態の悪化

3. いったんリハビリテーションを中止し、回復を待って再開する場合

　①脈拍数が運動前の 30％を超えた場合。ただし、2 分間の安静で 10％以下に戻らないときは以後のリハを中止するか、またはきわめて軽労作のものに切り替える
　②脈拍が 120/分を超えた場合
　③1 分間 10 回以上の期外収縮が出現した場合
　④軽い動悸、息切れが出現した場合

4. その他の注意が必要な場合

　①血尿の出現　　　　　　②喀痰量が増加している場合
　③体重が増加している場合　④倦怠感がある場合
　⑤食欲不振時、空腹時　　　⑥下肢の浮腫が増加している場合

（日本リハビリテーション医学会診療ガイドライン委員会：リハビリテーション医療における安全管理・推進のためのガイドライン．医歯薬出版, p6, 2006）

第5章

地域言語聴覚療法に必要な知識②

―評価―

第5章 地域言語聴覚療法に必要な知識② ―評価―

I はじめに

　第3章で地域言語聴覚療法の対象の代表的な疾患として、脳損傷、廃用症候群、認知症、進行性疾患があることが示された。また、地域言語聴覚療法の目標として、ソフトランディング、課題解決、メンテナンス、終末期リハビリテーションなどが想定されることが示された。

　脳損傷では、個々の症例により重症度はさまざまである。損傷の大きさにより障害は軽度、中等度、重度など異なり、また年齢や発症時の状態、併存症の状態などにより、回復と到達レベルにも差が生じる。発症時に重度であり、その後大幅な改善がみられない場合もあるが、若年ケースなどでは長期的に回復し、中等度あるいは軽度まで改善できる場合もある。

　認知症や進行性疾患においては、発症時は軽度の障害を呈すが、障害は経過とともに中等度、重度と進行していく。その進行の時期や特徴はおおまかに疾患の特徴があるが、個人差も大きいとされる。

　廃用症候群は、廃用が生じた初期には回復が見込まれるが、原因、年齢、全身状況により回復の状態は異なる。

　地域言語聴覚療法では、このように対象となる患者・利用者の疾患と年齢や全身状況などを手がかりに、今後どのように障害の重症度が推移していくのかをおおまかにイメージすることができる力が求められる。

　地域の現場で、言語聴覚士がそれらのリハビリテーションを実践していくために必要なものは、専門性と実践力である。専門性とは、言語聴覚士が得意とする、認知・コミュニケーション障害、摂食嚥下障害の領域について、的確な評価とアプローチを行う力である。そして生活期の特徴として、生活を軸にしたリハビリテーションを展開していくことが求められており、これを進めるための実践力が必要である。言語聴覚士の領域にとどまらず患者・利用者全体をみる力、機能障害だけでなく、能力や社会参加の視点から患者・利用者にアプローチできる力であり、そのために必要な連携活動も含まれる。

　以下、この二つの視点を軸としながら、地域において言語聴覚士に必要な知識を専門性（認知・コミュニケーション障害、摂食嚥下障害の理解と対応）、実践力（関連領域の評価、関連情報の収集、介護保険の理解、ケアマネジャーの視点）という内容で考えていくことにする。

第5章 地域言語聴覚療法に必要な知識②―評価―

II 専門領域の評価

1 認知機能障害の評価とアプローチ

　はじめに、地域言語聴覚療法を展開するうえで、すべての患者・利用者に対して、認知機能評価を実践していくことの重要性を強調したい。

　すべての疾患、すべての障害を通じて、患者・利用者の認知機能を評価することは容易ではなく、経験の浅い言語聴覚士にとっては至難の業というべきである。しかし、この作業に取り組まなければ、いつまでたっても認知機能の評価ができるようにはならない。まず、評価しようとする姿勢を持ちたい。失語症、構音障害、摂食嚥下障害などの障害にかかわらず、その背景にある認知機能を評価してほしい。生活期における認知機能評価では、標準化された検査を実施するには時間がかかるだけでなく、患者・利用者が検査を拒否する場合もあり、さらに難しい状況となる。そのような状況から、急性期・回復期以上に、行動から認知機能を評価する視点を身につけることが重要である。

(1) 認知機能を評価する視点

　認知機能を行動から評価する視点として、階層性の仮説モデルを用いて考えることは有用である。代表的な階層性のモデルである「神経心理ピラミッド」(**図1**)[1] は、意識、感情、注意などの能力を下位層から段階的に想定し、高次遂行機能、病識をより高いレベルに想定している。このような仮説は、脳損傷患者の初期の回復過程を理解するうえで手助けとなる。また、認知症に伴う低下を説明するうえでも有効である。なお、神経心理ピラミッドは新しいバージョンも発表されているが、ここでは旧バージョンを示す。

(2) 認知機能の評価―認知関連行動アセスメントを用いて（表1、表2）

　筆者らは、神経心理ピラミッドなどの高次脳機能障害の階層性のモデルを参考に、行動から高次脳機能障害を評価するアセスメントの開発に取り組んだ。「認知・行動チェックリスト（2011）」[2] に引き続き、評価項目をより絞り込んで明確にした「認知関連行動アセスメント（2014）」[3] (**表1**) を開発した。

　「認知関連行動アセスメント」は、高次脳機能障害を「意識」「感情」「注意」「記憶」「判断」「病識」の観点について、行動から評価を試みる評価表である。各項目を1～5点の5段階、合計6～30点で評価する評価表となっている。行動観察評価であるためのあいまいさや、主観が入り込む余地を除去することには限界があるが、言語聴覚士が生活期で患者・利用者を捉える視点を身につけていくための整理には有効である。生活期では細かい症状の特徴や変化も重要であるが、より大きく全体を捉えることを求められることが多く、認知機能についても、良好、軽度、中等度、重度などの重症度にあたりをつけられる力が必要である。生活期の患者・利用者は、認知機能の到達レベルによって、対応方法やゴールが異なってくるため、それぞれに適切なリハビリテーションを提供するうえでも全体を捉えた評価の必要性は高い。

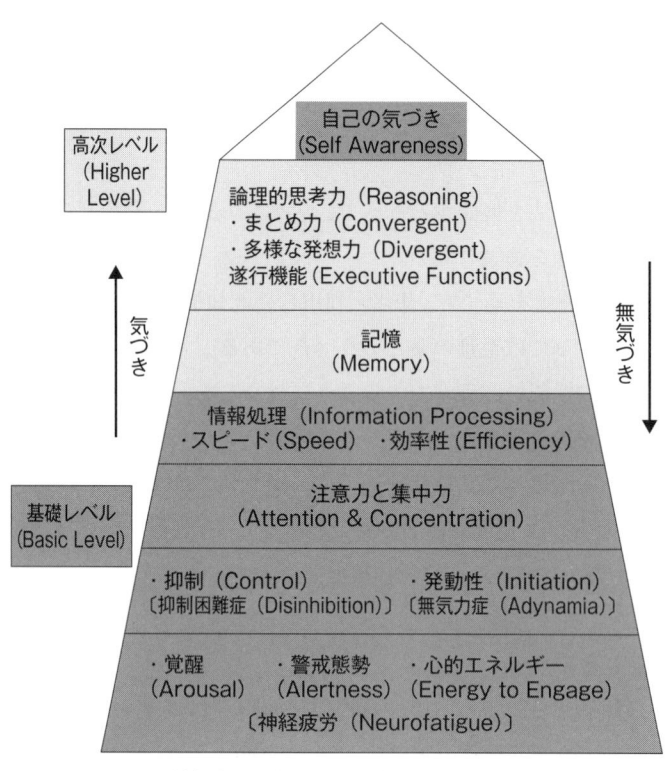

図1　神経心理ピラミッド（2008年9月以前）

（Yehuda Ben-Yishay, 他（監）, 立神粧子（著）：前頭葉機能不全　その先の戦略—Rusk通院プログラムと神経心理ピラミッド. 医学書院, p58, 図16, 2010）

表1　認知関連行動アセスメントの視点[3]

	観点	正常な状態とする評価の視点
意識	覚醒・易疲労性	睡眠・覚醒リズムが安定しているか、認知的活動に際し過度な疲労や反応低下を示さず精神エネルギーを持続できるか
感情	自発性・感情表出・制御	他者や社会的情報に対する興味が保たれ意欲的か、自然な感情の抑揚が保たれているか、年齢相応に感情制御できるか
注意	選択・持続・分配・転換	対象に適切に注意を向け、必要に応じて注意を分配・転換し、2つ以上の作業を同時に滞りなく行うことができるか
記憶	エピソード記憶・展望記憶	数日前の出来事を正確に想起できるか、予定や約束事を覚えていて適切なタイミングで想起できるか
判断	自制的判断	目先の利益に固執することなく、数年程度の長期的予測や社会関係を考慮した妥当な判断、問題解決を行うことができるか
病識	障害理解・適応	自己の病気、障害、能力について限界や深刻性を理解したうえで、残存能力を有効活用し、環境変化に適応できているか

表2　認知関連行動アセスメント[3]

領域	視点	段階		基準	コメント
意識	①開眼・覚醒 ②刺激に対する反応 ③考えることの疲れやすさ	5	良好	昼間起き、夜寝のリズムが安定している。 考えたり話したりすることに極端な疲労を示したり反応が低下することがなく、エネルギーを持続できる。	
		4	軽度	日中開眼しているが、時折長時間ぼんやりしていることがある。 慣れた場面では疲れを示さないが新規な場面（例：初対面の人と話す）では反応低下を示す。	
		3	中等度	日中開眼しているが、表情はぼんやりしていることが多い。 考えたり話したりすることに疲れやすく、途中であきらかな反応低下を示す。	
		2	重度	日中時折傾眠傾向を認める。 考えたり話したりするとすぐに疲労を示し、精神エネルギーを持続できない。	
		1	最重度	日中刺激がないと常時傾眠傾向である。	
感情	①自発性 ②喜怒哀楽 ③感情制御	5	良好	新しい活動にも積極的に取り組み、意欲的である。 年齢相応の豊かな感情表出がみられ、状況に合わせて感情を制御することができる。	
		4	軽度	習慣的活動は自ら実行するが、新しい活動には意欲的でない。 あるいは固執・衝動・易怒・抑うつ・依存・退行傾向を軽度に認めることがある。	
		3	中等度	日常的活動の実行にも指示や促しを要することがある。 あるいは固執・衝動・易怒・抑うつ・依存・退行などの傾向を認める。	
		2	重度	日常的活動を自ら開始しようとせず、促してもやろうとしないことがある。 あるいは固執・衝動・易怒・抑うつ・依存・退行などの症状を強く認める。	
		1	最重度	何事にも意欲が乏しく、そのため身の回りのことにも介助を要する。 あるいは喜怒哀楽の感情表出がほとんどみられなかったり、快・不快の反応表出にとどまる。	
注意	①注意の選択・持続 ②注意の分配・制御	5	良好	2つ以上の作業を同時に行うことができ、明らかな成績低下はない。 実施中、他の刺激提示に適切に反応することができ、自発的にもとの作業に戻れる。	
		4	軽度	2つの作業を同時に行うと若干成績低下がある。あるいは過集中傾向があり、他の刺激提示にすぐに反応できない。 もとの作業に戻るのに促しを要することがある。	
		3	中等度	干渉刺激が多くなるほど気が散る傾向がある。 1つの作業を最後までやり終える、あるいは30分程度持続できるが、途中で反応速度低下やエラーが増える。	
		2	重度	他に干渉刺激があると必要な対象に注意を向けることができない。 あるいは1つの作業をすぐに中断してしまい持続して行うことができない。	
		1	最重度	必要な刺激に注意を向けることがほとんどできない。	
記憶	①日常生活上の記憶能力 ②予定の記憶	5	良好	2〜3日前の出来事想起がおおむね正確である。数週間前の新規な出来事想起（例：町内会会合に参加など）もおおむね可能である。 予定や約束事を忘れることは少なく問題とならない。	
		4	軽度	当日中の出来事想起はおおむね正確であるが、2〜3日前の出来事になると細部が不確実である。 あるいは予定や約束事をたまに忘れてしまい失敗をおかす。	
		3	中等度	当日中の出来事を一部正確に想起可能であり、人・場所・時間を誤ったりなど細部があいまいである。 あるいは予定や約束事を忘れることが多い。	
		2	重度	当日中の出来事想起がほとんどできない。 あるいは予定や約束事を覚えておくことがまったくできず、常に促しが必要である。	
		1	最重度	数時間前の出来事想起がほとんどできない。しばしば作話や明らかな記憶の混同を認める。	
判断	①長期的な影響を考慮した判断・問題解決能力	5	良好	数年後の長期的な予測や社会関係（家族や周囲との関係など）を考慮した判断、問題解決を行うことができる。	
		4	軽度	ある程度近い将来を見越した判断が可能だが、自分中心、あるいは他者依存傾向を認める。	
		3	中等度	しばしば場面依存的、または近視眼的（目先の利益を優先）な問題解決を行う。	
		2	重度	しばしば即時の感情に依存した問題解決を行う。	
		1	最重度	しばしば物品依存的（例：目の前に食べ物があるから食べるなど）な問題解決を行う。	
病識	①疾病・障害・能力の理解 ②深刻性の理解や残存能力の利用 ③環境適応	5	良好	自己の病気、障害、能力についてよく認識しており、残存能力を有効に活用、環境の変化にも自ら工夫して適応できる。	
		4	軽度	自己の病気、障害、能力についておおむね理解し、深刻性の認識がある。 ただし病前に比べ明らかに社会的活動範囲が狭まり、残存能力活用が十分でない。	
		3	中等度	自己の病気、障害、能力についておおまかには認識しているが、深刻性にかぎし。 そのためよく整えられた環境にかぎり適応が可能である。	
		2	重度	自己の病気、障害についてはおおまかな認識にとどまる。能力は認識できない。 そのためよく整えられた環境下にあっても周囲の人の努力的働きかけを必要とする。	
		1	最重度	自己の病気、障害、能力について、まったく認識していない。 残存能力の活用に乏しく、周囲の人の全面的援助がなければ環境に適応できない。	

表3 総合的認知能力の段階評価[3]

	特徴	かかわり
良好	病前の良好で問題のない状態に回復している 職業、地域生活を含めて、通常に行動することができる	職業復帰 地域社会活動参加 趣味活動の実践
軽度	職業、地域生活、高度な家事、趣味などに支障があるが、おおむね自分の状態を理解し、他者との関係を築き、日常生活を送れる	ADLの維持・向上 限られた範囲の社会参加 役割を持つ
中等度	自分の状態をおおまかにわかっているが不正確で浅く、場面に応じて適切な判断ができないことが多い 身の回り動作に見守り・誘導・介助を必要とする	誘導にてADLを実施 なんらかの役割を持つ 家族の理解向上と支援
重度	自分の状態をほとんどわかっておらず、適切な判断ができないが、わずかに自分の意思や感情を表出する 身の回り動作が自力ではできず重度介助を必要とする	快適な環境整備 わずかな残存能力活用 家族にとっての存在意味
最重度	ほぼすべての認知活動が失われている ごくわずかな快・不快レベルの反応のみ認められる	いっそうの環境整備 家族・本人の快適性 終末期への準備

(3) 重症度の推移を評価する（表3）

　生活期での認知機能の状態の推移は回復、維持、あるいは低下である。急性期・回復期病院からの退院の時期が早まり、機能回復の途中で退院となるケースが増えていることから、退院した後も回復が継続するケースに出合うことが増えている。その場合、軽度障害から良好レベルに到達する場合、中等度低下から軽度に改善する場合、重度から中等度に改善する場合などがある。言語聴覚士は、このような変化を見逃さず適切に評価し、関係スタッフや家族と情報を共有していきたい。認知機能の改善は、MMSEなどの検査の点数で明らかになることもあるが、検査が必ずしも実施できないことが多いことから、生活上の行動や言動の変化の中から改善を抽出できる力を身につけておくことが重要になる。例えば、明らかに疲れやすさが減少する、会話中の言い誤りが減る、家族のスケジュールに関心を持つようになるなどであり、これらを取り込んだ評価ができることが望まれる。

　一方、認知機能が低下していく場面に出合うことも多い。軽度から中等度へ、中等度から重度へと低下していく。疾患の特性からこれらの変化は避けられず、本人や家族の気持ちに寄り添いながら、あらかじめ低下することを想定し予測的に対応していく。この場合も、自分でできていたことができなくなった、言い間違いに気がつかなくなった、失敗の取り繕い行動がなくなったなど、重症度の変化につながる症状を見落とさず、評価に盛り込んでいきたい。

(4) 認知機能低下へのアプローチ

　生活期では、認知症の患者・利用者が多く存在するのに加え、高齢者の場合、置かれている環境によって認知面の廃用性低下を生じることがあり、認知機能低下へのリハビリテーションのニーズは広がっている。認知・コミュニケーションに関わる専門職である言語聴覚士への期待も高い。生

活期において言語聴覚士は、認知機能低下や認知症に対して積極的にアプローチを行ってほしい。

認知症のアプローチに言語聴覚士が関わる場合、有効な手段の一つは会話の利用である。あらかじめ、遠隔記憶や意味記憶を評価し、本人が好む話題や領域などを把握しておくことが大切である。認知症があっても、興味関心のあることであれば生き生きとして話ができることも多く、思わぬ過去の記憶や知識が引き出される場面に出合うこともある。その結果、脳が活性化され、他の行動にもよい影響を及ぼすことは稀ではない。

認知症へのアプローチのもう一つの手段として活動の利用がある。一緒にお茶を入れる、花を飾る、家の周囲を散歩しながらまちの歴史を聞く、散歩に行くための服を選ぶなど、生活の中で行われる活動を一緒に行う。あらかじめ、運動能力を含めた作業能力を把握しておくことが必要であり、課題が難しすぎないことが重要である。「何かをする」という活動を用いて、言語聴覚士はその方の認知や気持ちに触れることができ、残存能力を引き出していくことができる。生活期では、思い切ってかかわりの範囲を広げることが功を奏すことがある。作業療法士や理学療法士が関わっている場合には、相談したり協力し合い、よりよい分業や協業を進めていく。言語聴覚士だけが関わる場合も多いので、後述するように言語聴覚士であっても、運動能力や作業能力についておおまかに評価できるようになっていたい。

認知症に対する言語聴覚療法は試みが始まったばかりである。多くの言語聴覚士は、認知症に対する言語聴覚療法の有効性を感じている。今後は効果を証明するエビデンスを積み重ね、認知症に対する言語聴覚士の貢献がいっそう広がることが期待される。

2 失語症の評価とアプローチ

病院であっても在宅であっても、失語症という障害を最も理解し、回復を促進し、失語症のある方々の人生をサポートできる専門職は言語聴覚士である。われわれは、いつもその自覚を持って失語症のある方々に対し、向き合っていかなければならない。一方、生活期における失語症リハビリテーションでは、発症早期の病院におけるリハビリテーションとは異なった視点と心構えが必要になる。以下、病院におけるリハビリテーションとの相違点に着目して、失語症の評価とアプローチのポイントについてまとめる。

(1) 失語症の評価のポイント

1) 機能回復の可能性

生活期の失語症患者・利用者は、脳損傷の発症から数カ月程度の明らかな機能回復が継続している場合、発症2～3年から中には10年を超える時期であっても長期的な言語機能の回復が継続しているケース、機能回復がほぼみられなくなり一定の障害が残存した状態で機能維持されているケース、加齢や認知症の合併などにより言語機能に低下がみられるケースなど、機能回復の可能性は時期や個人の状況によって異なっている。目の前の患者・利用者が言語機能の回復の可能性を持っているのかそうでないのかを評価しておきたい。

筆者が感じている長期回復に有利な要件として、若年であること、認知機能が比較的良好である

こと、失語症のタイプ・重症度、もともとの性格、言語機能へのこだわりや「自己の状態を理解したい」「よくなりたい」という欲求の強さ、言語聴覚療法の継続や家族の協力などを含む回復を支援する環境などがある。

40歳以下のケースでは、きわめて高い確率で長期回復がみられることが知られている。40代、50代でも長期回復を示す患者・利用者は多く、60代、70代では個人差が大きいが、中には病前の状態が良好なケースなどで年単位の回復を示すケースは少なくない。

2）コミュニケーションの状態

現在、どうやってコミュニケーションをとっているのかを確認する。特に、自宅に退院した直後には家族と一緒に過ごす時間が長くなり、本人も家族も入院していたときには気づかなかった不自由さ、気まずさ感、心理的負担に直面することがある。これらを的確に評価しておく。

コミュニケーション能力を評価するうえでは、あらかじめ認知機能を評価し、本人にどのような要求、思いがあるのかを把握しておかなければならない。失語症のタイプや重症度により、可能なコミュニケーション方法が異なってくる。発話が重度に障害されていても「はい－いいえ」の質問に答えたり、文字で提示した選言質問に指さしで答えることができるなどが、可能であるかどうかを評価する。表情、身振り、書字、描画、コミュニケーションボード・ノートの利用など、代償手段の利用についても評価を行う。

3）心理的な状態

失語症のある方が、抑うつ状態を呈すリスクが高いことはよく知られている。言葉を用いて他者と普通にやりとりをしていた人が、ある日、自由に意思表出する手段を奪われることは、われわれの想像を絶する深い苦しみ、痛み、絶望を引き起こす。気分の落ち込みといった段階を超えて、正常な認知活動を停滞させる顕著な抑うつ状態に至ってしまうケースが少なくないことを理解しておかなければならない。

一方、そうした状態を乗り越えて、障害を受け入れ、残された能力やまだできる活動に価値を見出し、新しい喜びに出合い、生き生きとした力を取り戻し生活している方にも多く出会う。それぞれの方がどのような心理的状態にあるのかということを、あるいは変化している途中のどのような段階にいるのかを、理解したうえで関わっていかなければならない。

4）本人は何を望んでいるか

生活期の失語症者に関わるうえで、本人が何を望んでいるのかということが尊重されるべきである。機能訓練に対するこだわりは個々のケースで大きく異なる。呼称や書字など言語聴覚士との個別訓練の継続を望むケースがある一方で、旅行に行ったりコンサートに行くなど、自分に合った生活を広げていくことに生きがいをみつけ、「リハビリは卒業します」と自ら終了を選択できるケースもある。生活の中に役割や生きがいをみつけながらも、言語聴覚士と接する時間を持ちたいと希望する失語症者は多い。言語聴覚士と向き合う時間だけが、ゆっくりと話を聞いてもらえる時間であると感じる場合も少なくない。言語聴覚士が、その方が会話する時間を担保する役割も果たしている場合がある。

一方、生活や社会参加に気持ちを向けていってほしいと周囲が感じても、本人が機能回復にこだ

わり視野が狭くなり、気持ちも頑なになってしまっているケースもある。ちょっとした催し物への参加などがきっかけで、気持ちが変わることもあるので上手に関わっていきたいものである。実際には、言語聴覚士が関わり続けられるかどうかは、言語聴覚士と患者・利用者の需要と供給の関係によって決まってしまうこともあり、継続すべきケースが終了にならざるを得ない現状は残念ながら存在する。

5）家族の状況

家族は誰で、その中のキーパーソンは誰なのかを把握する。また、家族の失語症への理解、リハビリテーションへの協力の可否などを評価する。キーパーソンが配偶者なのか、子どもなのか、息子の妻なのかなどにより状況が異なってくる。失語症はなかなか理解しにくい障害である。家族によっては、言語聴覚士以上に本人の状態を理解し、うまくコミュニケーションがとれるケースもあるが、早口で話しかけたり、話すことを無理に強いるなど、障害を正しく理解することができず適切とは思えない対応を続けてしまう家族も少なくない。また、家族自身が障害を受け入れられていなかったり、ショックや悲しみから立ち直れていないこともある。家族の障害理解の向上や適切な対応能力の獲得、障害受容の促進への働きかけなど寄り添っていくことが重要である。

6）参加・QOL の視点

失語症があっても、生き生きと自分らしく生活している方々はたくさんいる。苦しみを超え、ようやく生きていてよかったという思いに到達できた方々もたくさんいる。本人や家族の力でそうした状態にたどりつけることもあるが、中にはイライラしやすかったり悲観的になるなど、心理的に負荷の高い状態が続いたり、引き込もりによる運動機能や認知機能の廃用性低下が進むなど問題が悪化してしまい、参加や QOL の視点から不適切な状態となるケースもある。

生活期において、QOL の高い状態とはどのようなものか。もちろん、失語症が軽症化しコミュニケーション能力が高まり、職業復帰できたりすることは重要である。しかし、それらを果たせなかったとしても、他者と共感しながらかかわりを持てること、楽しいと思える趣味を持つこと、興味のある行事などに参加すること、友人を持つこと、そのかかわりの中で自分の役割や存在意義を感じられることなどが鍵となる可能性は高い。こうした点に働きかけていくことは容易ではなく、言語聴覚士の経験や人間性なども問われる側面である。たくさんの経験をし、豊かな人生の意味を考えることのできる言語聴覚士でありたい。

(2) 失語症のアプローチのポイント

1）機能回復訓練

まさに失語症の機能回復が起きているさ中に、自宅退院あるいは介護老人保健施設入所などを迎えることが増えている。生活期において言語聴覚士は失語症に関する知識・技術を有し、適切な機能回復訓練が実施できるスキルを身につけていなければならない。基本的に医療で行われるアプローチと同様であるが、機能訓練で行った内容を日常生活場面につなげていかれるよう、可能な限り配慮されることが望ましい。

2）コミュニケーション訓練

病院でのコミュニケーション訓練とは比較にならないほど、実践的コミュニケーションアプローチを行う機会が増える。生活場面で家族を呼ぶ、電話をかける、留守番時の来客に対応する、テレビ操作をする、カレンダーを確認するなど、実生活の中でコミュニケーション活動を拡大できるように働きかけることが求められる。

3）心理的問題へのアプローチ

疾病や障害へのショックから抜け出せていない患者・利用者に対し、無理な励ましや活動の促しなどが逆効果になってしまうことがあり、言語聴覚士は失語症者に対して辛抱強く、本人のペースに合わせて関わることが求められる。気持ちに変化がみられ、新しい活動を受け入れられる可能性が出てきたときは、大胆な提案も功を奏すことがある。心理的な状態とそこからの回復はとても個人差が大きい。適切な距離感をとりながら援助しつつ、最終的には本人自身が持つ力が引き出され、いっそうたくましさが増していくよう、エンパワメントを促進するようなかかわりが求められている。

4）家族へのアプローチ

前述どおり、家族により失語症を理解する力や上手にコミュニケーションできる能力は大きく異なる。また、本人との関係性、本人への気持ちの強さなども異なり、家族への指導は状況を考慮し適切に行わなければならない。熱意のある家族に対しては、失語症者とのコミュニケーション方法として重要である会話のテンポ、本人の発話を促しやすい問いかけ方、本人が言いたい意図の推測などについて、適宜指導を行う。なかなかうまくいかない場合もあるが、意思疎通が図れたときの喜びを共有し合い、サポートしていくことが重要である。

5）参加・QOLへのアプローチ

失語症があっても豊かな人生を送っていただくために、言語聴覚士は地域の患者会、友の会の活動、障害があっても参加しやすい催し物などについて、知識を持っていなければならない。また、失語症があっても趣味活動を実現するために、どのような方法があるか柔軟な発想を持っていたい。そして、それぞれの方の個性を配慮したうえで、人生の質を高められるような価値のある提案をしていきたい。

③ 運動障害性構音障害の評価とアプローチ

(1) 個別評価と全体評価

生活期の言語聴覚士の対象障害として最も多いのは運動障害性構音障害である。多くの場合、摂食嚥下障害を呈し、言語聴覚士は食事に関わることが多い。また、注意障害などの高次脳機能障害と重複する場合も多い。進行性疾患のケースでは、初期には構音障害が前景となり、進行に伴い代償手段の獲得が重要となるがその後、主に嚥下障害に対応していくことになる場合が多い。

いずれの場合も、運動障害性構音障害の評価を行うとともに、運動障害性構音障害以外の障害の評価を行う。コミュニケーション能力、食事、ADL、参加、QOLの観点から、患者・利用者を全人的に評価し、問題点の抽出、目指すべき方向性の特定を行わなければならない。

表4　コミュニケーションエイド

ローテクコミュニケーションエイド	コミュニケーションツール	筆談器（字が書ける）
		文字盤（字が指させる）
		アクリル文字盤（字を選択して見つめられる）
		もしもしフォン（声を大きくする）
		コミュニケーションボード（必要な事柄を指さす、おおまか）
		コミュニケーションノート（必要な事柄を指さす、詳細）
	人を呼ぶツール	コール
		鈴
ハイテクコミュニケーションエイド（電子機器）	VOCA (Voice Output Communication Aid)	iPad
		トーキングエイド
		レッツ・チャット
		伝の心

(2) 運動障害性構音障害の評価とアプローチ

　脳損傷後に運動障害性構音障害のみを呈すケースに、在宅期に至って関わり続ける機会は必ずしも多くないが、本人の高いニーズがあり外来などでアプローチを継続することがある。本人のニーズを把握し、明瞭度の改善、代償手段の獲得など具体的な目標を共有し合うことが重要である。

　進行性疾患の発症早期に構音障害に対応する機会は多い。障害はまだ軽症であるが、疾病の進行に不安を感じていることも少なくない。構音障害に対応するとともに、話を聞く機会を持つことが重要となる場合もある。また構音障害の進行とともに代償手段の検討が必要となる。初期には書字、文字盤の指さしなどを検討するが、進行に伴い「レッツ・チャット」、「伝の心」などのコミュニケーションエイドと呼ばれる電子機器の導入を検討する（**表4**）（**図2～図5**）。

　これらの機器は、筋萎縮性側索硬化症などの神経筋疾患、脳幹損傷などによる四肢麻痺患者など、重度の構音障害によって発語でのコミュニケーションは困難であるが、指先、顎、視線などの動きを利用して、パソコンに文字を入力し音声化したり文書を作成することができるコミュニケーション機器である。機器の導入に際しては、理学療法士、作業療法士、また機器の会社のスタッフと協働して、患者・利用者に利用可能なコミュニケーションエイドを検討していく。

　コミュニケーションエイドの利用の可否に、認知機能の状態が大きく関与する。動いていく画面からターゲットの文字にタイミングを合わせて、身体部位を動かして選択する動作には、根気を持って練習に取り組むことが必要であり、コツの習得が不可欠である。注意が低下していたり、イライラしやすい人の場合、せっかく機器を導入しても使いこなせずに終わってしまうこともある。逆に使いこなせるようになったケースにとっては、自分の意思や感情を自由に表現できる、重要なツールとなり得る。「手紙を書く」「体験記を書く」など、高度なコミュニケーション活動につながる可能性も持っている。

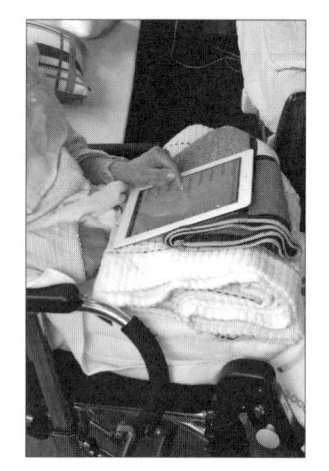

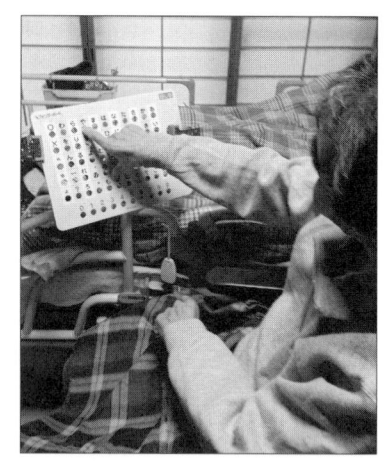

図2　iPad　　　　　　　　　　　図3　フィンガーボード

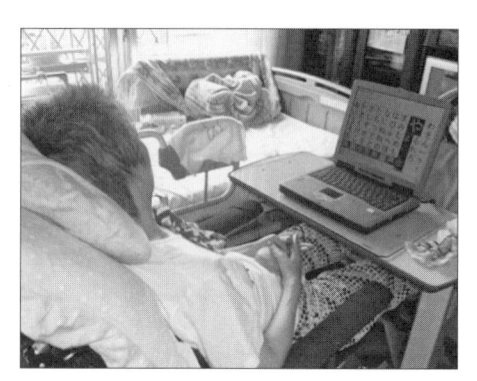

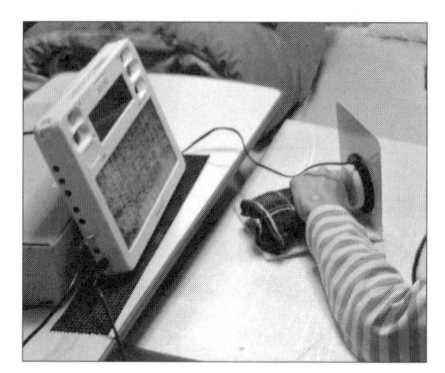

図4　伝の心　　　　　　　　　　図5　レッツ・チャット

(3) 嚥下障害に伴う構音障害の評価とアプローチ

　嚥下障害で介入している患者・利用者の構音障害への関与は、つい見落としてしまうことも多いが、認知機能へのアプローチとともに、感情の活性化などにつながる可能性もあり押さえておきたい。食事の前のウォーミングアップとしてだけでなく、発声練習や構音練習を行うことにより、他者とのかかわり、意思・感情の伝達につながり、認知・コミュニケーションにも働きかけることができる。摂食嚥下障害と認知・コミュニケーション障害を分けて考えるのではなく、双方向への影響をうまく引き出し相乗的な改善につなげていきたい。

(4) 高次脳機能障害に伴う構音障害の評価とアプローチ

　注意障害と構音障害が重複し、発話明瞭度が低下している患者・利用者に出会うことは多い。構音障害の程度から考えれば、聞き手が理解できるように話す能力はあるが、発話に十分に注意を向けることができないために、明瞭度が低い状態となる。このような患者・利用者の場合、発話の明瞭度を改善するための練習は注意の改善につながり、注意の改善を目指した練習が発話明瞭度の改善につながる。構音訓練は単調になりやすい傾向があるが、例えば本人の興味がある文章の音読課題を取り入れることで、意欲を向上させられることがある。家族の集まりで挨拶をするための原稿

をつくり、それを読む練習をすることで動機づけになることもある。さまざまなアイデアを駆使し、患者・利用者のやる気につながるような目標設定や課題を選びたい。

4 その他の障害の評価とアプローチ

(1) 個別的な高次脳機能障害の評価とアプローチ

　脳血管疾患後の個別的な高次脳機能障害としては、左半球損傷によって生じる失行など、右半球損傷によって生じる左半側空間無視や病態否認・半側身体失認など、後方の病変による視覚失認などの視覚認知障害などがあり、これらの障害がある患者・利用者に出会うこともある。多くの場合、これらの症状に対し個別リハビリテーションを行っていくより、認知・コミュニケーションに関連した課題や活動を通じて対応していくほうが効果的であることが多い。生活の中でできることを増やしていくことを目標に考え、提案や工夫ができることが望まれる。

　また、頭部外傷やくも膜下出血後の記憶障害、注意障害、感情障害、病識低下など前頭葉症状を中心とした多彩な高次脳機能障害を呈すケースに出会うことも多い。交通事故後遺症などのケースでは若年ケースも多いが、長期にわたる改善が報告されており重点的に関わるべきケースが多い。重症度や障害像は個別性が高く、外来、通所、訪問などが検討されるが、介護保険サービスが使えない場合も多いので注意が必要である。

　運動麻痺はなく高次脳機能障害だけを呈する場合、一見どこも悪くないようにみえ、ADLには問題がないが、屋外行動が自立できず、そのため就業もままならないことが多い。長期のリハビリテーションを必要としているが、病識や社会性に課題が残るケースも多く、周囲とのトラブルがなくならないなど課題が大きい。昨今、障害者の職業復帰を支援する制度が充実し、就労支援センターのサポートを受けて就労につながるケースも増えている。言語聴覚士はこうした状況をよく理解し、高次脳機能障害のある方々に適切な支援を行い、可能性があれば就労につなげていくべきである。

(2) 老人性難聴の評価とアプローチ

　地域の中で、老人性難聴のある方々に出会う機会は多い。また、これまで聞こえていたが、聞こえにくくなってきたという状態に出会うこともある。老人性難聴は早期発見が重要である。問いかけに反応しない、聞き返しが多くなった、最近口数が少なくなったなどの兆候がみられた場合、聞こえが悪くなっている可能性がある。

　老人性難聴の問題点は、取り入れる情報量や他者とのやりとりの機会が減少することで、認知機能に廃用性の低下が生じるリスクがあることである。特に、軽度認知障害（MCI）があった場合には、それらの症状が悪化する可能性が高くなる。MCIを真の認知症にしないことが大切であり、難聴の早期発見が重要となる。対応としては、まずは補聴器適応の有無を確認する。うまく適合すればたいへん有効であり、生活が一変する。中には、補聴器の使用を嫌う高齢者も多いので無理強いは控えたい。大きめの声で話しかける、1対1のコミュニケーション機会を保つ、プロソディや身振りを豊かに用いて会話するなどの工夫が大切である。コミュニケーション機会の減少を避け、会話の機会を設けていくことが重要である。

5 コミュニケーション障害の評価とアプローチ

(1) コミュニケーション障害の評価のポイント

1) コミュニケーション障害の種類

まず、コミュニケーション障害の種類を明らかにする。前述してきた、失語症、運動障害性構音障害、高次脳機能障害、老人性難聴などが、コミュニケーション障害の原因となり得る。

2) コミュニケーション対象者の評価

その方が可能な、あるいはその方に必要なコミュニケーション対象者（範囲）を把握し評価を行う（**表5**）。認知機能の状態によって、始めからやりとりできる範囲に制限がある場合があることを了解したうえで評価する。コミュニケーションをとる可能性のある人の範囲を調べ、それらの人々のコミュニケーション能力を知っておくことが重要である。生活期では、会話の機会を保持することが重要であり、話す相手が障害を理解し、よいコミュニケーションパートナーであるかどうかが、患者・利用者が生活の中で、どの程度他者とやりとりできるのかにつながっていく。うまく会話できる相手がヘルパーであったり孫であったりする場合もある。近所のスーパーの店員と話せるようになり、生活が広がっていく場合もある。

表5 コミュニケーション対象者の評価

種類	コミュニケーション頻度	障害理解	協力度	コミュニケーションスキル
	頻回・朝夜・数日おき・たまに	よく理解・おおよそ・あまり・全然	よく協力・おおよそ・あまり・全然	高い・まあまあ・あまり・全然
家族（同居）				
配偶者（夫・妻）				
子ども（　　　）				
子ども（　　　）				
親（父・母）				
子どもの配偶者				
兄弟姉妹（　　）				
孫				
その他（　　）				
家族（別居）（　　）				
サービス提供者				
親戚（　　　）				
友人（　　　）				
近隣の人（　　）				
社会的関係者（職場・地域）				

表6 コミュニケーション活動の評価—能力からみた観点

	項目	チェック		項目	チェック
声が出る	痛み・快・不快への反応をする		字を書く	単純な質問への応答ができる	
	人を呼べる（おーい・かあさん・名前）			単純な意思の表出ができる	
	はい・いいえが答えられる			メモの利用ができる	
	挨拶ができる			伝言を書く	
	慣用語句が話せる			日記を書く	
	簡単な日常会話が可能			手紙を書く	
指さし・身振りができる	机上選択肢への指さしができる			挨拶状を書く（お祝い・お悔み・年賀状・暑中見舞）	
	周辺対象物への指さしができる				
	単純な身振りができる			種々の書類記入ができる	
	複雑な身振りができる			サインをする	
字が読める	文字の音読ができる（挨拶・名前）			カレンダーに○をつける	
	手紙の内容を理解する			スケジュール表に印をつける	
	雑誌を読める			カレンダー・スケジュール表に用事を記入する	
	新聞を読める				
	本を読める				

表7 コミュニケーション活動の評価—参加からみた観点

	項目	チェック		項目	チェック
家族とのコミュニケーション	家族を呼ぶ		社会参加	買い物に同行する	
	家族に挨拶する			知人を訪ねる	
	家族に自分の気持ちを伝える			外食する	
	家族の思いを聞く			孫の学校行事に参加する	
	家族の方針決定に参加する			墓参りに行く	
	家族の方針決定に意見を伝える			映画をみに行く	
	家族と団らんする			コンサートに行く	
家庭内の役割	天気予報をみて伝える			旅行に行く	
	ニュースをみて伝える			同窓会に参加する	
	電話の対応をする			法要に参加する	
	来客の対応をする			結婚式に参加する	
	新聞を運ぶ・片付ける			式で挨拶を述べる	

3）コミュニケーション活動

次にコミュニケーション活動を評価する（**表6、表7**）。具体的には、発話、書字、文字盤、身振り、表情、コミュニケーションエイドの利用などである。非言語的能力の評価も必要であり、傾聴姿勢、共感、話題維持、話者の意図理解などの非言語的能力は、コミュニケーションに影響を与える。

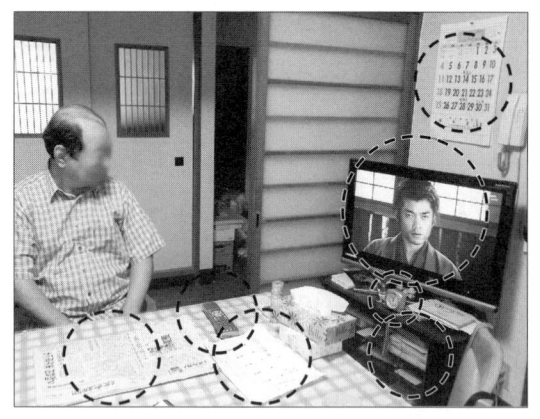

図6 コミュニケーション環境

表8 コミュニケーション環境の評価

	項目	チェック		項目	チェック
見当識ツール	カレンダー		コミュニケーションツール	ベル・チャイム	
	時計			電話	
	その他（　　　　）			FAX	
情報ツール	テレビ・リモコン			パソコン	
	新聞			メモと筆記具	
	雑誌			文字盤	
	本			コミュニケーションボード・ノート	
	アルバム			電子機器(iPad、トーキングエイド、レッツ・チャット、伝の心など)	
	その他（　　　　）			その他（　　　　）	
			その他	コミュニケーションパートナーの位置	

4）コミュニケーション環境

　次にコミュニケーション環境の調査である（**図6、表8**）。生活の場所にあるものは、何でもコミュニケーションのツールになり得る可能性があり、少しでもその方の生活を広げるために活用できないかという視点でみていくと、いろいろアイデアが浮かぶことがある。遠方の孫とのやりとりを大切にしている方で、ちょっとしたスペースを使って手紙や写真などを貼っておくと、今度会うときの予定やプレゼントのメモが増えていったりする。大好きな釣りに関する雑誌などのコーナーをつくっておくと、自分の興味があるものを切り抜いて、ファイルを作成したいと思うようになることもある。家族を呼ぶための方法はどうか、ベルやコールに工夫の余地はないか、アルバム、新聞、電話……など、その方の住まい方の中で、より生き生きと生活するための提案ができないかという視点で提案ができるとよい。

　一方、患者・利用者によっては、言語訓練だけを望み、プライベートな事柄に関わられることを

望まない場合もあるので、その点は対象者の多様性を理解し、適切に対応していくことが大切である。家族とのコミュニケーションの状態、家庭内での役割、実際に行っている社会参加などについて、把握しておくことによって、より有効な働きかけを工夫することができる。

われわれがコミュニケーションに関わっていくのは、コミュニケーションが人と人との意思疎通を成り立たせ、それが社会参加につながり、ひいては人間の尊厳につながるからである。どのような障害がある方であっても、その方がそこで生きている限り、その人を取り囲む人々とつながりを持ち、触れ合い、心を通わせて、その人らしく生きていく権利を持っている。

6 摂食嚥下障害の評価とアプローチ

(1) 摂食嚥下リハビリテーションの特徴

地域で行う摂食嚥下リハビリテーションは、単に摂食嚥下機能の維持・向上を目指した、食べられればよいという目的のためのものではない。摂食嚥下障害を有する患者・利用者が、家や施設において満足した生活を続けるために行う摂食嚥下リハビリテーションを介した支援である。その意味では、病院で行われている摂食嚥下障害のアプローチとは、そもそも前提となる心構えが異なっているといえる。

在宅で生活する摂食嚥下障害を有する患者・利用者は、必ずしも能力に合った形態の食物を摂取していない場合もある。地域で生活する患者・利用者の真のニーズは見えにくく、関わり続ける中でようやく顕在化してくることも多い。また、ニーズは変化していく。それに応じてリスクを回避することを前提としながら、食事の自立度の維持・向上、活動や参加の維持・拡大、介護負担の軽減など目標を変化させながら、患者・利用者およびその家族の生活の充実度、満足度を向上させることが最大の目標である。

地域で行う摂食嚥下リハビリテーションの対象となる障害像は二つのタイプに分けることができる。一つめは機能回復に対して関わる場合であり、もう一つは低下していく機能に対して関わる場合である。前者は、発症早期の急性期・回復期での機能回復を目的としたリハビリテーションを終え在宅に戻ったが、さらなる治療的介入・戦略により継続した回復が期待できるタイプで、摂食嚥下状態の改善を目指して関わるソフトランディングリハビリテーション、機能回復リハビリテーションがこれにあたる。後者は、進行していく病状に対応し、その都度、介入を続けていくタイプである。症状を見極め、設定を変更したり、必要に応じ機能維持のためのリハビリテーションを行う。メンテナンスリハビリテーションがこれにあたり、ケースによっては終末期リハビリテーションを行う場合もあり、その患者・利用者の置かれている変化の時期を見極め、目的に応じた対応を図ることが求められる（詳細は第3章）。

(2) 摂食嚥下障害の評価

1) 情報収集および観察から得られる情報

在宅サービスでは、主治医からの指示書には「摂食嚥下リハをお願いします」程度の記載となることが多く、事前情報は十分でないことがほとんどである。主治医に確認したり、ケアマネジャー

や入院していた病院のスタッフ、経過を知っている家族などから、必要な情報を収集する必要がある。たとえ情報があった場合でも、病院での評価や設定が、在宅で発揮するパフォーマンスと一致しているとは限らず注意が必要である。

実際に利用者に会う段階ではまず観察によって情報を得る。口腔内環境の状態として、汚れや乾燥の有無、麻痺の有無、義歯の使用などをチェックし、歯科介入の有無についても情報を得ておくことが必要である。栄養状態については、栄養摂取量、内容、代替栄養の使用の有無などを把握する。浮腫の有無や皮膚の状態、身長、体重も栄養状態を把握する指標として確認しておく。排泄状況や服薬状況、食事以外のADLも同様である。前提として、全般的認知機能の状態を理解し、特に食思に関連する意識、意欲なども確認しておきたい。

2）評価

在宅でも行いやすい簡便な評価として、咳テスト、反復唾液嚥下テスト（RSST：Repetitive Saliva Swallowing Test）、改訂水飲みテスト（MWST：Modified Water Swallow Test）、フードテスト（FT：Food Test）、頸部聴診法があり、必要に応じて医療機関と連携して、VF（嚥下造影検査）やVE（嚥下内視鏡検査）を用いた精密な検査を行う。評価法は種々あり、目的に応じて使い分けるが、評価法の欠点も理解しておかなければならない。例えば、RSSTは認知症を合併した利用者では指示理解が難しく、結果に能力が反映されず、正確な判断が難しい場合がある。

3）評価や目標設定を行う視点

在宅での食事の状況を評価する、あるいは目標を設定するにあたって、5W1Hで整理する視点を示す。まず、Who：誰が準備した食事を食べるのか、調理者を把握することは重要である。次に、What：どんな内容をどんな形態で食べるのか、調理者同様に在宅での環境の影響を受けざるを得ない。反面、施設に比べ患者・利用者自らが選んだ食品を食べる機会をつくることができることは、在宅における最大のメリットともいえる。When：いつ、どれくらいの時間をかけて食べるか、患者・利用者の体力や介護者の負担など時間的評価の視点も在宅では重要である。Where：どこで食べるのか、入院中はベッド上で食べることが多いが、在宅や施設では食堂などで離床して食事することが当たり前となっている。摂食姿勢や条件を設定するうえで大切である。Why：どのような目的を主眼に置いて食べるのか。前述のとおり、在宅において食べることだけが目標ではなく、摂食嚥下リハビリテーションを介して在宅生活を支援するわけであるから、目的は栄養摂取だけにとどまらず、食べる楽しみを持つ、家族と一緒に食事時間を過ごすなどが重要な意味を持つ場合もある。目標を設定するうえではたいへん重要な視点である。最後に、How：どうやって食べているかは摂食条件をあらわし、在宅では介護力などに合わせた無理のない設定が求められる。

(3) 摂食嚥下障害のアプローチ

1）地域における摂食嚥下リハビリテーションのリスクとその対応

摂食嚥下リハビリテーションを行ううえで検討しておかなければならないリスクには二通りあり、一つはリハビリテーションを行う際に生じるリスクであり、もう一つは患者・利用者が持っているリスクである。リスクの内容をみると、①体調が変化することにより生じるリスク、②誤嚥、

窒息、脱水、低栄養などを引き起こすリスク、③連携・連絡の不足により生じる、家族からあるいはスタッフ間で生じる不信のリスク、④サービスへの期待と介入のズレに対するクレームのリスクなどが考えられる。

まず①の体調の変化に関しては、摂食嚥下リハビリテーションのリスク管理を行ううえで重要な指標となる。その変化を発見するために、バイタルチェックを行い、意識、体温、血圧、脈拍、呼吸状態および呼吸数、皮膚の状態、浮腫、S_pO_2を確認する。その際、いつもと違うと感じられる違和感や勘を大切にし、変化を見落とすことなく把握することが求められる。

次に②の誤嚥、窒息、脱水、低栄養は、摂食嚥下障害の患者・利用者に生じやすく、生命に関わる重大な問題に発展しかねない症状である。まず本人、家族に対し、主治医から十分な説明を受け、リスクを理解してもらう必要がある。また、言語聴覚士はそれらのリスクを回避するために、十分なアセスメントを行う必要がある。

③の連携・連絡の不足による不信のリスクは、訪問リハビリテーションや通所リハビリテーションなどの在宅サービスで生じやすい。連携しなければならないスタッフが他施設に分散していることも多く、的確な相談、報告を行ううえで工夫や努力が求められる。また、在宅では常に専門職が対応できる状況下にないため、訓練中のささいな変化であっても、その後の大きな変化につながる可能性があることを認識し、十分な配慮が必要である。具体的には、主介護者とキーパーソンを確実に把握しておく。また、ケアマネジャーや主治医が誰であるかをすぐわかるようにしておき、彼らが摂食嚥下リハビリテーションについて理解しているかどうかを確認しておくことが、その後の対応を行ううえで重要になる。利用しているサービス全体を把握しておくことも重要である。利用者に関わる家族や医療職、サービス提供者など、支援チーム全体のそれぞれの役割や連絡先を正しく理解しておき、どのような情報をどこに伝達するのが適切かを、事前にイメージできていることが望ましい。

④のサービスへの期待と介入のズレに対するクレームのリスクは、摂食嚥下リハビリテーションにかかわらず起こり得る問題である。そのため本人、家族、ケアマネジャー、主治医が、摂食嚥下リハビリテーションに何を求めているか、顕在するディマンドとニーズ、さらには潜在するニーズを理解していかなければならない。

言語聴覚士は摂食嚥下リハビリテーションの専門職として、機能回復の可能性があるか、機能低下の中で可能な介入を探っていくのかなど障害のタイプを把握し、長期的見通しを持つことが必要である。本人や家族の理解状況を鑑み、適宜必要な指導を行い、利用者、家族教育を行う必要がある。目標設定は、本人や家族のニーズに偏るのではなく、専門的視点から現実的で妥当な目標を設定し、必要に応じて主治医やケアマネジャーの協力を仰ぎながら進めることが重要である。

2）地域で摂食嚥下リハビリテーションを行うチームとネットワークづくり

病院内では摂食嚥下チームを立ち上げ、摂食嚥下リハビリテーションに多職種で取り組む病院も増えている。在宅においてもチームで支援することに変わりないが、その構成メンバーや役割分担は病院とは異なる。病院におけるチームは Multi-disciplinary Team であり、専門職それぞれが専門的介入を図るのに対し、在宅では Trans-disciplinary Team となり関わる専門職が少ないぶん、

その専門性を超えて必要な介入を行う。専門職の境界は不明確となり適宜変化する。役割を把握するためにはチームの構成員を把握し、直接の援助者、調整役、評価役など役割ごとに整理し、自分がどこに位置するのかを明確にしておく。そのうえで言語聴覚士は、求められる役割を果たさなければならない。

　地域における摂食嚥下リハビリテーションを行うスキルとは、利用者に対して摂食嚥下リハビリテーションのスキルを用いてエンパワメントするだけでなく、家族や地域に向けた摂食嚥下リハビリテーションのためのネットワーキングスキルの向上が求められている。医療機関と連携して、VF、VEを用いた精密検査を行うことや、他のサービス事業者との連携により、どこにいても安全で楽しみの持てる食事ができる環境の整備など、地域全体で摂食嚥下リハビリテーションを行うことができるネットワークづくりを行うことも、地域で働く言語聴覚士に求められる重要なスキルである。

III 関連領域の評価

1 生活期の言語聴覚士が知っておくべき運動機能の理解

(1) 運動機能を理解すること

生活期で働く言語聴覚士は、運動機能に関する知識を備えておくべきである。

一つには、摂食嚥下リハビリテーションに関わるプロとして、適切な姿勢の判断ができ、よい姿勢をとらせるように介助することが必要である。そのために、体幹の機能や四肢の運動機能の評価、姿勢の仕組みについて知っておきたい。また、在宅で重要な移動能力や ADL を考えるうえで、運動機能を理解しておくことはたいへん便利で役に立つ。在宅生活を続けるために、麻痺や失調などの運動障害は歩行や排泄などの ADL に直接的に影響を与える。そのための運動障害の種類や重症度を知っておくことは、ADL の理解や今後の予後予測を行ううえでも重要となる。

生活期では、すべての患者・利用者に理学療法士や作業療法士が関わっているわけではなく、運動機能や ADL を含めた全体像を、言語聴覚士であっても考えていかなければならないこともある。運動機能にあらわれた変化を言語聴覚士が発見できることによって、患者・利用者が利益を得られることも増える。こうした理由から、基本的な運動機能について知識を持ち、対応できるスキルを身につけていきたい。ここでは、ごく基本的な運動障害に関する知識をまとめておく。

(2) 運動機能障害を生じる経路・部位

言語聴覚士が出会う運動機能障害を理解するうえで、障害が生じる経路や部位である、錐体路、錐体外路、小脳について確認しておく。

1) 錐体路(皮質脊髄路など)

大脳中心前回の運動野から上位ニューロンが始まり、内包後脚、中脳大脳脚を通り、延髄下部にて錐体交叉し脊髄側索を下降し、脊髄前角細胞にて下位ニューロンとなり、末梢神経を通り筋に至る経路である。反対側の体幹、下肢、手、指などの運動、細やかな運動に関与している。錐体路が損傷されると運動麻痺を生じる。

2) 錐体外路

錐体外路の代表的な経路には、①前庭脊髄路(大脳皮質から大脳基底核、赤核、黒質、網様体などに接続)、②視蓋脊髄路、③網様体脊髄路などがある。前庭脊髄路は、身体の平衡の調節、視蓋脊髄路は頭頸部の運動の調節、網様体脊髄路は筋緊張や姿勢・歩行などを制御する。錐体外路が障害されることにより、パーキンソニズム、筋の調整障害、失調などが生じる。

3) 小脳

小脳は、前庭小脳、脊髄小脳、大脳小脳に分けられる。前庭小脳は、頭部に対しての身体の平衡と眼球運動を司っており、障害されることでまっすぐ立っていることができず、また物体を注視することができなくなることがある。脊髄小脳は同側の立位や歩行を制御しており、障害されることで両足を閉じた状態での立位保持が困難になることがある。大脳小脳は、情動・思考・注意など前

表9 疾患と運動機能障害

疾患	運動機能障害
脳損傷	麻痺（片麻痺、四肢麻痺）、失調、パーキンソニズム
頸髄椎損傷	麻痺（対麻痺）
神経・筋疾患	失調、パーキンソニズム
骨関節疾患	関節可動域制限、筋力低下

廃用：呼吸・循環機能低下（活動体力の低下）、拘縮による関節可動域制限、筋力低下

頭葉機能や運動学習（随意運動の修正）に加えて、手足の失調症状が生じることがある。また、失調性構音障害が生じることもある。

(3) 運動機能障害の種類（表9）

1）麻痺

運動麻痺は、損傷された部位により出現するタイプが異なる。単麻痺とは、病巣と反対側の上下肢のうち1肢だけ麻痺した状態であり、錐体路の限定した部位の損傷により生じる。片麻痺は病巣と反対側の上下肢の麻痺であり、脳血管疾患で最も出合うことが多い。中大脳動脈梗塞や視床出血、被殻出血例が多く、高次脳機能障害を合併していることが多いため、言語聴覚士が多く関わる。四肢麻痺は左右上下肢の麻痺であり、橋、延髄などの脳幹部の損傷などにより、左右の錐体路が一度に障害されることにより生じる。脳幹部損傷で四肢麻痺を生じるケースでは構音障害、嚥下障害を合併していることが多く、言語聴覚士が関わることが多い。対麻痺は両下肢の麻痺である。

2）パーキンソニズム

振戦、固縮、無動、歩行障害がパーキンソン病の特徴であり、脳血管性では典型的な安静時振戦は少なく、徴候の中のいくつかが認められることがある。錐体外路損傷、両側基底核損傷などで生じる。

3）失調

四肢や体幹の随意運動を調節する機能が障害された状態である。協調性運動障害ともいう。大脳小脳の障害で生じるが、小脳脚で連絡している橋の損傷でも生じる。大脳基底核の障害でも運動失調が起こるが、不随意運動が目立つことが多い。

4）関節可動域制限

関節ごとに動かせる範囲を可動域といい、拘縮などにより可動範囲が制限されてしまうことを関節可動域制限という。脳卒中発症後の廃用などにより生じることがある。

5）筋力低下

脳損傷に起因する障害のみならず、安静または低活動状態が引き起こす二次的な廃用などにより、筋断面積が減少し十分な収縮ができなくなる状態である。

6）感覚障害

感覚障害は表在感覚（温・痛・触圧覚）と深部感覚（位置・運動覚）に分けられ、おおまかには脱失、重度鈍麻、中等度鈍麻、軽度鈍麻、正常に分類されている。

7）姿勢制御障害

いわゆるバランス障害であり、平衡機能障害を指す場合がある。姿勢を保持するためには、平衡機能を基盤として、意識、注意、空間認識、身体認識、体性感覚などの情報が利用される。姿勢制御には感覚系入力とそれを統合する脳全般（高次脳機能を含む）、出力器官としての筋骨格系など全身的な機能が必要となる。

（4）ブルンストロームステージ（表10）（図7～図9）

麻痺の重症度の評価として、ブルンストロームステージ（Brunnstrom Stage）が用いられること

表10　Brunnstrom Stage

Ⅰ：随意運動なし（弛緩）
Ⅱ：共同運動またはその要素（連合反応）の最初の出現期（痙縮発現）
Ⅲ：共同運動またはその要素を随意的に起こし得る（痙縮著明）
Ⅳ：基本的共同運動から逸脱した運動（痙縮やや弱まる）
Ⅴ：基本的共同運動から独立した運動（痙縮減少）
Ⅵ：協調運動ほとんど正常（痙縮最小期）

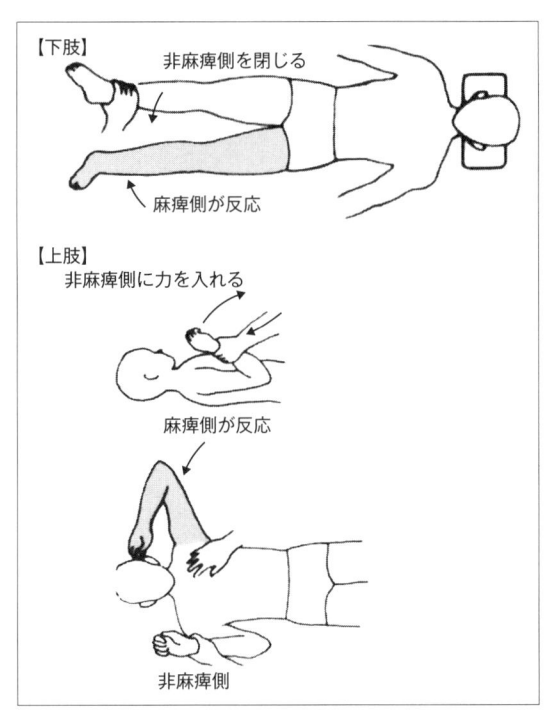

図7　上肢・下肢 Stage Ⅱテスト（連合反応）
（松澤　正，他：理学療法評価学　改訂第4版．金原出版，p187，p189，2012より一部改変）

【Stage Ⅳテスト】

前へならえができれば Stage Ⅳ

腰のうしろに手をもっていく　　前方水平位に腕を挙上（前ならえ）　　肘90°屈曲位で回内・回外

【Stage Ⅴテスト】

バンザイができれば Stage Ⅴ

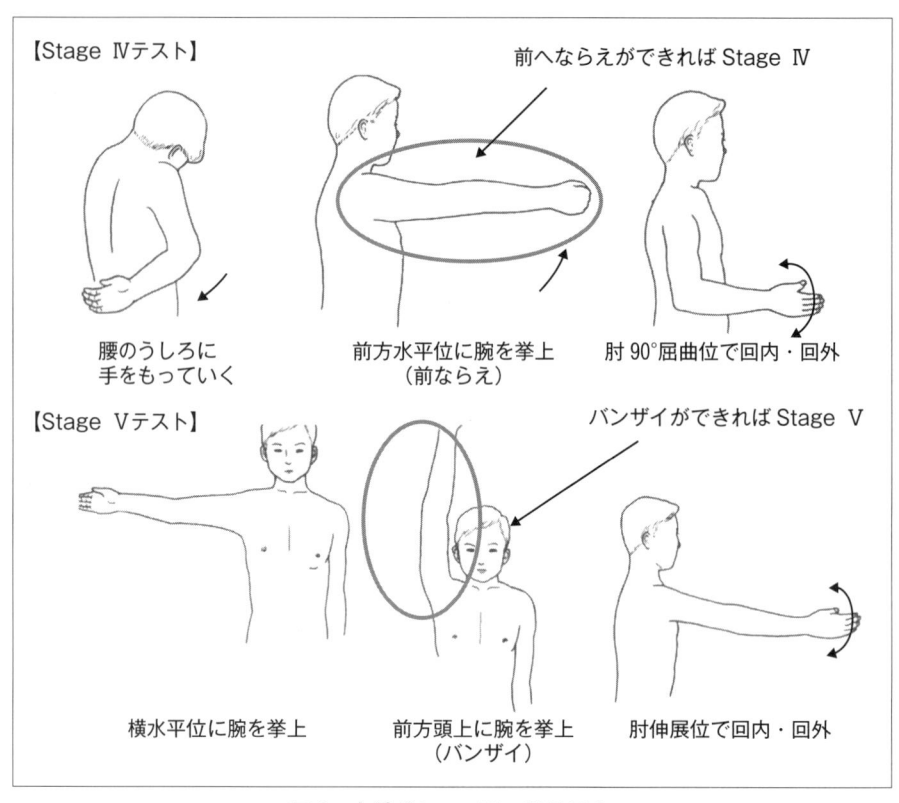

横水平位に腕を挙上　　前方頭上に腕を挙上（バンザイ）　　肘伸展位で回内・回外

図8　上肢 Stage Ⅳ・Ⅴテスト
（松澤　正，他：理学療法評価学 改訂第4版．金原出版, p182, 2012 より一部改変）

指が伸ばせれば Stage Ⅳ

Stage Ⅲ 集団屈曲　　Stage Ⅳ 集団伸展　　Stage Ⅴ 対向つまみ

指でつまめれば Stage Ⅴ

D型つまみ　　指先つまみ

Stage Ⅵ 手指の分離

各指ごとの屈伸　　手指内外転

指が開ければ Stage Ⅵ

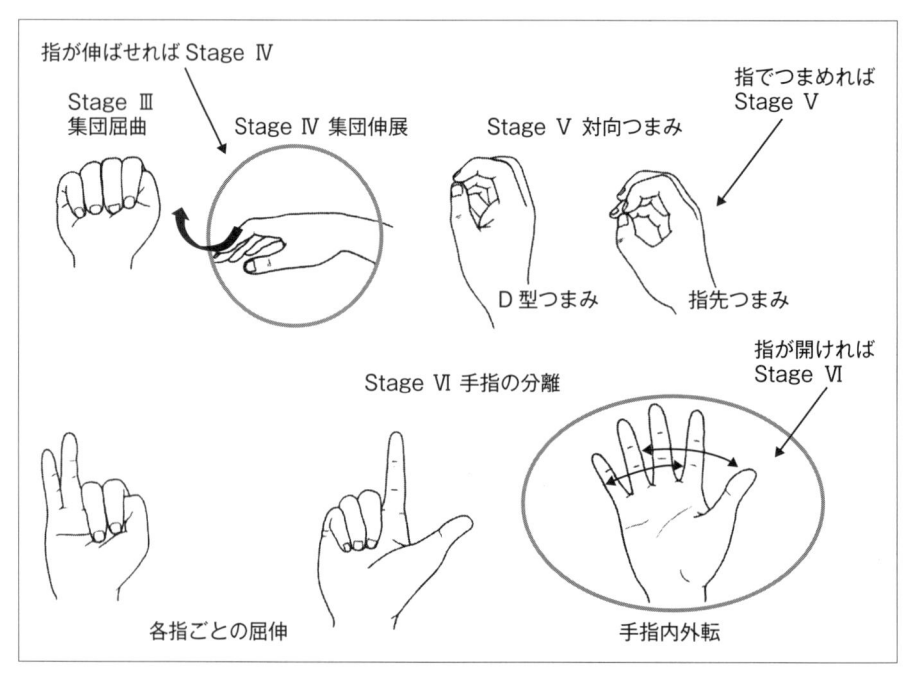

図9　手指 Stage Ⅳ・Ⅴ・Ⅵテスト
（松澤　正，他：理学療法評価学 改訂第4版．金原出版, p183, 2012 より一部改変）

が多いので、言語聴覚士であっても、おおまかなイメージをつけられるようにしておくことが望ましい。脳血管障害による運動麻痺を、弛緩状態から協調運動が可能な状態まで6段階に分けて評価する。

　随意運動とは、本人が動かそうとして起こる運動であり、自分で動かせなければStage ⅠかⅡとなる。連合反応とは、非麻痺側の運動で麻痺側の運動が起こること、麻痺側の下肢の運動で上肢の運動が起こることをいい、連合反応があればStage Ⅱとする。共同運動とはいくつかの筋が一緒に働くことにより生じる運動であり、脳損傷では定型的な屈曲・伸展共同運動が起きる。自分で動かせればStage Ⅲ以上である。上肢のStage ⅣとⅤは、「前へならえ」ができればStage Ⅳ、「バンザイ」ができればStage Ⅴとなる。手指のStage Ⅳ、Ⅴ、Ⅵについては、指が伸ばせればStage Ⅳ、指でつまめればStage Ⅴ、指が開ければStage Ⅵとする。下肢のStage ⅣとⅤは、つま先が膝屈曲位で上げられればStage Ⅳ、つま先が膝伸展位で上げられればStage Ⅴとする。Stage Ⅵとは、協調運動が可能な状態であり、いわゆるスムーズさのある状態とする。

2 生活期の言語聴覚士が知っておくべきADLの理解

(1) ADLとは何か

　生活期リハビリテーションでは、ADLの理解なくして、患者・利用者に適切に関わることはできないといっても過言ではない。ADLは毎日の生活を送る基盤の能力であり活動である。生活の拡大や自立が在宅生活を支えているのであり、ADLの状態がその方の生活のあり方やひろがりにつながっていく（図10）。言語聴覚士として、生活期の患者・利用者の生活全体を捉えるうえで、ADLの知識を持たずに考えることは困難であるし意味がない。ぜひADLの知識を持ってもらいたい。

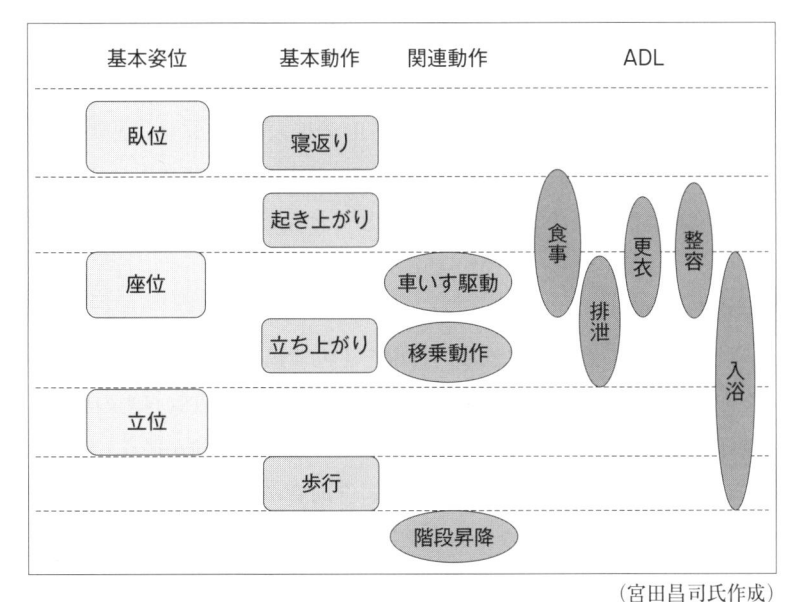

(宮田昌司氏作成)

図10　日常生活活動（ADL）に必要な姿位と動作の目安

ADLは、人間が独立して生活するために行う基本的な動作であり、身の回り動作、self careのことである。民族、文化にかかわらず、誰もが共通に毎日繰り返される一連の身体動作群という特徴を持つ。食事、排泄、更衣、移動などの目的を持った各作業に分類される。

　言語聴覚士は、摂食嚥下に関わる専門職であり、食事については嚥下機能だけでなく、姿勢や上肢による運搬動作などを含み、全体を評価し関われることが望まれる。ADLの自立度には認知機能が関与する。意欲や注意機能が改善することでADLが拡大できることがある。言語聴覚士の働きかけがADLを改善させられることもある。ぜひ、関心を持っておきたい。

(2) 在宅で重要な基本ADL

　身の回り動作が一人でできるようになることは、家族の負担を減らすうえで重要である。また本人の精神的自立を果たすうえで重大な意味を持つ。再び自分に自信を持つことができ、生きる希望を取り戻すことにつながることも多い。ADLにもごく単純なものから難度の高いものまで段階や種類がある。例えば、「更衣」をみると、着脱しやすい形態、素材の衣類もあるが、ファスナー、ボタン、ネクタイ、リボンなど複雑な操作を必要とする衣類もある。家族の介護負担を大きくしないために、基本的なADLが自立した状態に至っていることが望ましい。ADLの項目に従って、基本的ADLが自立した状態について考えてみたい。

　食事は、食べやすく料理して配膳してもらい、使用しやすい食具を用いれば自力摂取可能な状態である。整容は、用意してもらえば洗顔・歯磨きができる。更衣は、単純でゆるやかな衣類であれば自力で着脱衣ができる。移乗は、手すり、移乗面の高さなどが配慮されていれば自力でできる。排泄は、尿便意を感じて訴えることができ、本人に合わせて調整された環境であれば排泄動作や後始末ができる、壁にもたれるなどして下衣の操作ができる。移動は、車いす駆動が自力で可能あるいは屋内の平坦な床、近距離であれば歩行可能、手すりがあれば階段昇降可能な状態である。入浴は、環境調整し浴槽の出入りやおおまかな洗体が可能な状態である。

　こうした状態に到達できることにより、在宅生活が安定して継続可能になるので、生活期のリハビリテーションの目標となることが多い。基本的ADLの拡大、自立には、運動機能、認知機能が関わるので、言語聴覚士としても、意欲、注意、危険判断、遂行などの観点からADLに関心を持っていきたい。また、環境調整が重要であることも理解しておきたい。

(3) ADLと生活のひろがり

　基本的ADLが十分に自立に到達できれば、日中を1人で過ごすことができる。同居の家族が就労した状態での在宅生活の想定が可能である。かろうじて自立というレベルの場合、環境設定を整え、短い時間の留守番程度が可能であるが、長時間の留守番には危険が伴う。動作に見守りがはずせないレベルであれば、食事やトイレなどの移動時に介助者が側にいることが必要になる。一人で動くことはできるが危険判断が不十分な場合、常時見守りのための介護者が必要となる。むしろ、全介助であり一人で動くことができない状態の場合、医学的状態が落ちついていれば家族は側を離れることが可能になる。

このように、ADLの状態は、介護する家族の生活に直接的に影響を与える。介助量、介護負担感を考慮し必要なサービスが検討される。ADLが概ね自立している状態は、家族と同居でも在宅生活は十分想定されるが、一人暮らしとなるとそう簡単ではない。調理、洗濯、風呂の支度などの家事ができること、金銭管理を含むマネジメント能力も必要となり、次項にあるAPDL（Activities Parallel to Daily Living）、IADL（Instrumental Activities of Daily Living）が可能なレベルが必要となると考えるべきである。一方、最近では一人暮らしをしていた高齢者が徐々に自立度が下がって、家事能力などに援助が必要になっても、サービスを調整して一人暮らしの継続を目指すケースが増えている。ADLに介助が必要なレベルであっても、一人暮らしを続けるケースも増えている。こうした状況を支えるためには、地域の資源がより充実していくことが必要である。

(4) より広い範囲における活動

ADLが屋内で自立した生活を送るために必要な能力であるのに対し、もう少し広い範囲での活動について想定しておく必要がある。例えば、交通機関の利用、家事動作、趣味活動など、広域の生活圏における活動、応用動作である。障害が軽症化し、身体能力、認知能力が拡大した患者・利用者においてはこうした活動の可否が重要であり、それにより職業復帰、地域活動への参加など、生活の範囲が広がっていく。これら活動群に対してはいくつかの概念がある。生活関連動作（APDL）、道具的（手段的）ADL（IADL）、拡大ADL（EADL：Expended Activities of Daily Living）などである。

これらの応用的な活動はADLに比較して個人差が大きく種類も多い。個々のニーズに合わせて必要なものを評価、アプローチしていく。

Ⅳ 関連情報の収集

　ここでは、生活期における言語聴覚療法の提供に必要な、専門領域の知識について考えてみたい。情報は、同一組織内の多職種から収集する場合、他施設の関連職種から収集する場合、本人・家族から収集する場合などがある。また書面の場合、直接聞きとる場合があり、直接聞きとる場合には対面の場合、電話の場合などがあり、それぞれ気をつけなければならないことが異なる。

1 医学的情報

　カルテや医師の情報から医学的状態について把握する。現病歴（脳損傷、進行性疾患、先天性疾患など）、既往歴・合併症（整形疾患、癌、糖尿病など）、リスク（バイタル管理）、画像（入手できる場合のみ）、その他の情報を収集する。

　疾患とその特徴、特に病期について理解しておくことは重要である。前後の状態から、現在は落ちついた状態にあるのか進行しつつあるのかについて理解しておく。そうした状態によって、今後、運動機能や認知機能が変化する可能性があり、生活も変化を強いられることになる。備えるべきところは備えていかなければならない。また、疾患の推移において年齢要因の影響は大きい。若年で発病した進行性疾患ケースで、早期に重症化しても、心臓や胃腸などが年齢相応に良好に機能している場合がある。原疾患に合併症を伴うと全体の状態は大きく変化してくるので、合併症を含めた総合的健康状態を把握していることが必要となる。

2 生活関連情報

　生活期に関わるうえで、生活関連情報の重要性はきわめて高い。家族歴と家族関係、社会歴（教育歴・職業歴）、趣味、性格、価値観、信仰などが挙げられる。また、家屋状況、介護状況、地域状況、保険情報・社会資源情報も重要である。

　本人の性格は適切に関わるうえで有効な情報である。また、どう生きてこられたのか、どのような価値観、考え方を持っているのかを知ることは、単に関わりやすくなるだけでなく、どう支援していくことが、その方らしく生きることになるのか、どう生きることを願っているのかを知る重要な手がかりであり、リハビリテーションの目標に直結するきわめて重要な情報であるといえる。

　また家族の介護力や家族と本人との関係について、理解しておかなければならない。病前からの関係性について、われわれにできることは少ないが、どうしてそのような関係になっているのかを理解できると、かかわり方を工夫できることもある。また、家族によっては、患者・利用者を大切に思い、力を発揮したいと考えているので、家族と信頼関係を築き、よりよい状況をつくり出すために、家族について把握しておくことが必要である。

　また事前に家屋環境を知り、生活状況をイメージしておくことも重要である。すでに利用しているサービスの利用状況を知り、1日、1週間、1カ月の生活パターンを把握する。主に誰と過ごすのか、どのように過ごすのかをイメージし、言語聴覚士の視点から患者・利用者の生活を眺め、提案できることがないかを検討しておく。

第5章 地域言語聴覚療法に必要な知識②—評価—

V ケース

ここまで、生活期の患者・利用者に関する評価、情報の種類について述べてきた。ここでは、それらの情報を統合し、そこから導き出される問題点、目標、アプローチを整理してまとめたケースについて提示する（**表11**）。

表11　情報収集の例

情報の種類	情報名	何をみるか	チェック
個人情報	氏名	○田○夫	
	疾患名	大腿骨頸部骨折術後廃用、アルツハイマー病	
	性別	男性	
	年齢	85歳	
	主訴	本人：俳句を詠みたい、家族：介助が大変、転ぶ、むせる	
医学的情報	現病歴	5年前に大腿骨頸部骨折し、歩行に介助が必要となる 3年前より認知低下が認められる	
	既往歴	特になし。5年前までは外出も可能、自転車に乗っていた	
	リスク	自力で移動しようとし転倒のリスクがある	
	服薬内容	ドネペジル塩酸塩	
生活関連情報	家族歴	妻、長男家族と同居。妻も高齢で介助が困難になっている 長男の妻は働いており、平日の介護が困難	
	社会歴	もと小学校の校長	
	本人の性格・趣味	性格は厳格。趣味は俳句づくり、旅行 最近は怒りっぽくなっている	
	家屋状況	二世帯住宅の1階 バリアフリーだが、入浴の介助量が増えている	
	介護状況	トイレは妻の誘導、入浴は長男が協力しているが、サービス要検討	
	地域情報	市内の病院へ通院 町中に住んでいるが外出はほとんどしていない	
社会資源情報	保険情報	長男の共済保険の扶養家族 介護認定：要介護3	
	社会資源情報	骨折後外来通院していたが終了 3年前より通所1日コース利用 機能低下、家族の負担が高まり、訪問リハの適応を検討中	
	多職種連携	通所のケアワーカーから昼食時にむせが多く、食形態について相談あり 理学療法士より、身体機能としては歩行は可能だが、不注意による転倒が増加	

(表11つづき)

専門領域評価	全般的認知機能	中等度低下（MMSE：13/30）	
	言語機能	失語症はないが、認知症が進み喚語困難が増加している	
	高次脳機能	記憶障害、病識低下、脱抑制がみられる	
	構音機能	構音運動の巧緻性低下、やや呂律がまわらない印象	
	聴力	軽度老人性難聴あり、日常会話は可能	
	コミュニケーション	簡単な日常会話は成立するが、記憶障害、判断力低下よりつじつまが合わないことが多い。確認をしながらやりとりすることが必要	
	摂食嚥下状態	飲み込みにやや時間を要す。最近むせることが増えてきた	
関連領域評価	運動機能	骨折後の痛み、廃用性の筋力・バランス低下あり	
	ADL	屋内歩行が見守りで可能、独力ではつまづきあり。更衣、排泄に一部介助 食事は自力で摂取しているが、食べこぼしが増えている	
	IADL	行っていない	
問題点抽出	機能	中等度認知機能低下、記憶・病識あいまい、むせの出現	
	能力	怒ってしまい、家族とのやりとりに支障をきたす ADL全般に誘導、監視、介助	
	参加	俳句が詠めなくなった、友人・親戚とのつきあいの減少	
	心理	機嫌のいい時もあるが、むらがある	
	家族	高齢の妻に介護負担がある。どうやって接していいかわからない	
目標	長期	認知機能の維持、会話能力の向上、摂食能力の維持	
	短期	1．認知機能の活性化を行い、語想起を可能にする 2．好きな俳句・親しい人との交流を通じて、感情の落ちつきを図る 3．むせなく食べられるようになる	
プログラム		1．認知言語訓練（語想起・音読・書字など） 2．新聞に掲載された俳句の音読と寸評、孫に手紙を書く 3．食物状態・摂食方法のアドバイスと摂食嚥下訓練	

（文献）

1） Yehuda Ben-Yishay, 大橋正洋（監）, 立神粧子（著）：前頭葉機能不全　その先の戦略—Rusk通院プログラムと神経心理ピラミッド. 医学書院, p58, 2010
2） 森田秋子, 酒向正春, 金井　香, 他：失語症症例の回復期における認知機能の改善に関する検討—認知・行動チェックリストの試験的作成と運用. 脳卒中　**33**：341-350, 2011
3） 森田秋子, 石川　誠, 金井　香, 他：認知機能を行動から評価するための認知関連行動アセスメントの開発. 総合リハ　**42**：877-884, 2014
4） 松澤　正, 江口勝彦：理学療法評価学　改訂第4版. 金原出版, 2012

第6章

地域言語聴覚療法に必要な知識③

―具体的問題点の抽出と目標設定―

第6章 地域言語聴覚療法に必要な知識③
―具体的問題点の抽出と目標設定―

I　はじめに

　ここでは言語聴覚士が地域で働く場合に、具体的ケースに対してどのように問題点を捉え、どのように目標設定を行いながら、言語聴覚療法を進めていくのかについて実践的に説明する。

　生活期の現場では、病院のようにほしい情報がすぐに手に入るとは限らず、理想的な流れに沿って必要な情報を入手し、評価、問題点の抽出、目標設定、プログラム作成と行っていくことはまず難しいと考えなければならない。その中で必要な情報を整理し、必要な専門的評価を行い、生活を含めた問題点を抽出し、実際の生活支援につながる目標を立てアプローチを行っていく。情報を得るための流れは、施設の種類や状況により変化することを念頭に入れておく。重要なことは、初回面接にておおまかな評価と予後予測を行い、今後の目標やアプローチを患者・利用者および家族と共有していくことである。

　この作業は経験の浅い言語聴覚士にとってはたいへん難しく、効率的に実践できるようになるには経験も必要であるが、評価の視点とかかわりにおける注意点を身につけることができれば、適切に進めていくことができるので、はじめは基本に従いながら取り組んでもらいたい。

II　実践的言語聴覚療法の流れ

　表1に言語聴覚士が、患者・利用者に対してサービスを提供する際に行う実践的方法について示す。

表1　患者・利用者に関わるときの実践的方法

① 情報収集（医師からの情報、生活背景情報、サービス利用状況など）
② 利用者・家族の要望、ケアマネジャーなどの要望の確認
③ 初回面接（主訴、ディマンドを聞きながらニーズをつかむ）
④ 専門領域評価（必要に応じて機能、能力を把握）
⑤ 生活機能評価（生活環境、リスクも含む）
⑥ 予後予測・目標（改善・維持・低下の可能性を予測）
⑦ 問題点（課題）の抽出（機能、能力、参加を評価、特に具体的な生活を評価）
⑧ 目標設定（「参加」レベルの「主目標」を明確にする）
⑨ 「する活動」の設定（活動レベルの目標）
⑩ 課題・目標の優先順位の確認（チームでの問題点の共有）
⑪ アプローチ

第6章 地域言語聴覚療法に必要な知識③―具体的問題点の抽出と目標設定―

III 事前の情報収集

　所属する施設の特徴により具体的な流れは異なるが、通常、初回訪問の前に事前情報を入手しておく。医師からの情報を直接口頭で受けられる場合と書面上だけになる場合がある。また、ソーシャルワーカーなど他職種からの情報を、どの程度得られるかどうかも施設環境によって異なる。状況によっては、必要な情報が十分に得られない場合も少なくない。

　訪問開始前にはケアマネジャーの立てたケアプランを確認する。その中には、患者・利用者および家族の要望が含まれる。本人・家族が何を望み、ケアマネジャーがどのように考えているかを心にとどめておく。

IV 実際の訪問と初回面談―ニーズの把握

　生活期の言語聴覚療法において、患者・利用者の真の「ニーズ」を把握することはきわめて重要であり、生活期におけるリハビリテーションの成否に関わるといっても過言ではない。ニーズは初めからそこに明らかになっているものではなく、専門職の評価の中から導き出されるものであり、情報収集、面接、専門的評価を通じて適切なニーズを導き出していく。ここでまず、用語の整理をしておきたい。「主訴」「ディマンド」「ニーズ」といった語が用いられるが、これらはみな別のことを指している。

　「主訴」とは、患者・利用者の訴えの中で最も主要な病症のことである。「最もお困りのことは何ですか」と尋ねて聞くことが多い。患者・利用者は、その時点でそのことを最も重大であると感じており、そのことで困っているのである。

　「ディマンド」とは患者・利用者の主観的要求・要望のことである。「どうなることを望んでおいでですか」などと尋ねる。主観的な発言であり、実現不可能なもの、必ずしも最も重要ではないと思われるものが含まれるが、患者・利用者が「要求」していることなので、まずはそれを受け止めながら聞く。

　それでは「ニーズ」とは何であろうか。ニーズは、患者における客観的な必要性のことであり、患者・利用者が「こうなっていくといい」「こうなっていくことが望まれる」と思われる方向性のことである。われわれは可能な限り、客観的に患者・利用者の生活を考えたうえでの、最もよいと思われる必要性を導き出さなければならない。

　主訴やディマンドはニーズを導き出すための重要な鍵である。すでに客観的に障害に向き合えている患者・利用者、家族の場合には、主訴やディマンドをそのままニーズとして捉え、進めていくことができる場合もある。一方、主訴やディマンドが現実的でない場合や、そのことを実現することが、必ずしも本人の生活を快適なものにしていくために望ましいとは限らない場合もある。その場合は、患者・利用者の現在の状態を評価し、提供できるリハビリテーションサービスによって改善できる可能性を含めて、今後の予後予測を行う。そして、機能障害や能力障害だけでなく、社会参加の拡大、生きがいや役割を持つことによって導かれる生活の質の向上、心理的な状態の改善な

どを総合的に考えることによって、患者・利用者の真のニーズを見つけ出すことができる。このことは適切な目標設定やアプローチにつながっていく。

　潜在的意識下にあるニーズを引き出していくことが重要であり、そのために適切な「質問」を行い、問題を掘り下げていく必要がある。注意しておかなければならないのは、利用者のディマンドを必要以上に受け入れすぎると目標が高くなりすぎ、リハビリテーションの目標設定が難しくなってしまうことである。その一方で、患者・利用者あるいはその家族自身では具体的な課題を見出すことができない場合も多く、会話などを通じてかかわりを持ちながら、課題抽出につながる質問を行い、掘り下げていくことが大切である。

　ニーズは主訴やディマンドに隠れて潜在的に存在している。主訴やディマンドは患者・利用者自身の言葉であるので大切にすべきものであり、実現の可否にかかわらず、尊重していく姿勢が大切である。そのままの形で目標にすることができなくても、なんらかの形で目標に反映させていくことを考慮することは、患者・利用者、家族と目標を共有していくうえでも重要である。

V　ニーズの確認と評価の実践

　すでに述べてきたとおり、評価の際は言語聴覚士が行う専門的評価だけでなく、医学的情報、身体機能、ADL、家族状況、家屋状況などを考慮し、生活状況を評価し、生活上の問題点を抽出していくことが重要になる。ここには実際に行われている毎日の生活やリスクの把握も含む。さらには介護力・介護負担度、環境調整の実現性、心理面、病期・病態を考慮に入れ、①心身機能の改善・維持・低下、②生活機能の改善・維持・低下について予測を立てる。このときに長期的（1年後あるいは2年後以降）にどのような生活が可能かを考えていくことが重要である。対象となる利用者は多種多様で、徐々に心身機能・生活機能の低下が見込まれる場合と、逆に心身機能・生活機能の改善が見込まれる場合とがある。中には心身機能の変化はみられないが、生活機能が改善することで社会参加の促進が見込まれる場合もあるので、この点に留意して把握しておくことが求められる。

　ここでは、具体的な現場における実践ケースを通じて、ニーズの把握から目標、アプローチへの流れをみていくことにしたい。

1　ニーズの確認―ケース①

　診断名は脳内出血、68歳の男性。発症から2年経過し在宅で妻と次男の三人暮らしをしている。右片麻痺、失語症（重度ブローカ失語）があり、全般的認知機能はやや低下している。ADLは中等度介助を必要としBI（Barthel Index）で55点であった。回復期リハビリテーション病棟退院後、本人は失語症に対する訓練の継続希望がなく、外来治療やサービスを利用しないまま推移していた。在宅生活では家族とのコミュニケーションがとれず、本人、家族共に困っている。家族が訪問で言語聴覚療法をしてもらえるという情報を聞き、サービス開始となった。以下に、訪問に訪れた言語聴覚士（ST）と利用者、家族との初回面談の内容を示す。

> ST ：現在困っていることはありますか？（主訴を尋ねる）
> 利用者：話せない（身振りで）
> 家　族：本人が何を伝えたいのかわからない
> ST ：リハビリに対してご要望はありますか？（ディマンドを尋ねる）
> 利用者：……
> 家　族：もっと話せるようになってほしい

　主訴やディマンドを尋ねる質問には、このような返答が返ってくることが多い。本ケースは発症から2年が経過した重度ブローカ失語のケースである。全般的認知機能の低下もあり失語症の機能訓練への希望は低い。今後の大幅な言語機能の回復の見込みは少なく、主訴、ディマンドに対応した目標を立てることは望ましくない。しかし、本人・家族からは具体的な目標は上がってこない。そこで、生活上で必要になることが予測される要求や課題の抽出を行う目的で、利用者の生活状態から予測される具体的な課題について質問していく。

> ST ：家族やスタッフを呼ぶときはどのようにされていますか？
> ST ：電話が鳴ったときはどうしていますか？

　このように生活に即した具体的状況に関する質問を行うと、利用者・家族は、実際の生活をイメージし、具体的に困っていることやできるようになりたいと思うことが浮かんでくることがある。つまり、日常生活活動の現状である「している活動」を聴取し、具体的な場面や課題に対して、患者・利用者、家族の希望・意向を確認することにより、生活上の解決可能な問題点を抽出し、具体的な目標を設定することが可能になる（**表2**）。

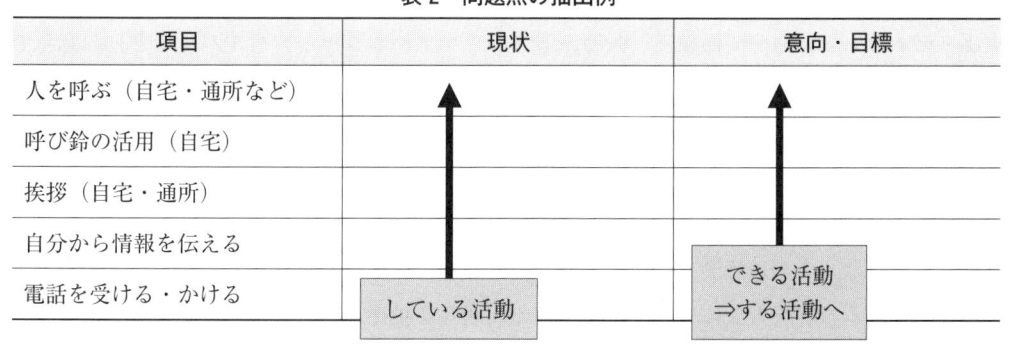

表2　問題点の抽出例

項目	現状	意向・目標
人を呼ぶ（自宅・通所など）		
呼び鈴の活用（自宅）		
挨拶（自宅・通所）		
自分から情報を伝える		
電話を受ける・かける	している活動	できる活動⇒する活動へ

2 ニーズの確認―ケース②

　診断名は多発性脳梗塞、中等度摂食嚥下障害があり藤島のグレードは5である。身体機能では、左片麻痺およびパーキンソニズムを認め、全般的認知機能低下は中等度、BIは60点である。

ST	：現在、困られていることはありますか？（主訴を尋ねる）
利用者	：歩きにくくて、こけそうになる。むせ込むことがある
家　族	：やわらかめの食事をつくるのが大変
ST	：リハビリに対してご要望はありますか？（ディマンドを尋ねる）
利用者	：何でも食べられるようにしてほしい
家　族	：家族と同じものを食べられるようになってほしい。もう少し早く食べられるようになってほしい

　先ほどのケース①と同様、日常生活活動の現状である「している活動」を聴取していきながら、利用者・家族の希望・意向を確認していく。

ST	：水分摂取の方法はどのようにされていますか？
ST	：服薬方法はどのようにされていますか？

　生活期の摂食嚥下障害者の状態を評価すると、「している活動」が「できる活動」に比べて高いレベルに設定されているケースが少なくなく、リスクが明らかになることも多い。安全性の観点からこれらの状態を見直し、優先的に解決していかなければならない。この時、患者・利用者や家族が、どの程度障害を正しく理解できているか、正しく対応方法をとれているかということが重要になる。これまで十分な説明を受けてきていないというケースは少なくない。また、徐々に機能低下が起きていることも多く、そうした状態の変化に対して対応できていない可能性があるので留意したい。

Ⅵ　問題点抽出の実践

　問題点は、事前に収集された情報、必要に応じて行われた専門的評価、患者・利用者および家族の主訴・ディマンド、他の関係職種（医師、看護師、ケアマネジャー、ヘルパーなど）の意見を総合し、そこから導かれたニーズを見極めながら行っていく。生活期では入院の場合と異なり、直接的には限られた場面の情報しか得られず、言語聴覚士のみでは情報が十分でないことも多い。他職種の持っている情報、特にケアに関わるヘルパーからの情報を、ケアマネジャーから得ておくことは有効である。

　問題点抽出時は、すぐに解決方法を考えるのではなく、問題点のみを捉えておくにとどめておくことが重要である。解決方法については、全体の問題点を抽出した後に患者・利用者、家族とともに、適切な目標を探りながら考えるようにしていく（図1）。問題点を抽出する際、利用者・家族の要求・要望（ディマンド）を考慮に入れることが重要であるが、必要以上に受け入れすぎると、リハビリテーションの目標設定が行いにくくなるので注意したい。利用者・家族からは、課題が出てこない場合もある。現状の生活からの変化に消極的姿勢を示す場合もある。このような場合には、強くこちらの意向を押しつけることにならないよう、共有することが可能な範囲にとどめてサービスを開始することも重要である。信頼関係ができてから、少しずつこちらから提案を伝え、新しい

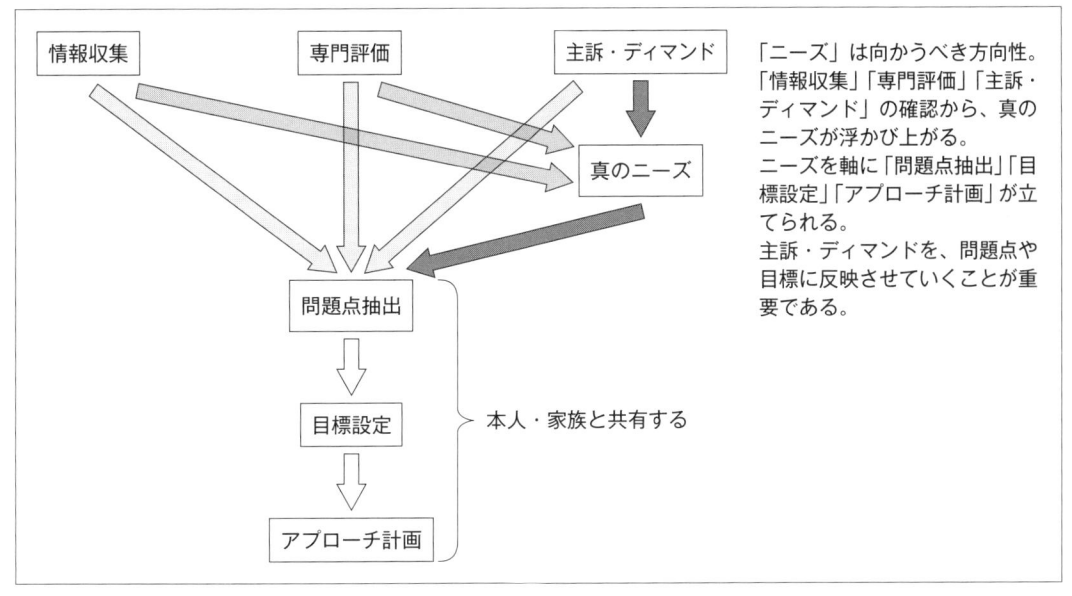

第6章 地域言語聴覚療法に必要な知識③—具体的問題点の抽出と目標設定—

```
[情報収集]   [専門評価]   [主訴・ディマンド]
                              ↓
                           [真のニーズ]
                              ↓
                         [問題点抽出]   ┐
                              ↓        │
                         [目標設定]     ├ 本人・家族と共有する
                              ↓        │
                       [アプローチ計画]  ┘
```

「ニーズ」は向かうべき方向性。「情報収集」「専門評価」「主訴・ディマンド」の確認から、真のニーズが浮かび上がる。
ニーズを軸に「問題点抽出」「目標設定」「アプローチ計画」が立てられる。
主訴・ディマンドを、問題点や目標に反映させていくことが重要である。

図1 ニーズを考慮したアプローチの立て方

活動に取り組んでいただくことができることも少なくない。

また、長期的に関わっていくと、利用者の病期、病態が変化していくことも多い。常に変化に気づけるようにし、ニーズや問題点（課題）を変更していくことが重要である。

VII 目標設定の実践

1 目標設定までの基本的な流れ

問題点が適切に抽出できていれば、これに対応する形で目標を設定していく。その際、目標についても利用者・家族と共有していくことが重要である。

ここでは、生活上の課題に関する目標について考える。生活では「できる活動」を提示しながら、「している活動」を「する活動」に調整していくことを提案できることが望ましい。目標を提案するときは心理面への考慮が必要である。例えば、家族に迷惑をかけたくないと感じているケースで、提案に取り組むことが家族の負担を増やすことにつながる場合がある。そのような場合には、利用者は介助されることについてどう感じているのか、家族はどのように考えているのかなどを確認しながら、慎重に提案を行っていく。

先ほどのケース①に対し、問題点を抽出するときに行った「家族やスタッフを呼ぶときはどのようにされていますか」という質問に対する応答について考えてみたい。例えばこの質問に対し、次のような応答が考えられる。

> 利用者：家族を呼んでも気づかないことがある
> 　　　　携帯電話を可能な範囲で使いたい
> 　　　　調子が悪くなったときはどうしよう
> 家　族：ずっと側にいるわけにはいかないので何か方法を考えたい
> 　ST　：携帯電話はありますか？
> 家　族：携帯電話の解約はしていない

　言語聴覚士は、自らの評価に基づき携帯電話の簡単な操作は可能と判断し、使用している携帯電話を確認する。そして「携帯電話で妻の電話にコールし、妻を呼ぶこと」を提案する。このようなやりとりを通じて、生活上の目標設定を行い必要な練習を行っていく。もちろん携帯電話の提案だけでなく呼び鈴の使用など複数の案を提示し、一緒に考えながら選択してもらうことも有用である。

2 参加の目標設定

　長期目標となる参加の評価を行いながら利用者・家族の意向を確認する。例えば、買い物、友人や家族との外食、銀行・郵便局の利用、通院・通所サービスの利用、当事者団体への活動の参加、旅行や年中行事、冠婚葬祭への参加などについて状況を確認していく。合わせて外出時の交通手段やそのときの状況なども確認する。それらの情報をもとに、「今後どのような生活をしたいとお考えですか？」と質問をし、どのように生活していくのかを、一緒に目標を立てながら共有していく。
　参加の目標は、言語聴覚士だけでなく他職種、他事業所と情報を共有しておかなければならない。サービス担当者会議時などを利用し、他職種へ報告していくことが望まれる。

3 役割について

　自宅や自宅外でなんらかの「役割」を持つことは、生活期の目標を考えるうえでたいへん重要である。病前に行っていた役割を再びできるようにすることを目標に立てる場合もある。しかし、現在の障害の程度を考えれば困難と思われる場合もあり、その場合には新たな役割を目標として助言・提案することも必要である。なんらかの役割を持つことを考慮しながら、目標を立てることが重要である。役割は難しいものでなくても大きな意味を持つことが多い。例えば、ペットの世話、年賀状の作成、お歳暮へのお礼状の作成など、今の本人の状態に合わせて一つでもできることを探し、家の中で役割を持つことが生きがい・自信などにつながることも少なくない。

4 目標設定時の留意点

　目標とした日常生活活動が安全で失敗なく遂行できることが重要である。例えば、目標設定が高くうまくできないことが続けば、失敗体験を繰り返すことになり心理的に負の影響を生じる可能性が高いので、課題の難易度については常に注意を払うことが必要である。また、利用者の「する活動」が増えることで、家族の負担も増える場合がある。家族の協力度や心身の状況にも注意を払う必要がある。

最終的には利用者、家族が問題点に対して「なんとかしよう」とすることが目標となるが、小さな成功体験を繰り返していくことを支援する必要がある。また、「現在の心身機能で可能か」「介助指導や福祉用具などの環境調整で行えるようになるか」「機能改善の余地があり、それにより行えるようになるか」というように、機能と活動、環境調整の3方向を視野に入れ、適切な方法について優先順位をつけながら決めていくことも重要である。

生活期のかかわりは長期的になることも多いが、基本としては目標指向型であり、時間限定型のプロセスでなければならない。「今、何を目指しているのか」をきちんと意識しながら関わっていく。目標についても、初期段階では完全に利用者・家族と共有することが難しい場合もある。その場合、かかわりを通じて進めていく。達成しやすい課題を先に行ったり、まずはリスク管理につながる目標を立てるなどの工夫を行うことも大切である。再評価を行い、ニーズの変更などを確認しながら、目標設定を柔軟に変更していくことも重要である。以下にケースを示す。

5 目標設定─ケース

(1) 基本情報

くも膜下出血発症後、二年で自宅復帰。訪問リハビリテーションの介入開始となる。一戸建て、娘家族と同居、要介護4
ADL：全般的に一部〜全介助が必要
身体機能：下肢筋力・運動感覚の低下、バランス低下・体力の低下、右同名半盲
認知機能・コミュニケーション面：発動性の低下、見当識障害、注意障害、健忘性失語症（中等度）
難聴（中等度）だが、日常的な簡単なやりとりは聞き手側がやや大きな声で話すことで可能

(2) 生活上の問題点の抽出（一部）

本ケースの生活上の問題点の中で、特に言語聴覚士として取り上げるべきと思われるものについて表3に示す。

(3) 目標設定と経過

生活上の目標と対応について説明する。目標設定時に挙げられた項目のうち、以下の五点について調整を行った。
　①電話対応の安定：電話操作の練習（訪問日に姉妹へ電話する）
　②テレビリモコン操作の再獲得：借りたビデオをみる
　③本を読む：ヘルパーと音読練習（大活字の本を紹介・縦書きの本）
　④役割の再獲得：新聞広告でごみ箱作成
　⑤コミュニケーション方法の提案：障害の説明、補聴器導入、コミュニケーション介助方法、自
　　主課題の提案
その後、第1回目（訪問リハビリテーション開始1カ月）のサービス担当者会議では、車いす乗車時間の延長を図りながら、種々の活動をできるだけ自立して行えるように支援していく、また難

表3 問題点抽出および目標設定時の状況

項目	現状	意向/目標
人を呼ぶ（自宅・通所など）	「おーい」と呼ぶ	意向：何か方法を考えたい 目標：呼び鈴を使用して、娘さんが離れてもいいようにする
電話の対応	やりとりはできている	意向：娘さん以外ともできるようになってほしい 目標：姉妹とも連絡がとれるようにしていく
テレビ・ビデオ操作	リモコンやダイヤル操作は娘が行う	意向：利用者本人でできるようになってほしい 目標：テレビの位置など環境設定を行い、操作訓練を実施していく
新聞・本を読む	読んでいない	意向：何か読めるとよい 目標：近所の図書館へ本やビデオを借りに行き、家族・言語聴覚士・ヘルパーなどと読む
関わる人	医療・介護スタッフ、家族	意向：親戚や姉妹とも会えるようにしたい 目標：外出ができるようにまずは身近な所へ外出できるようにしていく
役割	リハビリをする	意向：何かみつけていきたい 目標：一緒に考えていく
家族の障害の理解度	説明は受けていない	意向：障害について説明してほしい 目標：コミュニケーション方法や自主課題について説明する

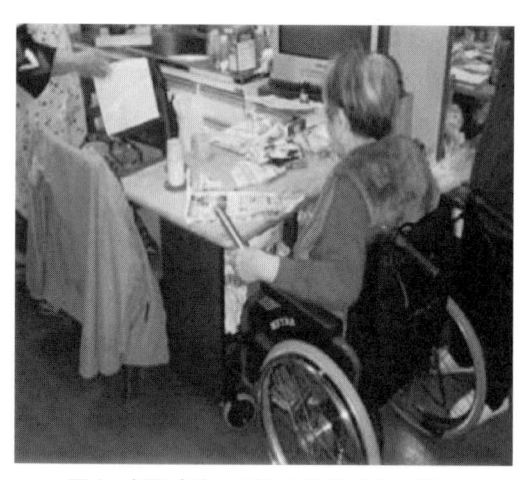

図2 新聞広告でごみ箱を作成する様子

聴に対して補聴器を導入し、失語症友の会の紹介を行っていくことなども確認した。

　訪問開始2カ月で前述の①～④の課題が生活上で安定して行えるようになった。第2回目（訪問開始4カ月）のサービス担当者会議では、外来リハビリテーションや通所介護、小旅行や食事、墓参り、失語症友の会など社会参加の促進を図っていくことを確認した。言語聴覚士は機能訓練を実施しながら、新聞記事のスクラップや失語症友の会への参加の提案を行った。その結果、訪問開始から5カ月で外来リハビリテーション、通所介護、外食などの外出機会が増え（**図2**）、訪問での言語聴覚療法は終了となった。

第6章 地域言語聴覚療法に必要な知識③―具体的問題点の抽出と目標設定―

VIII まとめに代えて

　本稿では、地域における言語聴覚療法において、評価に基づいてなるべく具体的な問題点を抽出でき、それに合わせた目標を設定することの重要性とそれらのケースを示した。われわれは、現場では具体的成果を求められるので、目に見える形で変化を示すことが重要であり、日常生活に即して新しいことができるようになったり、家族の介助が減ったりするなど、明確な結果を出すことを目指していく。同時に、患者・利用者を全人的に評価しておくことが必要であり、真のニーズがどこにあるかを見つけ出し、広い意味でのニーズに応えていくべきである。

　図3に目標とアプローチの進め方のイメージを示す。われわれは、患者・利用者が「今できること」に着目し、それをどのように活動や参加へと広げていけるかを考える。これは「ボトムアップ」アプローチの考え方である。しかし、生活期ではボトムアップの考え方だけでは、いき詰まってしまうことをしばしば経験する。その時、頭を切り替えて「何ができるか」ではなくて「何をするか」を考えてみる。「旅行に行ってみよう」「絵を描いてみよう」「同窓会で挨拶してみよう」。できるかどうかをいったん考えるのをやめ、何をするかを決める。そして、どうやって実現するか、どのような方法なら実現できるのか、別の方法もあるかなど方法を考えていく。柔軟で多様な発想をフル回転させる。考えてもいなかったことが、意外に実現できることをしばしば経験する。患者・利用者、あるいは家族の気持ちが大きく動き出すこともある。

　具体的に立てた目標の裏に真の目標が隠れている。関わるスタンスと置き換えることもできるだろう。例えば、「自分らしく、生き生きと暮らしていくこと」「家族の負担が軽くなること」「家族と本人の関係が再構築されること」「家庭の再構築をサポートすること」「毎日の当たり前の生活が続いていくこと」そして「生きていてよかったと感じられること」が、一番重要な目標であると感じながら、いつかそれを実現するために関わり続けるのである。

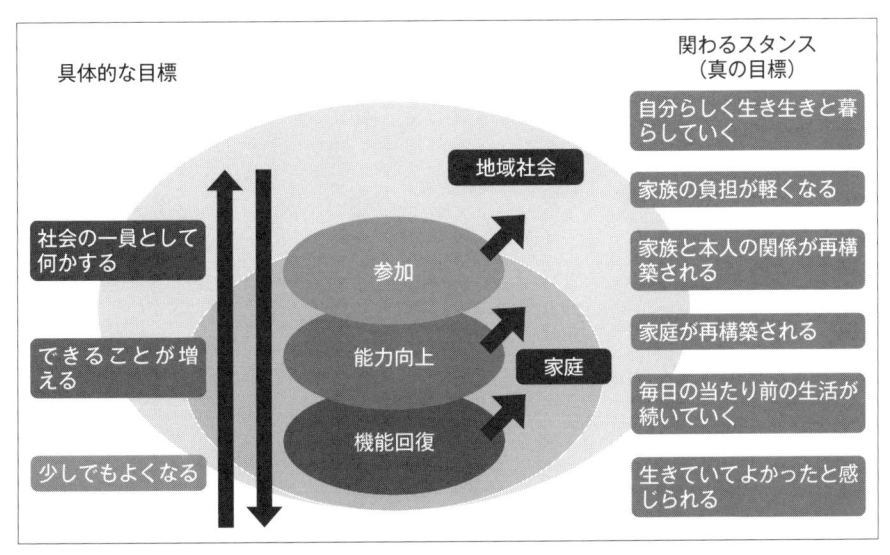

図3　アプローチの手順

第7章

地域言語聴覚療法に必要な知識④

―介護保険制度と障害者福祉制度―

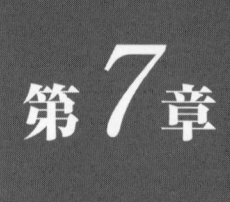

第7章 地域言語聴覚療法に必要な知識④
―介護保険制度と障害者福祉制度―

　本稿では、地域言語聴覚療法を行う制度的な核である介護保険について考える。さらに、介護保険サービス以外にも、地域において障害のある人々が生活するうえで必要となる支援体制が存在する。ここでは、難治性疾患（難病）対策と障害者福祉制度についてまとめる。これら複数の制度を上手に活用することで、患者・利用者の負担を軽減し、地域での生活を総合的に支援することが重要と考える。

I　介護保険制度創設までの経緯と変化

　少子高齢化による社会構造の変化により介護の問題が危惧され始めてから久しい。高齢者介護のあり方については1963年の老人福祉法制定以来、議論が重ねられてきた。

　日本の老人福祉は「措置」制度によって形作られてきた。一方、すでに社会保険方式が整備されていた老人医療においては、中高所得階層は入院するほうが利用者の負担が少ないという現象があったことから、いわゆる社会的入院の増加につながった。さらに、在宅介護は家族への身体的負担が大きく、働き盛りの人たちが介護により就労し続けることが難しくなるという問題も発生したことから、それまで保健・医療・福祉の個別施策に分かれていたサービスを一体化し、身近な市町村を保険者として「利用者本位」「高齢者の自立支援」「利用者による選択（自己決定）」とすることを基本理念に、利用者自らが主体的に事業者を選択し、直接契約によりサービスを利用できる社会保険システムとして、2000年に介護保険制度が施行された。

　介護保険の運用にあたっては、介護保険法第1条～第4条に定められている。この介護保険制度の創設により、「介護サービスの社会化」が図られ、介護は家族が行うという考え方から、多様なサービスを組み合わせた社会的なシステムとして行われるように人々の認識も変化している。

II　介護保険の仕組み

1 保険者、被保険者

　保険者とは一般的に保険制度の実施・運営主体のことをいう。介護保険制度の場合、保険者は、基本的に市町村である。市町村は、被保険者を強制加入させて介護などが必要となる状態（保険事故発生）となった際に、介護サービス（保険給付）などを行う。保険事業の財政は、被保険者から

表1 第1号被保険者と第2号被保険者

	第1号被保険者	第2号被保険者
対象者	市町村の区域内に住所を有する65歳以上の者	市町村の区域内に住所を有する40歳以上65歳未満の医療保険加入者
サービスを受けられる人	要支援・要介護状態になった者	特定疾病が原因で、要支援・要介護状態になった者

表2 特定疾病

①癌（回復の見込みがない状態に至ったと医師が判断したものに限る）	⑨脊柱管狭窄症
②関節リウマチ	⑩早老症
③筋萎縮性側索硬化症	⑪多系統萎縮症
④後縦靱帯骨化症	⑫糖尿病性神経障害、糖尿病性腎症および糖尿病性網膜症
⑤骨折を伴う骨粗鬆症	⑬脳血管疾患
⑥初老期における認知症	⑭閉塞性動脈硬化症
⑦進行性核上性麻痺、大脳皮質基底核変性症およびパーキンソン病	⑮慢性閉塞性肺疾患
⑧脊髄小脳変性症	⑯両側の膝関節または股関節に著しい変化を伴う変形性関節症

徴収した保険料と国や地方公共団体からの負担金などで賄われる。

一方、被保険者とは、介護保険においては介護を受ける利用者本人を指す。介護保険法では被保険者は**表1**のように2種類に分かれている。65歳以上の高齢者が対象となる第1号被保険者と、40〜64歳の医療保険加入者が対象となる第2号被保険者である。第2号被保険者では**表2**に示す特定疾病が原因で、要支援・要介護状態になった者がサービス提供を受けることができる。

2 介護保険制度のサービス利用までの流れ

介護保険制度を利用するための要件は介護などが必要となり、その状態が6カ月以上継続しているか、継続する見込みがあることである。介護保険のサービスを受けるための手続きの流れを図に示す（**図1**）。まず保険者に対して要支援・要介護認定の申請を行う。申請は、本人または同居家族などの代理人、地域包括支援センターが行う。要介護認定の申請があると保険者が要介護度を調査し、最終的に介護認定審査会で要介護度を決定する。

具体的には、要介護認定の申請に対し、原則として市町村の職員または地域包括支援センターの職員が調査員として申請者を訪問したうえで面接、調査を行う。調査員は、マークシート方式の調査票に結果を記録し、さらに具体的な内容を「特記事項」として記入する。合わせて主治医（かかりつけ医）、主治医がいない場合は保険者が指定した医師の「意見書」が用意される。認定調査や主

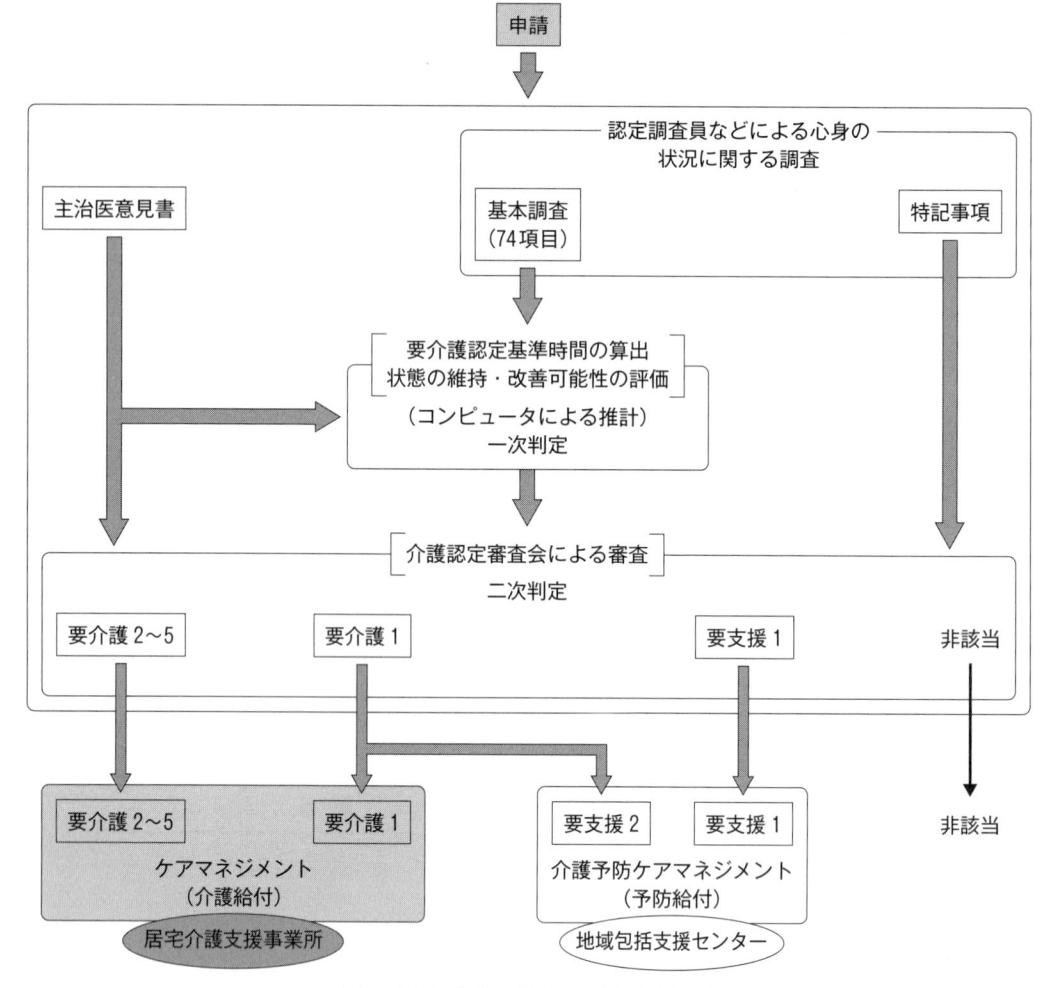

図1 要介護認定の流れと給付の種類

　治医の意見書を記入する際に用いられる指標には、障害高齢者の日常生活自立度（寝たきり度）や、認知症高齢者の日常生活自立度があり、**表3**、**表4**に示す判断基準が用いられる。調査票に記録された内容はコンピュータ処理され「要介護認定」を行う。これを一次判定と呼ぶ。次に二次判定として、保健・医療・福祉の学識経験者など、原則5名以上で構成された介護認定審査会にて協議される。その際には①一次判定結果、②調査員が記入した「特記事項」、③主治医による「意見書」に基づいて最終的な判定が行われる。なお、判定は「非該当」「要支援1・2」「要介護1〜5」に振り分けられる。

　要介護状態とは、「身体上又は精神上の障害があるために、入浴、排せつ、食事等の日常生活における基本的な動作の全部又は一部について、厚生労働省令で定める期間（6カ月〈施行規則第2条〉）にわたり継続して、常時介護を要すると見込まれる状態であって、その介護の必要の程度に応じて厚生労働省令で定める区分（以下「要介護状態区分」という）のいずれかに該当するもの（要支援状態に該当するものを除く）」と定められている（法第7条第1項）。

表3　認知症高齢者の日常生活自立度判定基準

ランク	判断基準	みられる症状・行動の例	判断にあたっての留意事項
Ⅰ	なんらかの認知症を有するが、日常生活は家庭内および社会的にほぼ自立している。		在宅生活が基本であり、一人暮らしも可能である。相談、指導などを実施することにより、症状の改善や進行の阻止を図る。
Ⅱ	日常生活に支障をきたすような症状・行動や意思疎通の困難さが多少みられても、誰かが注意していれば自立できる。		在宅生活が基本であるが、一人暮らしは困難な場合もあるので、日中の居宅サービスを利用することにより、在宅生活の支援と症状の改善および進行の阻止を図る。
Ⅱa	家庭外で上記Ⅱの状態がみられる。	たびたび道に迷うとか、買物や事務、金銭管理などそれまでできたことにミスが目立つなど。	
Ⅱb	家庭内でも上記Ⅱの状態がみられる。	服薬管理ができない、電話の応対や訪問者との対応など一人で留守番ができないなど。	
Ⅲ	日常生活に支障をきたすような症状・行動や意思疎通の困難さがみられ、介護を必要とする。		日常生活に支障をきたすような行動や意思疎通の困難さがランクⅡより重度となり、介護が必要となる状態である。「ときどき」とはどのくらいの頻度を指すかについては、症状・行動の種類などにより異なるので一概には決められないが、一時も目を離せない状態ではない。在宅生活が基本であるが、一人暮らしは困難であるので、夜間の利用も含めた居宅サービスを利用しこれらのサービスを組み合わせることによる在宅での対応を図る。
Ⅲa	日中を中心として上記Ⅲの状態がみられる。	着替え、食事、排便、排尿が上手にできない、時間がかかる。やたらに物を口に入れる、物を拾い集める、徘徊、失禁、大声・奇声をあげる、火の不始末、不潔行為、性的異常行為など。	
Ⅲb	夜間を中心として上記Ⅲの状態がみられる。	ランクⅢaに同じ。	
Ⅳ	日常生活に支障をきたすような症状・行動や意思疎通の困難さが頻繁にみられ、常に介護を必要とする。	ランクⅢに同じ。	常に目を離すことができない状態である。症状・行動はランクⅢと同じであるが、頻度の違いにより区分される。家族の介護力などの在宅基盤の強弱により居宅サービスを利用しながら在宅生活を続けるか、または特別養護老人ホーム・老人保健施設などの施設サービスを利用するかを選択する。施設サービスを選択する場合には、施設の特徴を踏まえた選択を行う。
M	著しい精神症状や周辺症状あるいは重篤な身体疾患がみられ、専門医療を必要とする。	せん妄、妄想、興奮、自傷・他害などの精神症状や精神症状に起因する問題行動が継続する状態など。	ランクⅠ〜Ⅳと判定されていた高齢者が、精神病院や認知症専門棟を有する老人保健施設などでの治療が必要となったり、重篤な身体疾患がみられ老人病院などでの治療が必要となった状態である。専門医療機関を受診するよう勧める必要がある。

（老発第0403003号「〈痴呆性老人の日常生活自立度判定基準〉の活用について」の一部改正について．平成18年）

表4　障害高齢者の日常生活自立度（寝たきり度）判定基準

生活自立	ランクJ	なんらかの障害などを有するが、日常生活はほぼ自立しており独力で外出する 1. 交通機関などを利用して外出する 2. 隣近所なら外出する
準寝たきり	ランクA	屋内での生活はおおむね自立しているが、介助なしには外出しない 1. 介助により外出し、日中はほとんどベッドから離れて生活する 2. 外出の頻度が少なく、日中も寝たり起きたりの生活をしている
寝たきり	ランクB	屋内での生活はなんらかの介助を要し、日中もベッド上での生活が主体であるが、座位を保つ 1. 車いすに移乗し、食事、排泄はベッドから離れて行う 2. 介助により車いすに移乗する
寝たきり	ランクC	1日中ベッド上で過ごし、排泄、食事、着替において介助を要する 1. 自力で寝返りをうつ 2. 自力では寝返りもうたない

（老健第102-2号「厚生省大臣官房老人保健福祉部長通知」を改訂）

表5　要支援者および要介護者の状態像の例

要介護度	心身の状態
要支援	排泄や食事はほとんど自分一人でできるが、身の回りの世話の一部になんらかの介助（見守りや手助け）を必要とする。
要介護1	排泄や食事はほとんど自分一人でできるが、身の回りの世話になんらかの介助（見守りや手助け）を必要とする。
要介護2	排泄や食事になんらかの介助（見守りや手助け）を必要とすることがあり、身の回りの世話の全般になんらかの介助を必要とする。歩行や移動の動作になんらかの支えを必要とする。
要介護3	身の回りの世話や排泄が自分一人でできない。移動などの動作や立位保持が自分でできないことがある。いくつかの問題行動や理解の低下がみられることがある。
要介護4	身の回りの世話や排泄がほとんどできない。移動などの動作や立位保持が自分一人ではできない。多くの問題行動や全般的な理解の低下がみられることがある。
要介護5	排泄や食事がほとんどできない。身の回りの世話や移動などの動作や立位保持がほとんどできない。多くの問題行動や全般的な理解の低下がみられることがある。

　一方、要支援状態とは『身体上若しくは精神上の障害があるために入浴、排せつ、食事等の日常生活における基本的な動作の全部若しくは一部について厚生労働省令で定める期間（6カ月〈施行規則第3条〉）にわたり継続して常時介護を要する状態の軽減若しくは悪化の防止に特に資する支援を要すると見込まれ、又は身体上若しくは精神上の障害があるために厚生労働省令で定める期間（6カ月〈施行規則第3条〉）にわたり継続して日常生活を営むのに支障があると見込まれる状態であって、支援の必要の程度に応じて厚生労働省令で定める区分（以下「要支援状態区分」という）のいずれかに該当するもの』をいう（法第7条第2項）。

第7章　地域言語聴覚療法に必要な知識④―介護保険制度と障害者福祉制度―

　要介護状態であるという認定を受けた被保険者を要介護者、要支援状態であるという認定を受けた被保険者を要支援者という。**表5**に要支援者および要介護者の状態像の例を示す。

③介護サービスの種類

　要介護認定の結果により利用可能なサービスの種類が異なる（**図2**）。「非該当」の場合、地域支援事業として介護予防事業、市町村の実情に応じたサービスが利用可能となる。また「要支援1・2」の場合、予防給付として介護予防サービス、地域密着型介護予防サービスが利用可能となる。「要介護1〜5」の場合には介護給付として施設サービス、居宅サービス、地域密着型サービスが利用可能である。

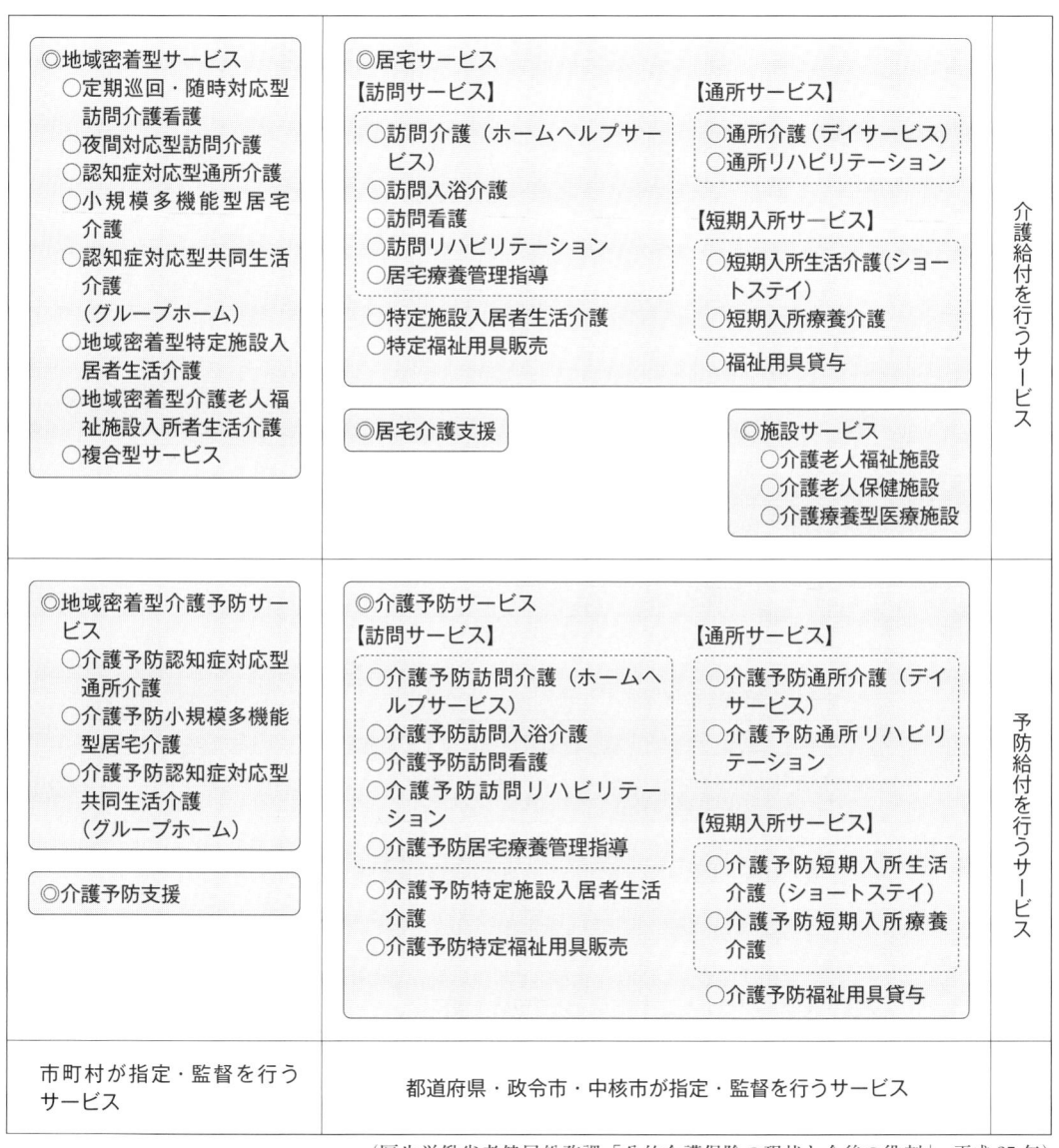

市町村が指定・監督を行うサービス	都道府県・政令市・中核市が指定・監督を行うサービス	
◎地域密着型サービス 　○定期巡回・随時対応型訪問介護看護 　○夜間対応型訪問介護 　○認知症対応型通所介護 　○小規模多機能型居宅介護 　○認知症対応型共同生活介護（グループホーム） 　○地域密着型特定施設入居者生活介護 　○地域密着型介護老人福祉施設入所者生活介護 　○複合型サービス	◎居宅サービス 【訪問サービス】 　○訪問介護（ホームヘルプサービス） 　○訪問入浴介護 　○訪問看護 　○訪問リハビリテーション 　○居宅療養管理指導 　○特定施設入居者生活介護 　○特定福祉用具販売 ◎居宅介護支援 【通所サービス】 　○通所介護（デイサービス） 　○通所リハビリテーション 【短期入所サービス】 　○短期入所生活介護（ショートステイ） 　○短期入所療養介護 　○福祉用具貸与 ◎施設サービス 　○介護老人福祉施設 　○介護老人保健施設 　○介護療養型医療施設	介護給付を行うサービス
◎地域密着型介護予防サービス 　○介護予防認知症対応型通所介護 　○介護予防小規模多機能型居宅介護 　○介護予防認知症対応型共同生活介護（グループホーム） ◎介護予防支援	◎介護予防サービス 【訪問サービス】 　○介護予防訪問介護（ホームヘルプサービス） 　○介護予防訪問入浴介護 　○介護予防訪問看護 　○介護予防訪問リハビリテーション 　○介護予防居宅療養管理指導 　○介護予防特定施設入居者生活介護 　○介護予防特定福祉用具販売 【通所サービス】 　○介護予防通所介護（デイサービス） 　○介護予防通所リハビリテーション 【短期入所サービス】 　○介護予防短期入所生活介護（ショートステイ） 　○介護予防短期入所療養介護 　○介護予防福祉用具貸与	予防給付を行うサービス

（厚生労働省老健局総務課「公的介護保険の現状と今後の役割」、平成25年）

図2　介護サービスの種類

Ⅲ 介護保険制度とケアマネジメント

　介護保険制度では、介護が必要になった高齢者は行政による措置を受けるのではなく、自分に合ったサービスを自らの意思で選ぶことができるようになった。しかし、現実的には20種類前後のサービスの中から、最も適切なサービスを選んで組み合わせ、さらにサービスを受ける事業所を決め、利用手続きも自分でしなければならないということは、高齢者には容易なことではない。そこで、介護保険制度には、サービス選択の支援をするケアマネジメントが導入された（図3）。利用者や家族のニーズに合わせて、保健・医療・福祉サービスが総合的・一体的・効率的に提供されるように、利用者とサービスを結びつけるための手法がケアマネジメントであり、介護保険制度における「介護支援サービス」である。

　また、ケアマネジメントは、次のように高齢者ケアの原則に則って行われる。

1 自己決定の尊重

　高齢者が自己決定できるように支援することが大切である。そのために、サービスの内容やそのサービスを受けることにより予測できる結果（効果）などをわかりやすく説明したうえで、利用者本人が自己決定し文書で了解を得ること（インフォームド・コンセント、インフォームドチョイス）

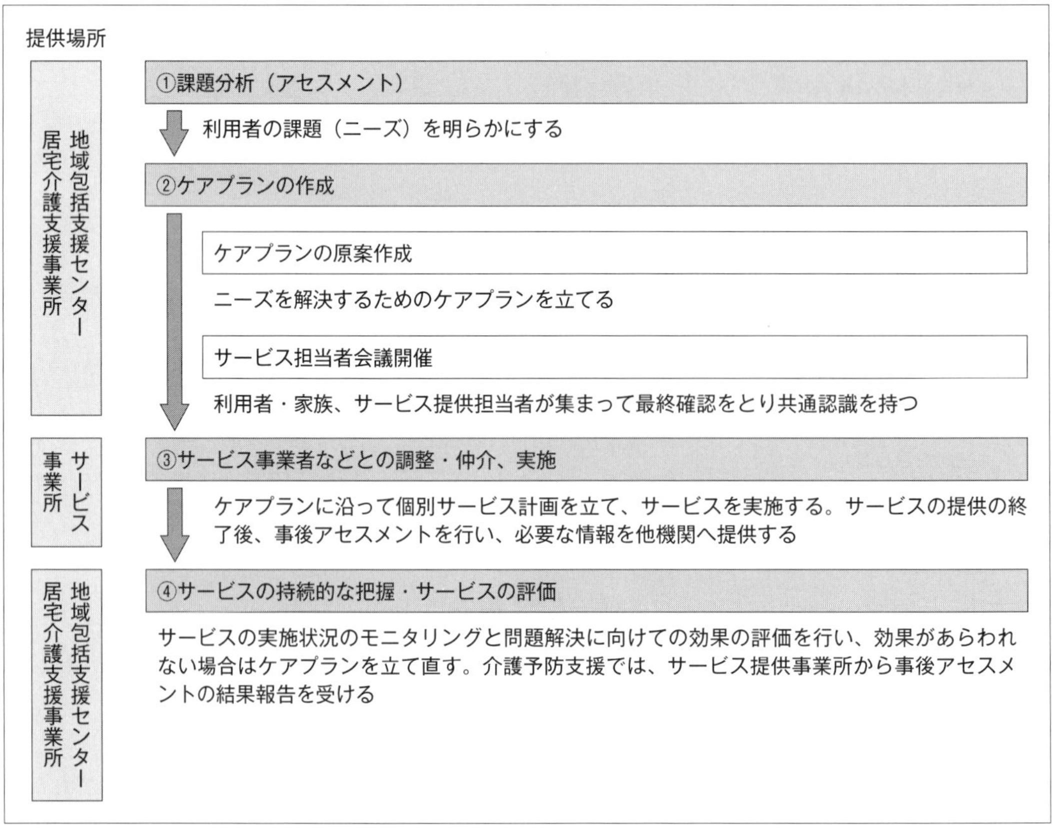

提供場所	
地域包括支援センター／居宅介護支援事業所	①課題分析（アセスメント） 　利用者の課題（ニーズ）を明らかにする ②ケアプランの作成 　ケアプランの原案作成 　ニーズを解決するためのケアプランを立てる 　サービス担当者会議開催 　利用者・家族、サービス提供担当者が集まって最終確認をとり共通認識を持つ
サービス事業所	③サービス事業者などとの調整・仲介、実施 　ケアプランに沿って個別サービス計画を立て、サービスを実施する。サービスの提供の終了後、事後アセスメントを行い、必要な情報を他機関へ提供する
地域包括支援センター／居宅介護支援事業所	④サービスの持続的な把握・サービスの評価 　サービスの実施状況のモニタリングと問題解決に向けての効果の評価を行い、効果があらわれない場合はケアプランを立て直す。介護予防支援では、サービス提供事業所から事後アセスメントの結果報告を受ける

図3　居宅介護支援・介護予防支援におけるマネジメントの流れ

が基本となる。

2 自立支援

自立には、日常生活動作（ADL）などの身辺自立、経済面での経済的自立、自分のことを自分で決める人格的自立などがあるが、ケアマネジメントの最終的な目的は、主体的に生きることを支援することにある。

3 生活の継続性の支援

高齢者ケアにおいて、過去・現在・未来の時間経過を連続したものとして支援していくことは重要な課題である。居宅から施設へ、逆に施設から居宅へと生活の拠点を移行した際には、高齢者のそれまでの価値観や文化が損なわれないように支援していかなければならない。一方、時間的な継続性とは、ある時点における多様なニーズが満たされることが積み重なっていくことであり、その時々で変化するニーズを的確に把握し、対応する必要がある。

4 まとめ

介護保険制度が創設され、十余年が経ち数々の改正がなされてきた。言語聴覚士として年々改定される制度のすべてを理解することは容易ではないし現実的でもない。しかし、自分が提供する言語聴覚療法が、どのような制度的根拠に基づいているのかを理解することは、地域で言語聴覚療法を発展させるため、具体的に連携していく人、機関はどこなのかを考えていく際に必ず役立つ。働く地域で、介護保険制度がどのように解釈され運用されているのか、言語聴覚士も自ら情報提供していく必要がある。

IV 障害者福祉制度と難治性疾患（難病）対策

障害者福祉と難病対策はそれぞれ異なる制度で行われてきたが、2013（平成25）年に「障害者自立支援法」が「障害者総合支援法」に改定されたことで、障害者施策の対象が難病患者にまで広げられた。難病患者にとって、これらの制度で受けられるサービスは生活の根幹をなす、なくてはならない支援である。支援を行う言語聴覚士にとっても、補装具（補聴器、意思伝達装置など）や日常生活用具（携帯用会話補助装置など）の給付は、専門職としての意見を求められるだけでなく、それらの機器を活用するために練習を行う立場である以上、しっかりとした知識を持って臨まなければならない。障害者施策においても「福祉の増進」から「自立支援」「社会参加」へと変化している現在、制度の理解は欠かせない。

1 障害者福祉制度

（1）障害者総合支援法の創設

日本の障害者福祉施策は1970（昭和45）年に制定された「障害者基本法」が根幹をなしており、

2011（平成23）年に大幅に改正された。障害者サービスに関する制度としては、1970（昭和45）年の「心身障害者対策基本法」に始まり、2004（平成16）年の支援費の導入、2006（平成18）年には「障害者自立支援法」が制定されたが、身体、知的障害と並んで新たに精神障害が法の対象となり、三障害が統合された形での総合的障害者福祉施策となった。一方で、サービス利用に際して1割の応益負担が利用者に課せられることとなり、障害者からの違憲訴訟が全国各地で起きる結果となった。その後、数々の議論が重ねられ、2013（平成25）年に「障害者自立支援法」を一部見直す形で「障害者総合支援法（正式名称：障害者の日常生活及び社会的生活を支援するための法律）」に改正された。

(2) 障害者総合支援法

2014（平成26）年3月現在、2013（平成25）年、2014（平成26）年、制定3年後を目処に検討と3期に分けて施行されることになっている。

1) 基本理念

「共生社会の実現」を目的とし、「社会参加機会の確保、地域社会における共生、社会的障壁の除去に資するよう、総合的かつ計画的に行われること」を新たに基本理念とした。

2) 障害者（児）の範囲

「難病等」が加わった。この「難病等」の範囲については、当面の措置として「難病患者等居宅生活支援事業」の対象疾患と同じとし見直しを行うものとした。

3) 地域支援事業の追加

市町村、都道府県の行う地域支援事業の必須事業として、障害者に対する理解を深めるための研修や啓発を行う事業、意思疎通支援（手話通訳など）を行う者を養成する事業などが新たに加えられた。

4) サービス基盤の計画的整備

障害者福祉計画の策定にあたり、市町村は障害者などの実態やニーズの把握に努め、定期的な検証と見直しを行うべきとした。さらに、自立支援協議会について地域の実情に応じて名称を見直し、当事者や家族の参画を明確化した。

5) 障害支援区分の創設

障害者自立支援法における「障害程度区分」を、障害の多様な特性その他の心身の状態に応じて必要とされる標準的な支援の度合いを総合的に示す「障害支援区分」に改めた。

6) 障害者に対する支援

重度訪問介護の対象の拡大、ケアホーム（共同生活介護）のグループホーム（共同生活援助）への一元化、地域移行支援の対象の拡大を図る。

7) 法律施行後3年後を目処に検討する項目

以下の項目について具体的な施行期間は決まっていないが、その検討にあたっては、障害者やその家族、その他の関係者の意見を反映させる措置を講ずるものとしている。

ⅰ）常時介護を要する障害者などに対する支援、障害者などの移動の支援、障害者の就労の支援

その他の障害福祉サービスのあり方
ⅱ) 障害支援区分の認定を含めた支給決定のあり方
ⅲ) 障害者の意思決定支援のあり方
ⅳ) 障害福祉サービスの利用の観点からの成年後見制度の利用促進のあり方
ⅴ) 手話通訳などを行う者の派遣その他の聴覚、言語機能、音声機能その他の障害のため意思疎通を図ることに支障がある障害者などに対する支援のあり方
ⅵ) 精神障害者および高齢の障害者に対する支援のあり方

2 難治性疾患（難病）対策（表6）

わが国の難病対策は、1972（昭和47）年に定められた「難病対策要綱」を踏まえ①希少性、②原因不明、③効果的な治療法が未確立、④生活面への長期にわたる支障（長期療養を必要とする）という要件を満たす疾患を対象にして、**表6**に示す五つの対策に基づき各種事業を推進している。また、2013（平成25）年に障害者自立支援法が施行されたことにより、症状が変動することから障害者手帳を取得できず、利用できなかった障害者福祉サービスを難病患者も利用できることになった。このうち、地域言語聴覚療法を行ううえで、必要と考える事業内容として、(1)医療施設などの整備と地域における保健・医療・福祉の連携を合わせた地域連携、(2)医療費の自己負担の軽減、(3)QOLの向上を目指した福祉施策の推進を目的に行う難病患者等居宅生活支援事業について概要を説明する。

表6　難病対策の概要

五つの対策	主な事業
(1) 調査研究の推進	厚生労働科学研究 ・難治性疾患克服研究 ・障害者対策総合研究 ・免疫アレルギー疾患等予防・治療研究 ・子ども家庭総合研究　　　　　　　　　など
(2) 医療施設等の整備	重症難病患者拠点・協力病院 国立高度専門医療研究センター 独立行政法人国立病院機構　　　　　　　など
(3) 医療費の自己負担の軽減	特定疾患治療研究 小児慢性特定疾患治療研究 育成医療 更生医療 重症心身障害児（者）措置 進行性筋萎縮症児（者）措置　　　　　　など
(4) 地域における保健医療福祉の充実・連携	難病特別対策推進事業 難病相談・支援センター事業 特定疾患医療従事者研修事業 難病情報センター事業
(5) QOLの向上を目指した福祉施策の推進	難病患者等居宅生活支援事業

（厚生労働省健康局「難治性疾患対策について」一部抜粋、平成23年）

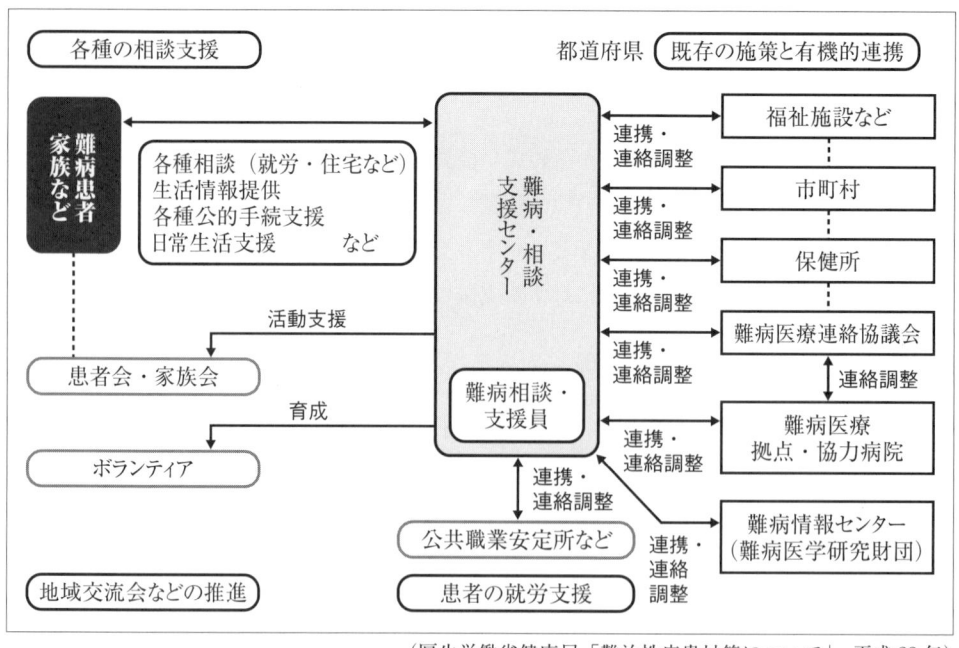

(厚生労働省健康局「難治性疾患対策について」、平成23年)

図4　難病相談・支援センターのイメージ図

(1) 地域における難病支援体制

　都道府県ごとに難病相談・支援センター(図4)を設置し、関係機関が連携して支援できる体制づくりが進められている。2011(平成23)年までに設置された難病相談・支援センターの数は49カ所であり、最も多い21カ所が患者団体に委託されるケースであり、次いで県直営または社会福祉協議会などが運営するものが19カ所、医療機関・医師会に委託されるケースが9カ所となっている。この難病相談・支援センターは、難病患者および家族などからの相談に対し就労や住宅などに関する生活情報を提供し、各種公的手続の支援、また日常生活支援などを行う。また、地域の難病医療拠点・協力病院などの医療機関などと連携し必要な医療支援を行うとともに、さらには公共職業安定所などとも連携して、難病患者の就労支援を行うために設立されている。

(2) 医療費の助成

　自己負担限度額表に基づき、生計中心者の前年の所得税課税年額に応じて七つの階層区分を設け、それにより入院費および外来などでかかった医療費を助成するものである。この区分により、市町村住民税が非課税の場合は、自己負担の月額限度額が0円と最も少ない。さらに、対象患者が生計中心者である場合には、さらに限度額が1/2に引き下げられる。この区分の他に重症者認定を受けると月額限度額は0円となる。

(3) 難病患者等居宅生活支援事業

　1997(平成9)年から開始された事業であり、難病患者等ホームヘルプサービス事業(ホームヘル

表7 難病患者等日常生活用具（18品目）の一覧

①便器	⑦車いす（電動車いすを含む）	⑬居宅生活動作補助用具
②特殊マット	⑧歩行支援用具	⑭特殊便器
③特殊寝台	⑨電気式たん吸引器	⑮訓練用ベッド
④特殊尿器	⑩意思伝達装置	⑯自動消火器
⑤体位変換器	⑪ネブライザー（吸入器）	⑰動脈血中酸素飽和度測定器
⑥入浴補助用具	⑫移動用リフト	⑱整形靴

（厚生労働省健康局「難治性疾患対策について」一部抜粋、平成23年）

パー派遣）、難病患者等短期入所事業（医療施設へのショートステイ）、難病患者等日常生活用具給付事業（**表7**）といった、患者の療養生活の支援を目的とした事業を実施し、地域における難病患者などの自立と社会参加の促進を図るものであったが、2013（平成25）年より障害者総合支援法によるサービスに統合された。

③ 障害者総合支援法に基づく給付等事業

「障害者総合支援法」では、地域生活支援事業が追加されるとともに、支援体系も変化する方向にある。ここでは、地域において言語聴覚士が関わることの多いと思われる補装具費支給制度と日常生活用具給付等事業を利用する際の具体的な手続きについてまとめる。地域による給付の差は解消されつつあるが、制度自体の理解が進んでいない自治体があることも事実である。言語聴覚士は制度を理解し、近隣他地域の給付の現状を情報収集し、自治体窓口などと交渉していくことも求められる。

(1) 補装具と補装具費支給制度

補装具（**表8**）とは、以下の三つの要件すべてを満たすものと定義される。
①身体の欠損や損なわれた機能を補完し、代替えするもの
②身体に装着して日常生活または就学・就労に用いるもので、同一製品を継続して使用するもの
③給付に際して専門的知見（医師の判定書または意見書）を要するもの

補装具費支給制度は、障害者が日常生活を送るうえで必要な移動などの確保や、就労場面における能率の向上を図ることおよび障害児が将来、社会人として独立自活するための素地を育成・助長することを目的としており、補装具について購入または修理した費用について、負担能力に応じて支給する全国共通の個別給付制度である。

給付の要否に関しては、身体更生相談所などの判定または意見に基づき市町村が補装具費の支給決定を行うこととなっている。制度の利用方法は償還払いと代理受領の2通りがあり**表9**に手続きの流れを示す。利用者負担は、世帯所得に応じ負担上限限度額を設けたうえで定率1割負担とされていたが、利用者の負担能力に応じ決まる応能負担が原則となった。さらに利用者負担の軽減を図る目的で、高額障害者福祉サービスと補装具費を合算し、市町村が利用者に対して支給する給付費

表8 補装具の種目一覧

義肢	義手(肩、上腕、肘、前腕、手、手部、手指) 義足(股、大腿、膝、下腿、果、足根中足、足指)
装具	下肢、靴型、体幹、上肢
座位保持	普通型、リクライニング式普通型、モールド型、可変調整型
その他	盲人安全つえ / 義眼 / 眼鏡 点字器 / 補聴器 / 人工喉頭 車いす / 電動車いす / 座位保持いす 起立保持具 / 歩行器 / 頭部保護帽 頭部保持具 / 排便補助具 / 収尿器 ストマ用装具 / 歩行補助つえ

表9 補装具費支給事務の流れ

機関		手続きの流れ	
市町村	1	補装具費支給申請	
	2	意見照会(判定依頼)	
身体更生相談所など (指定育成医療機関、保健所)	3	意見書、判定書の交付	
市町村	4	補装具費支給決定	
利用者と補装具業者	5	重要事項の説明	
身体更生相談所など	6	製作指導・適合判定	
利用者		償還払いの場合	代理受領の場合
	7	製品の受け渡し	製品の受け渡し
	8	業者への補装具の購入(修理)費の支払い	業者への補装具の購入(修理)費の自己負担金分の支払い
	9	市町村へ補装具費支払いを請求	業者が市町村へ補装具費支払いを請求
市町村	10	補装具費の支給	

の月額を決めるように見直された。「伝の心」などの重度障害者用意思伝達装置は、会話をはじめとした意思伝達という機能を代替しており、入力スイッチや装置使用のための固定や環境設定までを含む補装具として考えられている。

1) 日常生活用具と日常生活用具給付等事業

日常生活用具(**表10**)とは、以下の三つの要件すべてを満たすものと定義される。

①安全かつ容易に使用できるもので、実用性のあるもの

②日常生活上の困難を改善し、自立を支援し社会参加を促進するもの

③製作や改良・開発にあたって障害に関する専門知識や専門技術を要するもので日常生活品として一般に普及していないもの

表10 日常生活用具給付・貸与品目一覧

浴槽	湯沸器	入浴担架	入浴補助用具
便器	特殊便器	特殊マット	頭部保護帽
訓練椅子	電動タイプライター	ワードプロセッサー	意思伝達装置
携帯用会話補助装置	電動歯ブラシ	火災警報器	自動消火装置
特殊寝台	介護用リフト	段差解消機	体位交換器
特殊尿器	テープレコーダー	時計	タイムスイッチ
カナタイプライター	点字タイプライター	電卓	音声式体温計
盲人用体重計	電磁調理器	秤	視覚障害者用拡大読書器
音響案内装置	屋内信号装置	聴覚障害者用通信装置	フラッシュベル
文字放送デコーダー	会議用拡聴器	携帯用信号装置	ガス安全システム
酸素吸入装置	電気式たん吸引器	酸素ボンベ運搬車	ネブライザー（吸入器）
空気清浄器	透析液加温器	ルームクーラー	福祉電話

　日常生活用具給付等事業は、重度障害者の日常生活が円滑に行われるための用具を給付または貸与することなどにより、福祉の増進に資することを目的としている。また市町村の行う地域支援事業のうち、必須事業の一つとして規定されている。これらの用具は介護・訓練支援用具、自立生活支援用具、在宅療養等支援用具、情報・意思疎通支援用具、排泄管理支援用具、居宅生活支援用具の六つに分類される。具体的な対象品目は市町村が地域の実情に応じて決定することとなっており、長年、地域格差が課題とされてきた。このたびの「障害者総合支援法」が施行されたことで、これら課題が解消されることが期待される。

　申請方法は、市町村長に申請し市町村による給付などの決定後、給付を受ける流れで進める。利用者の費用負担は市町村の判断により異なる。

　2）補装具・日常生活用具支給基準

　補装具と日常生活用具のうち、言語聴覚士が関わることが多いと思われる補聴器、人工喉頭と意思伝達装置、携帯用会話補助装置、電気式たん吸引器の支給基準をそれぞれ表11、表12に示す。

4 身体障害者手帳制度

　身体障害者手帳は、身体障害者福祉法に基づき定められた一定の障害（表13）がある場合に交付されるものであり、各種の福祉サービスを受けるために必要となる。ここでは、東京都を例に挙げて説明する。

　手帳の交付対象となる障害の範囲は身体障害者福祉法によって定められており、身体障害者障害程度等級表（身体障害者福祉法施行規則別表第5号）により1～7級までの区分が設けられている（ただし、7級の障害が一つのみでは手帳の対象にはならない）。また障害が永続することを前提としているため手帳に有効期限はないが、障害の状態が変化したり障害がなくなった場合には、等級変更や返還の手続きが必要となる。東京都の場合、これらを具体的に判断するため、東京都身体障害認

表 11　言語聴覚士が関わることが多い補装具

種目	名称	基本構造	付属品
補聴器	高度難聴用ポケット型	JISC5512-2000 による。90 デシベル最大出力音圧のピーク値の表示値が 140 デシベル未満のもの。	電池 イヤーモルド
	高度難聴用耳かけ型	90 デシベル最大出力音圧のピーク値が 125 デシベル以上に及ぶ場合は出力制限装置を付けること。	
	重度難聴用ポケット型	90 デシベル最大出力音圧のピーク値の表示値が 140 デシベル以上のもの。その他は高度難聴用ポケット型および高度難聴用耳かけ型に準ずる。	電池 イヤーモルド
	重度難聴用耳かけ型		
	耳あな型（レディメイド）	高度難聴用ポケット型および高度難聴用耳かけ型に準ずる。ただし、オーダーメイドの出力制限装置は内臓型を含むこと。	電池 イヤーモルド
	耳あな型（オーダーメイド）		電池
	骨導型ポケット型	IECpubll8-9（1985）による。90 デシベル最大フォースレベルの表示値が 110 デシベル以上のもの。	電池 骨導レシーバー ヘッドバンド
	骨導型眼鏡型		電池 平面レンズ
重度障害者用意思伝達装置	文字等走査入力方式	意思伝達機能を有するソフトウェアが組み込まれた専用機器であること。文字盤またはシンボルなどの選択による意思の表示などの機能を有する簡易なもの。	固定台 呼び鈴 スイッチ
	生体現象方式	生体信号の検出装置および解析装置	

表 12　言語聴覚士が関わることが多い日常生活用具給付・貸与品目一覧

種目	性能	対象者
人工喉頭	笛式と電動式がある。笛式とは呼気によりゴム膜を振動させ、ビニールなどの管を通じて音源を口腔内に導き、構音化するもの 電動式とは顎下部などにあてた電動板を駆動させ、経皮的に音源を口腔内に導き構音化するもの	喉頭摘出者
携帯用会話補助装置	携帯式で、ことばを音声または文章に変換する機能を有し、障害者が容易に使用できるものを指す	音声言語機能障害
電気式たん吸引器	障害者が容易に使用できるもの	呼吸機能障害など

第7章　地域言語聴覚療法に必要な知識④―介護保険制度と障害者福祉制度―

表13　身体障害者手帳の対象となる障害

視覚障害	聴覚障害
平衡機能障害	音声言語機能障害
咀嚼機能障害	肢体不自由
心臓機能障害	腎臓機能障害
呼吸器機能障害	膀胱又は直腸機能障害
小腸機能障害	ヒト免疫不全ウイルスによる免疫機能障害
肝機能障害	

(厚生労働省「身体障害者障害程度等級表」一部改変)

表14　精神障害等級

等級	程度	内容
1級	高度	精神障害であって、日常生活の用を弁ずることを不能ならしめる程度のもの
2級	中等度	精神障害であって、日常生活が著しい制限を受けるか、または日常生活に著しい制限を加えることを必要とする程度のもの
3級	軽度	精神障害であって、日常生活もしくは社会生活が制限を受けるか、または日常生活もしくは社会生活に制限を加えることを必要とする程度のもの

定基準を定めており、これにより障害認定を行っている。交付のための手続きは区市町村窓口で事前に申請用紙を受け取り、身体障害者福祉法指定医に診断書・意見書を作成してもらい、写真を添えて区市町村窓口に提出する。1～2カ月ほどで手帳が都知事より交付される。

5 精神障害者保健福祉手帳制度

　この制度は、精神障害がある人が一定の障害にあることを証明し、この手帳を持つことでさまざまな支援が受けられるものである。そして精神障害がある人が自立して生活し、社会参加するための手助けとなるものである。1995（平成7）年に出された精神障害者保健福祉手帳制度実施要領に基づき、各都道府県で実施されている。ここでは、東京都における手続きを例に挙げて説明する。

　対象は「精神障害のために日常生活や社会生活にハンディキャップを持つ人」とされ、統合失調症や気分（感情）障害、非定型精神病、てんかん、中毒精神病だけでなく、器質性精神病として高次脳機能障害（記憶、遂行機能、注意、社会的行動などの障害）や発達障害も含まれる。

　交付のための手続きは、本人または家族などが区市町村窓口に申請する。その際には、指定された①申請書、②診断書とともに本人の写真や印鑑などを持参する。有効期限は2年間であり更新申請が必要となる。申請に基づいて審査を行い等級が決定されれば、都知事が精神障害者保健福祉手帳を交付する。障害等級の判定は、(1) 精神疾患の存在の確認、(2) 精神疾患（機能障害）の状態の確認、(3) 能力障害（活動制限）の確認、(4) 精神障害の程度の総合判定という順を追って行われる。その等級は1～3級の3段階である（**表14**）。

手帳が交付された場合に受けられるサービスは、東京都では所得税や住民税などの税金の減額・免除や、都営交通乗車証の発行で都電、都バス、都営地下鉄などへの無料乗車がある。その他にも都営住宅の入居・特別減額や都立施設の無料利用、携帯電話の利用割引などのサービスを受けることができる。

（文献）
1）社団法人全国老人保健施設協会（編）：介護老人保健施設職員ハンドブック '09年度．厚生科学研究所，2009
2）厚生労働省老健局総務課：公的介護保険制度の現状と今後の役割．2013
3）茨木尚子：障害者総合支援法—その成立までの経過と課題．総合リハ　41：723-729，2013
4）厚生労働省健康局：難治性疾患対策について　会議資料3．2011
5）難病情報センターホームページ（http://www.nanbyou.or.jp）
6）作業療法ジャーナル編集委員会：テクニカルエイド—生活の視点で役立つ選び方・使い方（作業療法ジャーナル増刊号）．**46**：678，2012
7）東京都精神障害者保健福祉手帳制度パンフレット（平成24年8月版）
8）長谷憲明：よくわかる！新しい介護保険のしくみ．瀬谷出版，2006
9）田中雅子（監）：一発合格！ケアマネジャー徹底対策テキスト　2012年度版．ナツメ社，2012

第8章

地域言語聴覚療法の実践

第8章 地域言語聴覚療法の実践

I 五つの目的に応じた地域言語聴覚療法

1 ソフトランディングを目的とした言語聴覚療法の実践

　ソフトランディングとは、退院後の在宅生活をスムーズにスタートさせ、混乱なく安定して送れるように支援するものである。その準備は入院中から行われ、主に病院スタッフが退院後の在宅生活を想定して行う。退院が決まると多くの場合、退院時カンファレンスが開かれ、病院スタッフと在宅スタッフが情報を共有し、具体的な在宅生活支援計画が話し合われる。退院後は在宅スタッフが計画に基づいて具体的支援を行う。ここでは、退院後に（在宅スタッフが）行う在宅生活の開始を支援する言語聴覚療法についてまとめる。

(1) 在宅におけるアセスメント―丁寧な聞きとりの重要性

　退院直後の在宅生活を支援するために、言語聴覚士は本人や家族が気づいていないが、生活上支障となり得る問題をアセスメントする必要がある。そのためにまず、事前情報を把握し、情報を分析し、生活課題やリスクが高い問題をあらかじめ予測しておく。あたりをつけておくことで、聞きとりの際の聞き漏らしをなくし、観察評価の視点を明確にすることができる。

　具体的には退院後の生活で不便なこと、困っていることを本人や家族から丁寧に聞きとる。その場合、すでに顕在化している問題はこちらから聞かなくても相談に挙がる可能性が高く、比較的把握しやすい。しかし、本人や家族が話す内容だけでは十分とはいえず、言語聴覚士は本人や家族が気づいていない問題についても必要な情報を集め、総合的にアセスメントすることが重要である。そして、本人、家族の心理面に配慮し、本人と家族の抱える不安の訴えをしっかりと傾聴し、解決できる方法を一緒に探していく。話をしただけで不安が軽減する、話をする中で気持ちに整理がつき自分で解決法を見出せることもある。患者・利用者の不安を軽減し、自信ややる気、活動性を引き出すことが重要であり、障害があっても自立しようと努力する本人の姿は、家族や関係職種によい影響を及ぼすと考える。

　ソフトランディングの時期は、本人や家族と言語聴覚士の間に十分な信頼関係が成立していないことが多い。プライベートに関する質問をすることを事前に断ることや失礼のない質問の内容や聞き方を心がけるなど十分な配慮が必要になる。また、退院直後は身体機能、生活様式など病前との違いに、本人だけではなく家族も混乱している。この時期に介入するにあたり、身体機能面だけで

なく、本人や家族に対する心理面への配慮も忘れないようにしたい。

(2) 環境の再設定

退院直後の在宅生活の設定は退院後の生活を想定して入院中に行われたものである。在宅生活の様子をアセスメントして、必要があれば実際の生活に沿うものに変更していく。一度にすべてを変更するのではなく、困っていることやリスクが高いと思われることを優先して行う。変更や優先順位づけは「押しつける」のではなく、本人や家族の意向を確認したうえで一緒に検討することが大切である。新たな提案をする場合、本人や家族が「実施できる範囲」を考慮して、介護負担感が増加しないよう心がける。

(3) 機能回復促進の視点

最後に、退院直後は機能の回復途上にある場合が多い。変化する機能に応じた環境設定を行うために機能評価は重要である。機能回復の促進と生活支援の両方に働きかけることが、地域言語聴覚療法には求められる。詳細は後述する。

(4) ケース：退院直後の摂食条件の再設定と調整（図1）

1) 生活歴と現病歴

ケースは14年前の脳出血により失語症を発症し、下肢に障害がある夫と二人暮らしをしていた。

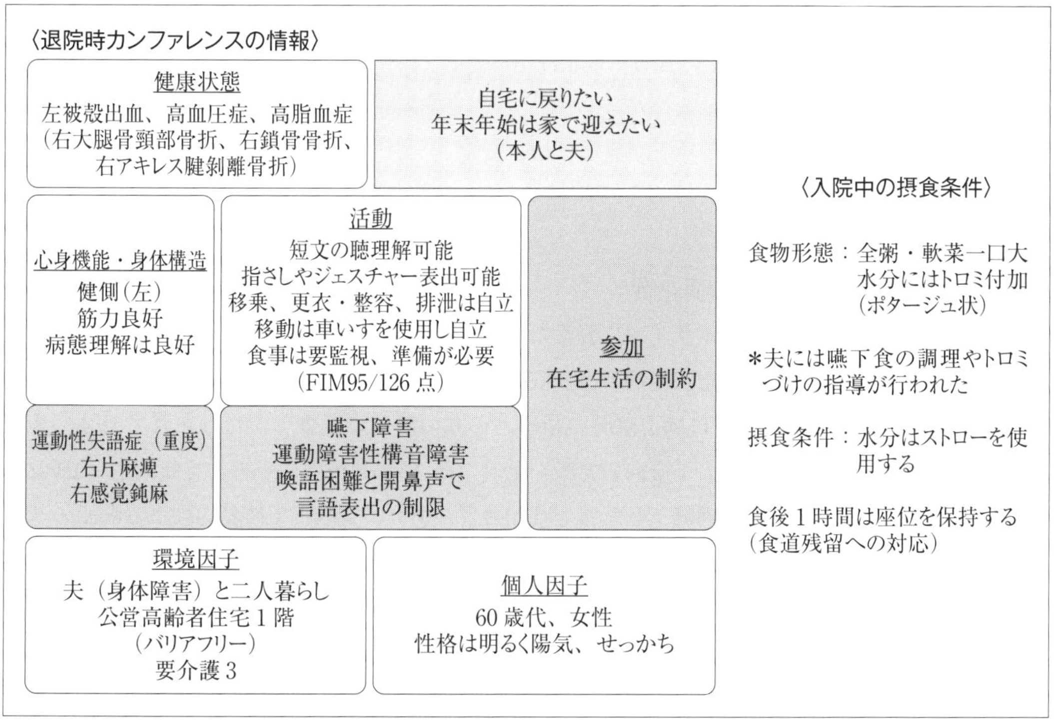

図1　ICFを用いたケース情報の整理

主介護者である夫は、本人が夏頃から食事中にむせることが増えたことに気づいてはいたが、主治医には相談せず、秋頃には食事がとれなくなった。そこでようやく主治医に相談し受診を勧められる。D病院では胃の内視鏡検査を行い問題は認めなかったが、その後も改善せず、D病院の耳鼻咽喉科の受診で嚥下障害を指摘される。嚥下リハビリテーション目的にてE病院に入院する。VF検査にてあらゆる食形態で咽頭残留を認め嚥下訓練を実施したが、顕著な改善はなく、トロミ茶の少量の気管への流れ込みがあり食道残留が顕著にみられた。

年末年始は自宅で迎えたいという本人と夫の強い希望により、急遽、自宅退院が決まり入院中に調理者である夫に対して、食物形態の変更に伴う調理の練習や適切なトロミづけの指導が行われた。

2）退院時カンファレンス

退院前にケアマネジャー、ヘルパー、デイサービススタッフ、訪問看護師、訪問リハビリ（言語聴覚士）が出席してカンファレンスが開催された。病院のソーシャルワーカーから在宅復帰に向けて以下の問題点が報告された。

・入院前から夫は調理を含めた家事をしていたが、病院での調理実習時に「嚥下食をつくれるかなぁ、面倒だなぁ」と言っていた。
・今回の入院に至る経過をみると食事中にむせることには気づいていたが、どうにも食事がとれなくなるまで主治医に相談していなかった。

以上の報告から、在宅生活の継続に必要なポイントを在宅支援スタッフ内で共有し、以下の支援計画を立案した。

・夫がトロミづけや嚥下食の調理を適切に行えるように支援する。
・早期に異常を発見して受診につなげられるようにする。

その中で、言語聴覚士は在宅での食事摂取状況を確認し、必要に応じて調整を図ることとなった。

3）初回訪問

初回訪問時に行ったアセスメントと摂食条件の再設定、ケアマネジャーなど在宅関連職種への報告内容をまとめる。

①アセスメント

a. 本人の状態確認と現状の機能評価

体温、脈、血圧などのバイタルサインに異常なし。口腔機能評価では、口腔顔面失行と開鼻声が顕著で、発話は聴取困難であった。安静時より痰の貯留による咽頭残留音が聞かれた。次に水分摂取の様子を観察評価した。お茶には退院時の指導どおりの濃度でトロミが付けられており、ストロー付きのカップで飲んでいた。下を向いて吸い上げた後、頭部を後方にそらせて飲み込んでいた。むせることはなかったが、複数回嚥下した後も咽頭残留があり、空嚥下や咳払いによる咽頭のクリアランスは不良であった。飲水後ほぼ常時、咽頭残留があることから誤嚥性肺炎の可能性が高いと判断した。そこで、水分摂取方法の変更と口腔内清潔の保持を第一目標とした。水分摂取方法については、夫からも「いつも下を向いているしストローじゃ吸い込めないんだよ。頭を後ろにそらすからむせるんだ」という言葉があり、そばで聞いていた本人もうなずいていた（本人も夫も現在の方法では、うまく水を飲めないと気がついていた）。

咳反射は残存していたが鼻咽腔閉鎖不全のため強い咳払いはできず、咽頭のクリアランスは不良であった。口腔ケアの様子を実際に評価すると、右片麻痺はあるが準備から自分で行い、口腔内をすすぐうがいではあったが、咽頭に残留している痰を吐き出すことができた。うがい後の飲水では、「飲みやすい」というジェスチャー表現がみられた。

　b．食事の摂取状況の聞きとり

　夫から「時々咳込むことはあるが、落ちついて食べるように言っている」「ひどくむせると大丈夫か、不安になる」という言葉があった。

　c．生活状況の聞きとり

　夫の嚥下食づくりの負担感について「ちょっと面倒だけれど、今のところ何とかやっているよ」との返事が聞かれた。退院後2週間経過した時点でも、夫が食事の準備に疲れている様子はみられなかった。

②摂食条件の再設定

　a．水分摂取方法の変更

　左手でコップを持ち口まで運べたため正面を向いてコップから直接取り込むことを提案した。取り込み姿勢を保つには数回の声かけを必要としたが、頭部を後方にそらすことなく飲めるようになった。本人も飲みやすいというジェスチャー表現をみせた。同席した夫にも確認を取り、その場で飲み方を変更した。

　b．食前の口腔ケアの導入

　うがいによる排痰ができ、直後の飲水がむせなく行えた様子を夫も一緒に見ていた。本人、夫の両者にうがいの重要性を実感してもらえたことから「食前にはブクブクうがいをして、喉の痰を出しましょう」と食前のうがいを提案した。準備から実施まで自分で行えるので、夫には食前に口腔ケアの声かけだけをしてもらうようお願いした。

　c．家族指導

　夫には「むせるということは、気管に入ろうとする異物を出そうとする働きなので悪いことではありません。現在のところ、熱も出ていないので大丈夫だと思いますが、熱が出る、食事を食べる量が減る、食べ終わるまでに時間がかかるようになる、むせた後にゴロゴロして食べ続けられないということがあったら、すぐに訪問看護師さんに連絡してください」とむせの意味と放っておいてはいけない状態について、具体的な例を挙げて説明した。

　d．まとめ

　このままの生活を続けていると誤嚥性肺炎を発症する可能性が高いと思われた。早急に安全に水を飲む方法の再検討と咽頭残留を減らす方法の導入が必要と判断した。

③関係職種への状況報告

　初回訪問後すぐにケアマネジャーと訪問看護師に電話連絡し、水分摂取方法の変更と食前の口腔ケア導入に加え、現状の嚥下機能と予想されるリスクを報告した。夫へは危険な状態を判断できるように具体例を挙げて説明をしてきたこと、異常を感じたらすぐに訪問看護師に連絡するよう指示してきたことを伝えた。また、食事時間に訪問することが難しいため、近いうちにデイサービスの

食事時間に見学に行ってもよいか、ケアマネジャーからデイサービス事業所に連絡を取ってもらうようにお願いした。この他、デイサービスについては、すでにコップから飲んでいたという情報があったため連絡はしなかった。

　④その後の経過

　変更直後の訪問時には、まず第一に設定した条件が正しく安全に行われているかを確認した。訪問では体調変化の確認や機能訓練だけでなく、変更事項および導入事項の実施状況と定着の確認、食事時のむせの様子などの聞きとりを行った。夫へは体調変化を判断できるポイントを毎回説明した。食事づくりや食前の口腔ケアの声かけなどの介護負担感の聞きとりを行い、必要なことはケアマネジャーに伝えた。回を重ねるうち「食べやすい食材や調理法がわかってきた」「むせても大きな咳ができているので食べさせている」という言葉が夫から聞かれるようになった。後日、所属施設および訪問先の了承を得て、食事の評価をするためデイサービス利用時に訪問した。食事は痰が絡んで飲み込めないためにミキサー食が提供されていた。家で行っている食前の口腔ケアは実施されていなかった。食後の服薬時にむせることも多いと相談を受けたため、嚥下機能の状態と対処法を伝え、食前の口腔ケアを導入してもらうこととなった。

　4）まとめ

　退院前カンファレンス時に在宅生活の継続に必要なポイントを在宅支援スタッフ内で共有できていたので、優先すべきことがわかりやすかった。本人、夫の両者とも飲み込みに不便さを感じていたことから、水分摂取方法の変更が受け入れやすかったものと考える。食前の口腔ケアも声かけだけで行えたため、夫の介護負担感が少なく定着したものと思われる。環境設定を変更した場合には、安全に継続できるよう責任を持って関わる必要がある。在宅生活に関わるためには機能をみるだけではなく、生活全般をみて問題点を抽出し、優先順位を付け役割分担などのマネジメントをすることが重要である。

2 機能回復を目的とした言語聴覚療法の実践

　医療機関の在院日数の短縮が進む中で、機能回復の途上で在宅復帰するケースが増え、地域言語聴覚療法に対する機能回復促進へのニーズはさらに高まっている。地域においても、言語聴覚士は在宅生活の支援だけでなく、患者・利用者の機能回復の可能性を見極め、必要な機能回復を促進する言語聴覚療法を提供していかなければならない。患者・利用者にとって、機能回復が期待できる時期は限られており、必要な時期に最大限の機能回復を図るために、回復の可能性を見逃さない専門職の目が重要である。ここでは、地域で行う機能回復を目的とした言語聴覚療法について述べる。

(1) 在宅における評価

　在宅では、病院のように既存の検査バッテリーやVF、VEを行う精密な検査を行うことは難しい。そのような生活環境下で正しい機能評価を行うためには、検査ではみることができない機能や生活の場だからこそみえる機能があることを念頭に置き、生活から機能評価していく。しかし、精密な検査が必要と判断される場合には、その旨を主治医に相談して指示を仰ぐことに加え、日頃から医

療機関との連携の中で、必要な精密検査をどこで、どのような手続きで行うことができるかを把握しておくことが必要である。

在宅においても、まず専門的視点から障害の鑑別を行う。障害を鑑別することは対応方法を決めるうえで最も重要である。嚥下障害や構音障害、難聴は症状が比較的わかりやすく発見されやすい。それに比べて失語症は、多少あいまいであっても日々のやりとりができていると思われ見逃されやすい。特に、感覚性失語症と認知症の鑑別は非常に重要で専門的知識が必要となる。いずれの障害も相手の話をうまく理解できないという理解力低下の症状を有するが、現病歴や既往歴などの病歴を含めた生活状況を細かく聞きとり、行動を観察することで鑑別は可能である。評価の詳細については第5章を参照されたい。

評価に際し、あらかじめスクリーニング評価用紙などを作成することで、限られた時間内に効率的に評価することができる。それを定期的に用いることで経時的変化を把握しやすくなる。具体的には認知機能、コミュニケーション機能、口腔機能と摂食嚥下機能をすべて網羅するスクリーニング評価用紙を準備することが望まれる。また、失語症のある患者・利用者には、質問紙を作成し記入してもらうことで、本人が症状をどのように捉えているか、障害の理解や受容についても評価している。同時に「評価用紙に記入する」という指示理解の程度についても評価することができる。

機能評価と合わせて生活状況を評価し、本人の有する生活機能がどのように使われているかを把握する必要がある。生活状況を評価する場合は、できるだけ自然な状況下で行うことが好ましい。例えば、練習中に一緒にお茶を飲む機会を持つことで、嚥下機能に加え、日常飲んでいる水分の様子や姿勢などを評価することができる。また、家族や介護者が近くにいる場合には、会話に参加してもらうことで日常のやりとりを評価することができる。

(2) 生活状況に合った訓練内容を選ぶ

1) できることを見つける視点

在宅において「できること」を見つける視点は重要である。在宅において「できること」に気がついていないために自信が持てず、先に進めない患者・利用者は多く存在する。漠然とした「できない」という思いから、生活を改善させていくことをあきらめている患者・利用者も多い。日常的に「していること」と練習で「できること」の差を評価して、なぜ日常的にできないのかという要因を明らかにする。そして、「できること」を日常的に行うことに導くための道筋を示すことで、本人や家族が「できること」に気づき、目標を見出すことができる。明確な目標を持つことで、心理的変化も起こり得る可能性があり、さらに生活が好転する機会をつくることにつながる。

2) 介護者指導―人的環境の整備

介護者はこの程度のことができないのかとしばしば病前の状態と比べてしまい、「できない」ことばかりを捉えがちである。われわれ言語聴覚士は「できる」ことを見出し、「できる」能力を用いて「できない」ことを「できる」方向へ導く。日常接する介護者が「できる」ことに着目し、その能力を上手に利用できるようになることは、日常生活が円滑にすすむだけでなく、機能回復を促進する効果も期待できると考える。具体的には、最も近くにいる介護者が適切なかかわりができるように、

言語聴覚士が介護者に対して積極的に関わることである。介護者に情報を伝える際には専門用語を避け、かみ砕いた表現を用い、わかりやすい言葉にして伝え、具体例を挙げることが有効である。

また、実際に「できる」場面を見てもらうことで理解されることも多い。特に食事介助の方法などは、口頭や書面での説明に加え、実際の介助場面を見てもらうように心がける。介護者に直接伝えながら、生活の場で一緒に練習できるのは在宅における言語聴覚療法の強みである。一緒に練習して「できる」場面を共有することで、調整の必要性が理解されやすく協力も得られやすい。言語聴覚士は介護者の目の前で起こる症状がなぜ起こっているのか、どういうメカニズムで起こっているのかを説明できるようにしておくことである。また、介助を受ける本人の気持ちを考慮し、「こうすると本人が楽にできる、負担が少ない」という気持ちを共有できるように説明することも有効と考える。退院後は言語聴覚療法を行う時間は大幅に減るが、介護者が本人の機能に合わせた適切なかかわりができるように指導することで、機能回復の促進が図れると考える。

3）一人でできることを増やす—環境の整備

「できる」ことを見つけ実行する、「できない」ことを「できる」ようにしていくために、患者・利用者が自信を持って一人で行動できるように、周囲の環境を整えることが地域言語聴覚療法を行ううえで重要である。例えばカレンダーや時計を手の届く、見える場所に配置することで、失語症のある患者・利用者の日時や時間に関する理解や表出に利用できる。また、リモコン操作ができるのであれば、置き場所を決め、自分でテレビのチャンネルやエアコンの設定温度を変える機会をつくる。そのことで本人が自ら選択する場面を多く設けることができ、生活の中で状況判断や遂行機能を向上させる働きかけができる。環境調整を行う前に、本人の行動範囲を把握する必要があるが、日中過ごす場所だけでなく、夜間就寝する環境も確認し、24時間の過ごし方を検討する。

（3）ケース1：段階的に課題設定することで、認知機能や言語機能が大きく改善（図2）

1）現病歴と介入までの経過

くも膜下出血に対する急性期治療が終了し、容体が安定した後、回復期リハビリテーション病院へ転院。転院直後は嚥下障害があったが、その後改善する。入院中は言語訓練への拒否が頻回にみられていた。退院後の言語訓練を目的に訪問での言語聴覚療法が開始となった。

2）実施内容と機能回復の経過

①開始直後：覚醒状態の改善

挨拶にアイコンタクトが取れる程度であったが、言語聴覚士に対し笑顔をみせた。訓練中徐々に姿勢がくずれ、40分程度で覚醒していられない状態であったため、1時間起きていることを目標に介入を開始した。趣味だった料理の本や風景写真集など、自宅にある物品を手渡すと1頁ずつめくってはいるが注視することはなかった。また、詩集を手渡すとごく稀に音読することがあった。独り言のような発話があり、問いかけには笑顔をみせるのみで返事はなかった。発話は流暢で文法的な誤りはなかった。

②2カ月後：やりとり能力の向上を目指したプログラムへの移行

徐々に体幹の支持性が向上し、1時間の覚醒を維持していられるようになり初期の目標を達成し

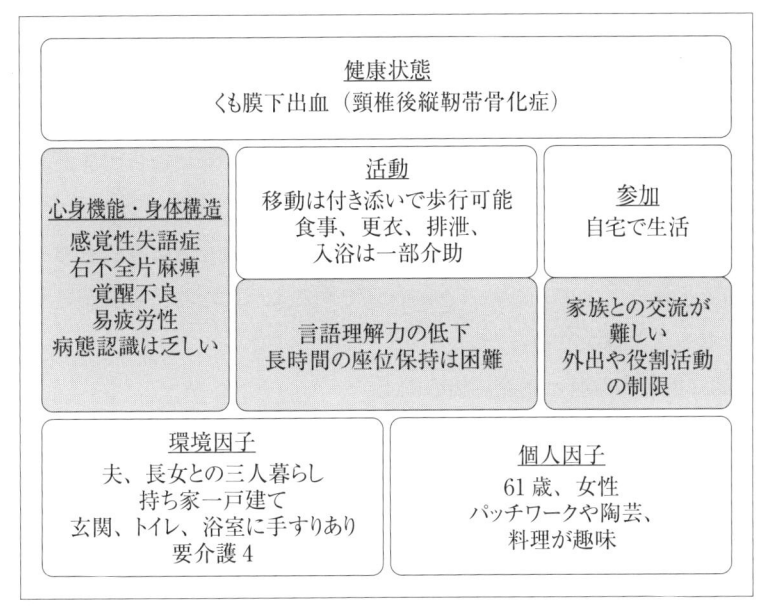

```
┌─────────────────────────────────────────────────────────────┐
│                         健康状態                              │
│              くも膜下出血（頸椎後縦靱帯骨化症）                  │
├──────────────┬──────────────────────┬──────────────────────┤
│ 心身機能・身体構造 │        活動             │       参加           │
│  感覚性失語症   │ 移動は付き添いで歩行可能  │     自宅で生活        │
│  右不全片麻痺   │  食事、更衣、排泄、      │                      │
│   覚醒不良     │  入浴は一部介助         │                      │
│   易疲労性     ├──────────────────────┼──────────────────────┤
│ 病態認識は乏しい │    言語理解力の低下     │  家族との交流が       │
│              │  長時間の座位保持は困難  │     難しい            │
│              │                      │  外出や役割活動        │
│              │                      │    の制限            │
├──────────────┴──────────────────────┴──────────────────────┤
│       環境因子                        個人因子                │
│   夫、長女との三人暮らし              61歳、女性              │
│     持ち家一戸建て                パッチワークや陶芸、         │
│  玄関、トイレ、浴室に手すりあり        料理が趣味             │
│       要介護4                                              │
└─────────────────────────────────────────────────────────────┘
```

図2　ICFを用いたケース情報の整理

たため、物を介したやりとりを通して疎通性を向上することを次の目標とした。この頃には挨拶に対して返事が聞かれるようになる、訪問時に玄関まで迎えに出る、椅子を勧めるなど、自ら行動するようになった。家族が用意したiPadを差し出すと指で触るだけから徐々に頁を操作できるようになるなどの行動変化がみられた。また発話量は増え、質問に対しては適切に「(血圧は)高かったと思うわ」と返事することもあるが、ほとんどは場面に適さない一方的な発話であった。

　訪問の作業療法士と情報交換を行った。作業療法士からは「口頭指示よりも模倣のほうが上手に理解できる。ふらつきがあるが、椅子から立ち上がろうとしてしまうので転倒の危険がある」との情報が得られた。言語聴覚士からは「聴理解に比し文字理解が良好」と伝え、今後も情報交換し協力していくことを確認した。家族に対しては「社会性は保たれており認知症ではなく失語症である。状況の理解力は改善しているが言葉の理解は不十分である（話に頷いていても理解が十分でない）。言葉に身振りをつけると伝わりやすい」と説明した。家族も口頭だけでは話が通じにくいと感じていたと話した。

　③5カ月後：単純課題から複数の工程がある複雑課題への展開

　折鶴つくりを導入すると、回を重ねるごとに角をきちんと折れるようになり「この次、どうするんでしたっけ」と聞いてくることもあった。「読むだけ」「書くだけ」という手順の簡単な課題であれば遂行できるようになってきた。「漢字の次に仮名を書く」という、切り替えを必要とする課題では、何をすればよいのか理解できず手が止まることがあった。訪問時に髪を切ったことを指摘しても理解していないが、髪を触りながら質問すると「あー、そうなの、美容院行ってきたわ」と返事をし、状況を手がかりに会話の理解がみられた。生活上では家族と一緒に調理をするようになり、買い物では自分で食材を取ってかごに入れるなどの変化がみられた。

④9カ月後：言語的コミュニケーション能力の向上

　体調に関する質問には文字の提示がなくても答えられるようになるが、1週間の出来事については質問しても記憶があいまいで、家族の助けが必要であった。継続している折鶴づくりでは「気をつけなきゃと思っても、間違えるのよ」という言葉が聞かれるようになってきた。短文の読解課題を利用した質疑応答場面に口頭だけでは答えられず、キーワードを書いて示すことが必要であった。徐々に「何？　今なんて言ったの？」とわからないことを聞き返せるようにもなってきた。この頃になると、自分のできることとできないことが自覚できるようになり、家族がいつも一緒にいなくても危険な行動を取ることはなくなった。

⑤12カ月後：認知機能の改善と病態認識の向上

　1週間の出来事については、家族の助けがなくても少しずつ報告できるようになってきた。口頭での質問にも答えられるようになり、会話のひろがりがみられるようになった。新聞を用いて、興味ある記事に関しての質疑応答練習を実施すると、本人が興味を示した記事に関しては、口頭だけでも何回か質問を繰り返すことで答えが得られた。徐々にこちらが提示した記事に関しても、口頭で質疑応答が概ね的確にできるようになった。迂回表現を使って、気になったニュースを伝えようとすることが増えてきた。「人に聞かれても、うまく答えられない」と言うこともあった。音読時に読み間違いに気づいて、自己修正することが時々みられるようになってきた。理解は口頭だけでは単語から短文レベル、文字を介せば短文の理解は良好であった。発話は流暢で談話レベルでも可能であったが、錯語や喚語困難がみられた。現前の事象であっても、口頭だけでは理解できないこともあったが聞き返すことができた。

⑥現在の状況と今後の支援

　喚語困難はあるが、迂回表現ができるようになり伝達度が向上した。話しているときに「〜って何ですか？」と聞き直すことができ、十分に話が聞きとれないという自覚が行動にあらわれるようになっている。最近では「バーゲンに行きたいので、練習を休んでいいかしら」との発言があり、外出機会が増えている。「本を読めるようになりたい」「長い文章が書けるようになりたい」という希望が聞かれ、本を読めない原因、長い文章が書けない原因を一緒に探りながら、希望に添えるように練習を継続していきたい。

　今後は作業療法士が実施している調理の練習を生活の中で行えるように「献立を立て、材料を考えて買い物に行き、調理手順を考える」という、一連の行為遂行に必要な活動支援も行う予定である。

(4) ケース2：意欲的に取り組める活動を選ぶことで、家族が訓練者となり飛躍的に改善（図3）

1) 現病歴と介入までの経過

　自宅で脳出血を発症、JCS（Japan Coma Scale）1桁レベルの意識障害が生じ救急搬送された。搬送先で開頭血腫除去術と気管切開術を施行されるが、術後すぐに水頭症を発症した。経口摂取困難のため発症約3週間後、胃瘻造設となった。入院先にて間接的嚥下訓練を継続したが、経口摂取の

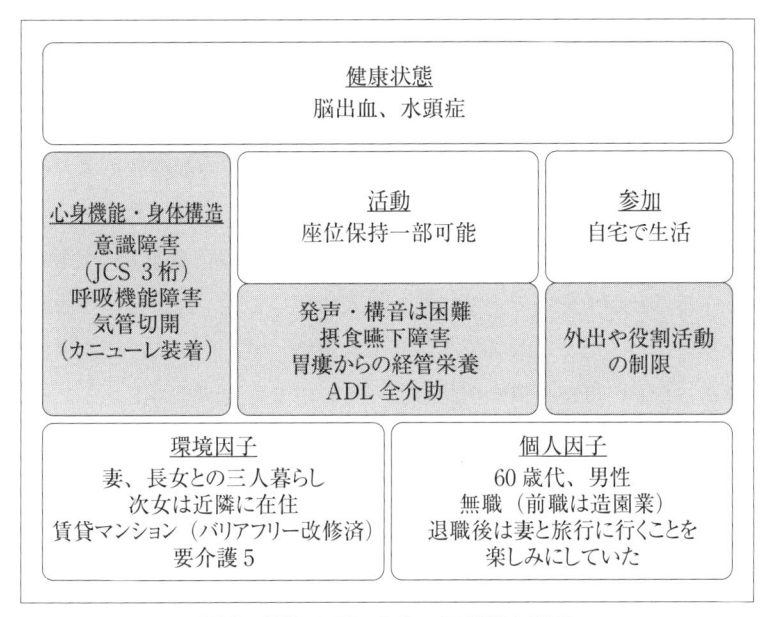

```
┌─────────────────────────────────────────────────────────────┐
│                      健康状態                                │
│                   脳出血、水頭症                              │
│                                                             │
│  ┌──────────────┐  ┌──────────────┐  ┌──────────────┐      │
│  │心身機能・身体構造│  │    活動      │  │    参加      │      │
│  │  意識障害     │  │座位保持一部可能│  │  自宅で生活   │      │
│  │ (JCS 3桁)    │  └──────────────┘  └──────────────┘      │
│  │ 呼吸機能障害  │  ┌──────────────┐  ┌──────────────┐      │
│  │  気管切開    │  │発声・構音は困難│  │外出や役割活動│      │
│  │(カニューレ装着)│  │摂食嚥下障害   │  │ の制限       │      │
│  │              │  │胃瘻からの経管栄養│                      │
│  │              │  │  ADL全介助    │                         │
│  └──────────────┘  └──────────────┘                        │
│                                                             │
│  ┌──────────────────┐  ┌──────────────────┐               │
│  │    環境因子       │  │    個人因子       │               │
│  │妻、長女との三人暮らし│  │  60歳代、男性      │              │
│  │  次女は近隣に在住  │  │ 無職（前職は造園業）│              │
│  │賃貸マンション(バリアフリー改修済)│退職後は妻と旅行に行くことを│ │
│  │     要介護5       │  │   楽しみにしていた  │              │
│  └──────────────────┘  └──────────────────┘               │
└─────────────────────────────────────────────────────────────┘
```

図3　ICFを用いたケース情報の整理

開始までに至らなかった。回復期リハビリテーション病棟を経ず、発症約6カ月後JCS 3桁レベルの意識障害が残存したまま自宅退院となった。栄養はすべて胃瘻からの経管栄養、気管カニューレ留置の状態であった。

　退院後、廃用症候群の予防を目的に訪問看護ステーションから理学療法士による訪問リハビリテーションが開始となった。臥床傾向にあったが、リハビリテーションが進むにつれ、座位保持が一部可能となってきた。比較的短期間での座位安定がみられたことから、その他の身体機能の改善も見込めるのではないかとの報告を受け、摂食嚥下リハビリテーションをきっかけとして活動場面を増やしていくことを目的に言語聴覚士の訪問が開始となった。

2）実施内容と機能回復の経過
①意識状態の改善、基礎的訓練

　理学療法士は座位の安定と座位保持時間の延長や拘縮予防などを中心とした訓練を、言語聴覚士は呼吸・発声訓練と咽頭冷却刺激や頸部可動域向上訓練などの間接的嚥下訓練を各週1回実施した。意識状態もほぼ清明に近い状態まで改善し、言語聴覚士が行う間接的嚥下訓練時には唾液嚥下も観察されるようになった。経口摂取から6カ月以上離れていたが意識障害に軽減がみられたこと、唾液嚥下が観察されるようになってきたこと、座位保持が可能になってきたことなどから直接的嚥下訓練への移行も可能であると判断した。主治医に電話連絡の後、FAXで訓練経過の報告と単管式カニューレからスピーチカニューレへの変更を提案した。加えて1週間後の主治医の訪問診療の際に、妻から経口摂取の可否について相談してもらった。訪問診療時に直接的嚥下訓練の実施について指示書に加筆してもらう旨を確認し、言語聴覚士が中心となって経口摂取を開始することになった。

②直接的嚥下訓練の開始

　当初はゼリー数口（10m*l* 程度）から始め、約1カ月で100m*l* 程度の経口摂取が可能となった。摂食に対する本人の意欲も高まり、「ご飯が食べたい」という発言も聞かれるようになった。そこで、昼食のみ妻がつくって介助して食べるという活動を通して、実際の訓練者を本人と妻へ移行することにした。言語聴覚士は誤嚥予防のため妻の介助指導を行った。回復の過程を目の当たりにしていた妻は、摂食嚥下リハビリテーションへの参画に意欲的であり、粥、軟菜食の食物形態、5m*l* の一口量、介助ペースを守ることが十分にできた。また本人にとっても、食事という活動は非常に理解しやすく意欲的になりやすかった。これまで生活リズムが整わず、夜間にたびたび起きてしまうことがあるとのことであったが、経口摂取を開始し、一日の中で昼食がランドマークとなることで生活のリズムが整い、新しい活動パターンが確立してくると睡眠も十分に取れるようになった。

③活動範囲の拡大に向けて

　昼食が食べられるようになってくると、活動範囲を広げるためにデイサービスへ通うことと経口摂取への完全移行が、具体的な目標として考えられるようになった。デイサービスの利用者は昼食に施設で提供されたものを食べることが多く、三食とも完全に経管栄養としている利用者は受け入れ先が限られている現状があった。たとえ少量であったとしても、昼食が経口摂取であることが受け入れの許可を左右すると考えられた。またデイサービスという場で、食事という活動に他の利用者とともに参加することによって、嚥下訓練から日常的な食事へと、食べることが当たり前に存在する生活を取り戻すことができると考えた（図4）。さらに食事への意欲を持つことで、食事以外の活動への意欲も高まることが予想された。

　経口摂取への完全移行も検討したが、妻の介護負担が増えることが懸念された。市販の嚥下食品の使用は経済的事情と本人の好みの問題で導入が困難であり、食物形態をアップすることが、在宅生活を無理なく続けていくために必要であった。そこで適切な食物形態の見極めのため、VF検査の実施を検討した。主治医より近隣のクリニックにVF検査のための紹介状を書いてもらい、言語聴覚士は検査に同席した。検査上、常食一口大での経口摂取で著しい誤嚥・咽頭残留を認めず、三食経口摂取への移行は可能であるが、水分はトロミが必要であろうという結果になった。検査の結果を受け、妻と同じ内容の食事を形態のみ一口大にすることで、経管栄養から経口摂取への移行が可能となった。

④デイサービス利用開始

　自宅退院7カ月後、近隣のデイサービスを週3日利用し始めるとともに、訪問での言語聴覚療法を終了した。デイサービスではカラオケをするなど、病前は興味がなかった活動にも意欲的に参加する様子がみられるようになった。言語聴覚療法終了の約3カ月後、フォローアップの訪問を行ったところ、病前からの趣味であった旅行に妻と二人で行きたいと具体的な計画を話してくれた（図5）。食べることは本人・家族にとっても目標としやすく、意欲的に関わることができる活動だったため、言語聴覚士の手を離れて、家族で訓練を進めることができたケースだった。また家族以外の人とともに昼食を食べられるということが、病人としての役割だけではない日常生活を取り戻していくきっかけになったと考える。

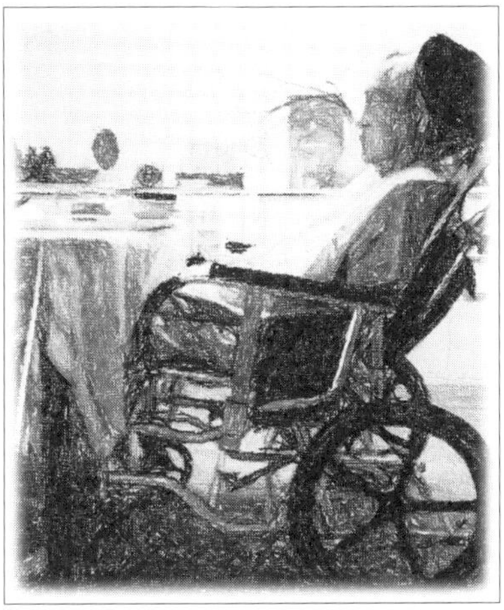

図4　食事という日常の生活風景　　　　図5　妻と参加した団体旅行

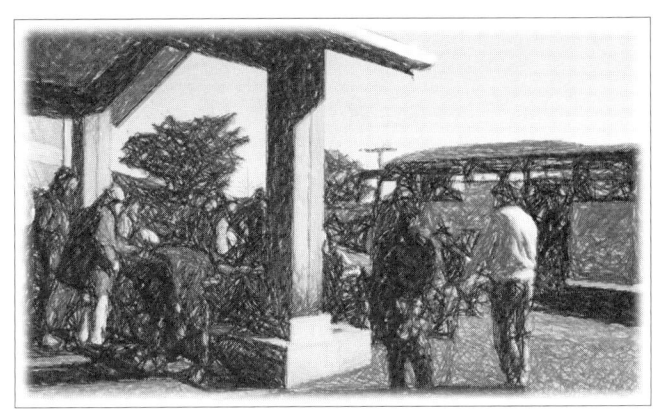

3 課題解決を目的とした言語聴覚療法の実践

　患者・利用者が生活していくうえで、なんらかの不都合や困難を生じた場合、生活課題として顕在化する。この課題を解決しながら、よりよい生活を実現していくこと自体がリハビリテーションそのものといっても過言ではない。ここであえて、課題解決を言語聴覚療法の目的の一つに挙げた理由は、地域言語聴覚療法は解決すべき生活課題を明確にし、その課題を解決するために提供しなければならないことを強調するためである。生活における課題は一つとは限らず複数存在する場合が多い。さらに、それらの課題は独立したものばかりではなく、関連し合って存在する。そのため、課題同士の関連性を考慮しながら、優先的に解決すべき課題を選別し、段階的に解決することで生活の発展を目指す。さらに、課題の優先性や解決の必要性を判断するうえで、本人や家族の価値観や生活歴などの個別性を重視しなければならない。

(1) 課題の整理の仕方・目標設定の仕方

　患者・利用者が障害を抱えながら生活する中で、取り組まなければならない課題は多々生じる。患者・利用者の状態を評価し、また生活状況を確認する中で、明確な課題がある場合はその課題の解決を目標に設定する。目標を設定する際には解決したときの生活の状況がどのようになっているか、また解決によってどのような利益が得られるかをより具体的にイメージすることが求められる。解決はあくまで手段であって、本質は生活がどのように変化するか、どのように生活の質が向上するかであることを常に念頭に置いておかなければならない。さまざまな課題の中から、その解決目標を設定する際には以下の三つの視点から課題を分類する。
　①事故が生じた、あるいはこのままでは事故が生じてしまうようなリスクの高い課題
　②本人や家族が取り組みたいと希望した・これから取り組むにあたって興味がある課題
　③本人や家族に意見や希望がない場合は、取りかかりやすい・達成感が得られやすい課題
　課題を分類する具体例として、課題における①緊急性、②本人（家族）の興味の有無を検討しな

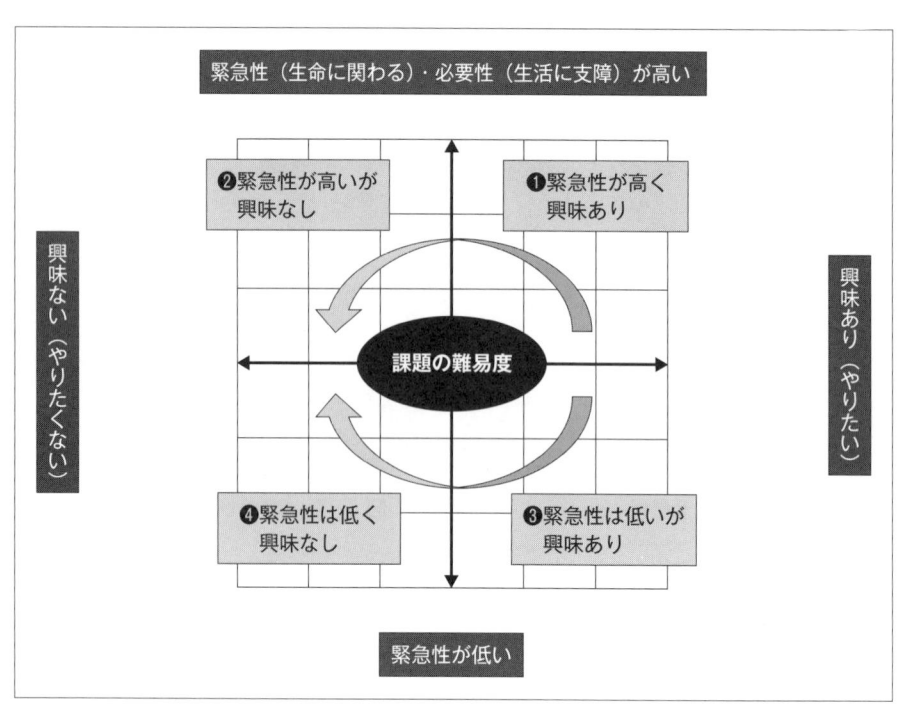

図6 課題分類の例

がら優先順位を決定していく方法を図6に示す。この図を活用し、さまざまな課題を当てはめることで、これから取り組む課題の優先順位を判断することが可能になる。

縦軸には課題（問題点）における「緊急性（生命に関わる）・必要性（生活に支障がある）」を判断した結果を示し、横軸には課題への「興味の有無（やりたい・やりたくない）」を示し、両者の組み合わせによって分類する。そうすることで、課題へのアプローチの順番は、①緊急性が高く興味がある課題、②緊急性が高いが興味がない課題、③緊急性は低いが興味のある課題、④緊急性は低く興味もない課題を判断することができる。日々変わる患者・利用者の状況を把握しながら、この図を更新していくことで、言語聴覚士側の見落としを減らすことができるのではないかと考える。

また、課題を振り分けた後には、その課題の難易度をそれぞれ検討する。この図だけで難易度を推察することはできないが、振り分けた課題には取り組みやすいもの、すぐに解決できそうなもの、逆に解決には時間がかかりそうなものが混在するため、緊急性と興味の尺度で整理した後には、難易度の視点から課題をみる必要がある。そのために、図の中心に難易度を表記している。また、難易度を考えることは、アプローチ方法を同時に考えることにもつながるため大切な要素ともいえる。

ここで実際に、失語症がある利用者へ訪問での言語聴覚療法を提供した際に、筆者が利用者の課題を分類したものを示す（図7）。

評価や情報収集する中で、失語症を抱えた利用者とその家族が生活するうえで困っている事柄、そして本人・家族の希望など挙がってきたさまざまな内容を、解決後をイメージした表現に変換して振り分けた。具体的に言語聴覚療法で取り組む課題、本人や家族と一緒に目指していく目標を図上に当てはめている。このように整理することは、本人・家族に対して言語聴覚療法の進め方を説

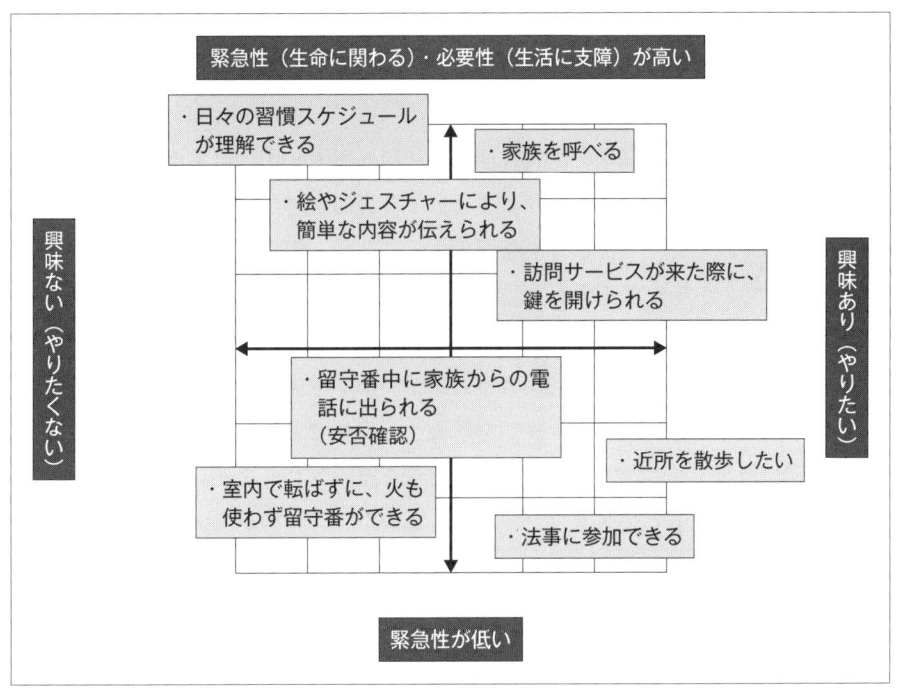

図7　課題分類の例（失語症の場合）

明するうえで、課題同士の関係をわかりやすく示すことができる。さらに担当のケアマネジャーや関係するサービス事業者に言語聴覚士の利用者へのかかわりを理解してもらうことにもつながる。

(2) 課題（目標）設定後のアプローチの方法

次に課題の整理やアプローチの優先順位が決まると課題を解決するための方法や手段を検討し、アプローチを開始する（**表1**）。アプローチを開始するうえで、筆者が大切にしていることは課題の難易度のコントロールである。課題に取り組むことは楽しいことだけではなく、困難なことも非常に多く存在する。しかし、その課題に対して「何とかしたい、やりたい」と本人が決断することは、本人のモチベーションを高めることにつながりやすい。その状態を無駄にしないために、まず成功の喜びを体験できるように、適切に難易度を調整したアプローチを心がける。難易度を下げ過ぎて、

表1　課題（目標）設定後のアプローチの方法

STEP1：成功を体験してもらう
　　・限りなく難易度を下げる（要素を排除）
STEP2：難易度を上げ、達成感の質を向上
　　　①人的・物的環境の調整
　　　②残存能力の活用
　　　③機能・能力の改善
　　・①〜③を組み合わせ、介助・補助レベル⬇、自立度⬆
STEP3：内容のステップアップ
　　・さらに目標を高く設定し、生活の質を高めていく

利用者本人の自尊心を傷つけないように配慮することも大切である。その結果、成功が自信となり、成功体験から達成感（満足度）の追求へと質を高める方向に内容をステップアップしていくことが可能となる。

　具体的な方法には①環境面の調整と②残存能力の活用がある。①の環境面の調整であるが、環境とは物的・人的環境であり、両者を調整することにより課題を解決へと導く。物的環境の調整例としては、家族を呼ぶ手段として「呼び鈴」を準備することや、電化製品の操作方法の手順を1番・2番とシールを貼ってわかりやすくする方法などがある。人的環境の調整例としては、家族における介助方法の変更やヘルパーの利用など、利用者本人の行動を伴わず課題を解決できる方法である。次に②残存能力の活用である。現在の利用者本人が持つ機能や能力を活用して課題を解決する方法である。最後に③機能や能力を改善させ課題を解決する方法である。

　このように、環境調整や残存能力・機能改善の方法を組み合わせながら課題を解決し、また解決後も利用者の状況の変化に応じてステップアップを試みたり、負担が大きい場合にはレベルを下げたりすることによって、利用者本人の達成感や満足度の質を向上できるようになる。さらに、課題の内容自体をステップアップすることで、身の回りの事柄や役割の拡大を図ることができ、よりいっそう生活の質の向上を図ることができる。どこまで課題に対する自立度を高め、達成度を求めるのか、課題の内容のステップアップを図ることでさらに生活の質を高めていくかは、利用者本人や家族と相談しながら決定する必要がある。ただし、課題を達成したから課題解決ということではなく、その利用者本人の予後や家族の介護負担感を見据えながら、より生活の質を高められるように「次の目標を掲げる」「モチベーションを高める」作業が言語聴覚士に求められる。

(3) 課題解決後のフォローアップ

　一つの課題が解決した後は必ずフォローアップを行い、生活において問題が生じていないかを確認しなければならない。時に家族の介護負担が増していたり、本人が継続して実施できなくなっていたりすることがある。その際には、不都合や問題に対して一時的にしか課題が解決しなかった原因を分析し、継続して課題が解決できる方法を再度検討し、再びアプローチすることが必要である。かかわりを持つ言語聴覚士が、利用者本人・家族の状態や状況は絶えず変わるという前提を理解しておくことで、自ずと課題解決に満足するという安易な心境に陥ることなく、その後も継続して問題なく生活が営めているかどうかに気を配ることができると考える。

　フォローアップの方法は、言語聴覚士が常に直接確認しなければならないということではなく、家族の情報収集や、ケアマネジャーにその後の生活状況を確認してもらうなどがある。その際、問題が生じた場合には、速やかに言語聴覚士へ連絡・相談がくる関係性を構築すること、相談がきた際に、すぐに対応できるフットワークの軽さや臨機応変な対応力が、地域で働く言語聴覚士には必要であり、このようにフォローアップできる体制（システム）を日々の連携を通じて構築してこそ、よりよいアプローチが可能となる。

(4) 目標をつくるかかわり

　在宅生活を送る中でさまざまな課題が挙がる一方で、利用者本人・家族はそれらを問題を感じていないことが多々ある。このようなときに言語聴覚士は、その事柄に対して説明を行い、アプローチによって生活がどのように変化し、より生活が快適になるか、または楽しくなったり充実したりするかをしっかりと提示する必要がある。このような過程を経ることで、共通理解のもとで目標が定まり、課題解決に向けての言語聴覚療法がスタートできる。また患者・利用者の中には、目標をイメージすることができない方も多く存在するが、そのような場合には「やりたいと思えること」を一緒になって探し目標をつくったり、「今後なりたい自分」を設定したりして、そこに進んでいけるような支援をすることが言語聴覚士の行う非常に大切なかかわりである。"失語症があるからそもそも理解できない、自分で判断することができない"と患者・利用者を取り巻く周囲の人々に思わせないように、また失語症を抱えた利用者本人が、自分で選択することや意思を伝えることをあきらめて行わなくなってしまうことのないように、そして周囲の人々が利用者本人へ意思確認を求めない状況をつくらないように、言語聴覚士はこうした状況の悪化を防いでいかなければならない。そのために日々の生活の中で、小さなことから"自己選択や自己決定"ができる状況をつくり出し、また利用者本人が"自己選択や自己決定すること"を求めるような状況を整備するかかわりが必要不可欠である。

　一方で、課題（目標）設定には、利用者本人の障害に対する認識ややる気の度合いも重要な要因であり、必ず考慮しなければならない。一般的には、障害に対する認識のことを障害受容と表現することが多いが、ここではあえて障害受容という表現ではなく、利用者本人や家族の障害に対する認識という表現を用いる。筆者は障害受容というと、単に一方的に受け入れさせられる受け身の表現がやや不適切ではないかと感じている。現在、原らによると、障害受容の意味は「単に状況を受け容れること」ではなく、状態に合わせて自身の生活全般や考え方を変えていく「障害への社会的心理的適応のサポート」という表現が使われるように変化しているという。これがまさに、セラピストなどが、障害がある方に寄り添って支援していくことそのものであり、「障害への社会的心理的適応のサポート」が言語聴覚士の腕の見せどころとなるのではないかと考える。さらに原らは、やる気のなさに関しても触れており、やる気のなさを仕方ないで処理せず、しっかりと病気や障害の影響によってもたらされているものとして分析することが必要と述べている。このようなことを考慮して目標を設定し、一緒に課題解決を目指すことがもう一つの重要なアプローチなのである。

　ここからは、ケースに沿って課題解決の実践をまとめる。

(5) ケース1：地域の活動（インフォーマル）へ復帰（図8）

1）訪問の経緯

　回復期リハビリテーション病院を退院するにあたり、妻は夫への身体的な介護に対して心配はしていなかったが、コミュニケーションの図り方がわからず、退院後の生活に対して非常に不安を感じていたため、訪問での言語聴覚療法の依頼があった。入院中、妻は夫の個別訓練の見学や夫とのコミュニケーション練習、グループ訓練の参加、失語症患者・家族のための介護者講習会などに参

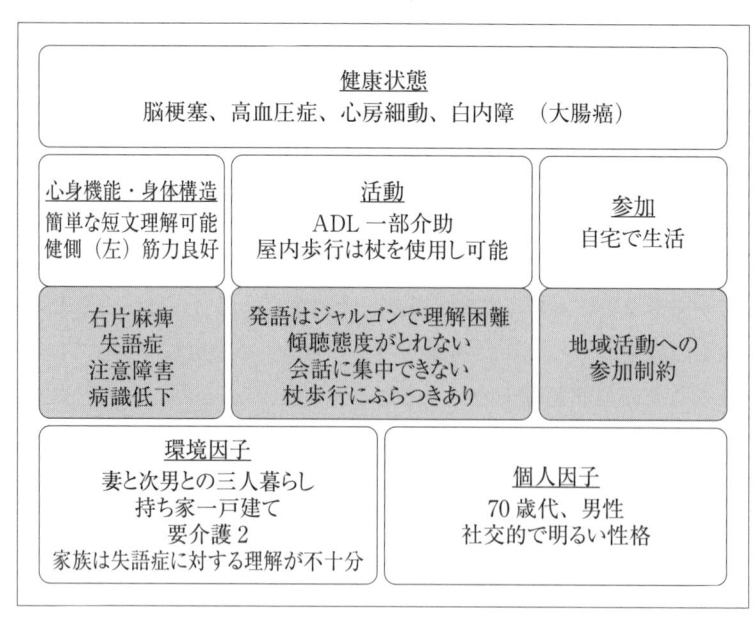

```
┌─────────────────────────────────────────────────────────────┐
│                        健康状態                              │
│         脳梗塞、高血圧症、心房細動、白内障 （大腸癌）         │
│                                                              │
│  ┌──────────────┐  ┌──────────────┐  ┌──────────────┐      │
│  │心身機能・身体構造│  │    活動      │  │    参加      │    │
│  │簡単な短文理解可能│  │ ADL 一部介助 │  │  自宅で生活  │    │
│  │健側（左）筋力良好│  │屋内歩行は杖を使用し可能│ │      │    │
│  └──────────────┘  └──────────────┘  └──────────────┘      │
│  ┌──────────────┐  ┌──────────────┐  ┌──────────────┐      │
│  │  右片麻痺    │  │発語はジャルゴンで理解困難│ │地域活動への│ │
│  │   失語症     │  │  傾聴態度がとれない │ │  参加制約  │  │
│  │  注意障害    │  │  会話に集中できない │ │             │  │
│  │  病識低下    │  │  杖歩行にふらつきあり│ │             │  │
│  └──────────────┘  └──────────────┘  └──────────────┘      │
│       ┌──────────────────┐  ┌──────────────────┐           │
│       │     環境因子     │  │     個人因子     │            │
│       │妻と次男との三人暮らし│ │  70歳代、男性   │          │
│       │  持ち家一戸建て  │  │社交的で明るい性格│            │
│       │    要介護2       │  │                  │            │
│       │家族は失語症に対する理解が不十分│ │            │      │
│       └──────────────────┘  └──────────────────┘           │
└─────────────────────────────────────────────────────────────┘
```

図 8　ICF を用いたケース情報の整理

加し積極的に介護指導を受けてきたが、失語症がある本人とのコミュニケーションがとれない状況であった。そこで、退院後実際に生活が始まった状況下で、対応の仕方やコミュニケーションの方法を生活の場でアドバイスすることを目的に、週 1 回の頻度で訪問での言語聴覚療法が開始となった。

2）初回訪問時の情報収集と評価

　退院直後の生活は、環境の急激な変化に本人が混乱しており、妻も介護に不安を抱えどう生活してよいか混乱していた。妻は入院中に介助方法の伝達や障害の説明を受けていたが、実生活ではなかなか本人とのコミュニケーションがとれないことで、介助がうまくできない状況であった。

　本人の言語コミュニケーション能力は、日常生活上のごく簡単な短文の理解は可能であったが、複雑な内容になると困難な状況であり、単語レベルでも言語表出は難しく、発語はすべて聞きとることができないジャルゴンとなり意思伝達が困難であった。Yes-No 質問に対する応答はすべてうなずいてしまい信憑性が低かった。注意障害が影響し傾聴の姿勢をとることが難しく、会話に集中できず注意散漫になることでよりコミュニケーションを困難な状況にしていた。家族は失語症という障害に対する理解が不十分であり、本人の意思を汲み取ることが難しく、本人・家族ともに混乱をきたしていた。そして、本人・家族ともに話すことができなくなり、「これまでのように、地域活動へ参加することができなくなってしまった」と感じている様子であった。

3）目標設定

　短期目標は、在宅復帰直後の生活環境の変化による混乱と不安に対応し、生活の安定を図るとともに家族間の簡単なコミュニケーションの成立を目指した。長期目標は以前のように地域活動へ復帰することとし、地域社会への参加を目指すことにした。

4）アプローチ
①生活混乱期の対応

　本人・妻より生活状況を聞きとり、不安な点や困っている点に関しての情報収集を行った。本人は、新しく始まった生活上のスケジュールが把握できず精神的に不穏な状況になっていたことから、文字と絵を入れた一週間のスケジュール表を作成し、それを用いて日時やサービスの確認を何度も実施する方法で理解を促した。その結果、1カ月程度で問題なくスケジュールを把握することが可能となり、不穏な様子もなくなり落ちついて生活できるようになった。また妻に対しては、実際の場所や状況下で本人のADLを一緒に確認し、実際の介助方法や状況の確認を行い、安全な介助方法の説明や介助の練習を行った。また同時に、本人に理解しやすいような声のかけ方や誘導の仕方を指導し一緒に練習した。1カ月程度で妻の不安も解消し、安全に在宅生活を送れるようになった。退院直後の生活混乱期においては、本人・家族にとって安全に安心して生活できることを最優先に支援し、生活基盤をしっかりと構築することが重要である。

②生活安定期の対応

　安定した生活基盤をもとに、「本人と家族が日常生活レベルでのコミュニケーションが円滑に図れる」段階に移った。本人は重度～中等度の失語症が残存しかつ病識が乏しいため、すぐに本人の障害を改善し成果を得ることは難しいと判断し、主介護者である妻を中心にアプローチを行った。具体的には、家族側が本人の聞く姿勢を整え、コミュニケーションが取りやすい状況をつくることから始めた。そして、繰り返し失語症について説明し、理解を促しながら、コミュニケーションの取り方についてアドバイスをしたり、本人と家族と言語聴覚士でコミュニケーション練習を行ったりを継続した。徐々に本人に対しては機能回復を目指したアプローチを導入し、日常会話での理解力の向上につながる単語や短文の理解練習、代償手段としてYes-No応答を用いたコミュニケーション練習を行った。コミュニケーション練習の話題は、専ら日々の出来事や趣味の話など身近な話題を用いた。それは、失語症による聴覚的理解障害がある方にとってなじみのある話題は理解しやすく、話す意欲が比較的得やすいためである。本人も身近な話題には興味・関心が高く、会話への注意・集中にもよい影響がみられた。

　このような練習を本人と家族の双方向的に繰り返すことや、自宅生活で実践的なコミュニケーションを重ねることで、6カ月程度でほぼ問題なく、日常生活上でのコミュニケーションが成立するようになった。その最大の要因は家族の失語症に対する理解が深まり、本人に適した声かけの技術が獲得され、さらに一緒に生活する中で推測できる情報の蓄積が増したことが挙げられる。

③生活展開期の対応

　本人と家族のコミュニケーションが図れるようになり、失語症がありながらも生活することに自信がついてきた家族の状況が確認できるようになった。そのため、「これまでのように、地域活動へ参加することができなくなってしまった」と感じている本人と家族に対し、地域社会への参加を目標に関わることにした。これは、前段階の生活安定期におけるアプローチを実施しているときから、話題を誘導し、以前の地域での活動の様子について情報収集したり、会話の一環として地域活動への復帰をイメージさせたりと少しずつだが意識的に導入を図った。本人は発症後も変わらず非常に

社交的で人とのかかわりを楽しんでいる様子があった。しかし、妻はコミュニケーションが取れない夫との間に立って、これまでの友人や近所の方と交流する・間を取り持つことへの不安が強かった。そこで、失語症があっても社会や人との交流ができるという安心感を持ってもらうことが、妻が感じている不安の軽減につながり、地域活動への復帰を目指すうえで重要な鍵になると考え、妻へのかかわりに重点を置いた。

まず、地域の失語症者が集う友の会に参加するというスモールステップでの活動を提案した。はじめは躊躇されていたが、説明と妻の不安や悩みを繰り返し傾聴しながら、失語症友の会に言語聴覚士も同席することで、次第に不安が薄れ参加するようになった。そして参加後は、よかった点・うまくいった点を確認し、また不安な点や問題点に関しては一緒に解決を図った。失語症友の会への参加が定着し、その参加が毎月のイベントとなっていった。この成功体験がきっかけとなって妻の不安が薄れ、また夫の生き生きとした表情を目の当たりにし、病前の地域活動への参加を「行ってみようかな」と前向きに考えるようになった。

その後、言語聴覚士とゲートボールの練習を家の前で行ったり、歌唱会のための歌の練習を行ったりしながら、具体的に本人ができる活動を準備することで、病前に参加していた地域活動に家族で足を運ぶようになり参加が定着していった。参加後は必ず状況を確認し、言語聴覚士としてフィードバックとフォローアップを心がけた。生活がひろがりよい状況が続く中で、新たに「旅行へ行きたい」という希望が出てきた。言語聴覚士はその希望を叶えるために、ケアマネジャーとも相談しながら家族旅行に向けて取り組みを開始した。障害があっても旅行ができることの情報提供、具体的な計画（手段や方法）を本人・家族と立てながら、また電車を使っての日帰りでの外出練習も繰り返し、伊豆への温泉旅行を果たすことができた。この旅行が成功するまで約1年半の月日がかかったが、目標をしっかり定め、細かくステップを踏みながら「提案⇒実行⇒フォローアップ」のプロセスを繰り返し、実施したことが成功の鍵となった。（**図9〜図12**）

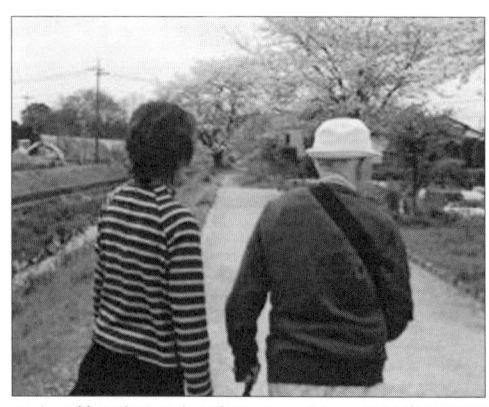

二人で外に出ることに慣れるために、屋外歩行練習を兼ね訪問時に散歩を始める。

図9　屋外歩行練習の様子

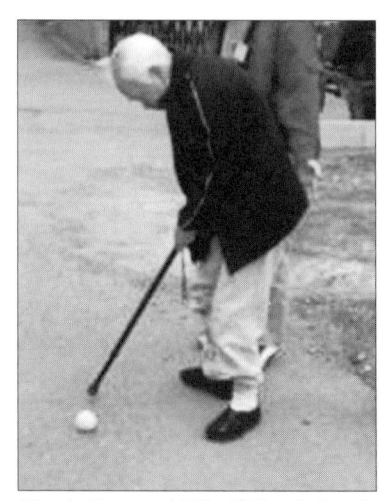

ゲートボールの練習。道具がなかったので、杖でテニスボールを打ってみる。

図10　ゲートボールの練習の様子

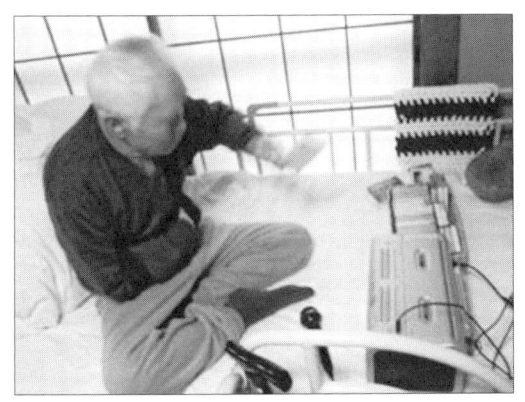

歌唱会のためのカラオケ練習。言語聴覚士の訪問時以外にも自ら取り組まれる。

図11　カラオケの練習の様子

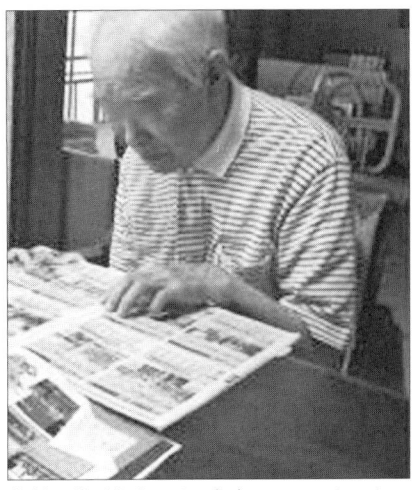

旅行の計画を立てることをコミュニケーション練習として行う。

図12　旅行の計画を立てる様子

5) まとめ

　時間の経過や利用者のさまざまな状況の変化に合わせ、提供内容や重要視するポイントをシフトさせていくプロセスが重要であり、目標達成のために課題を一つずつクリアしながら、その方に合った生活のひろがりを見出すかかわりができたと考える。

(6) ケース2：目標を「緊急事態への対応」に即変更（図13）

1) 訪問の経緯

　回復期リハビリテーション病棟退院時は身の回りのことは自分で安定して行うことができた。しかし、コミュニケーションでは、病棟スタッフとは日常会話程度の意思疎通は可能であるのに対し、妻とはコミュニケーションがうまく取れず、退院後の生活に問題が生じる可能性があるため、コミュニケーション支援を目的に訪問での言語聴覚療法の依頼があった。

2) 経過

①在宅生活スタート時の混乱状況

　初回訪問（退院から2日後）時に、訪問した言語聴覚士を〈にらみつける・怒り声を上げる〉という状況に遭遇した。妻に状況を確認すると、利用サービス事業所の担当者が入れ替わり立ち替わり訪問し、介護保険サービスの説明と契約が繰り返され、本人も家族も大混乱している状況であった。

②想定外の状況に遭遇！　初回訪問の内容を変更

　通常、初回訪問では、退院直後の生活を聴取しどのように在宅生活がスタートしたのかを確認している。また、身体機能面では実際の移動場面や家族の身体介護場面の様子を見学させてもらい評価を行う。そして、本人と家族とのコミュニケーション状況を確認し、これからの訪問言語聴覚士のかかわりについて説明していくことが多い。しかし、今回の場合は、訪問開始前から「家族（妻）

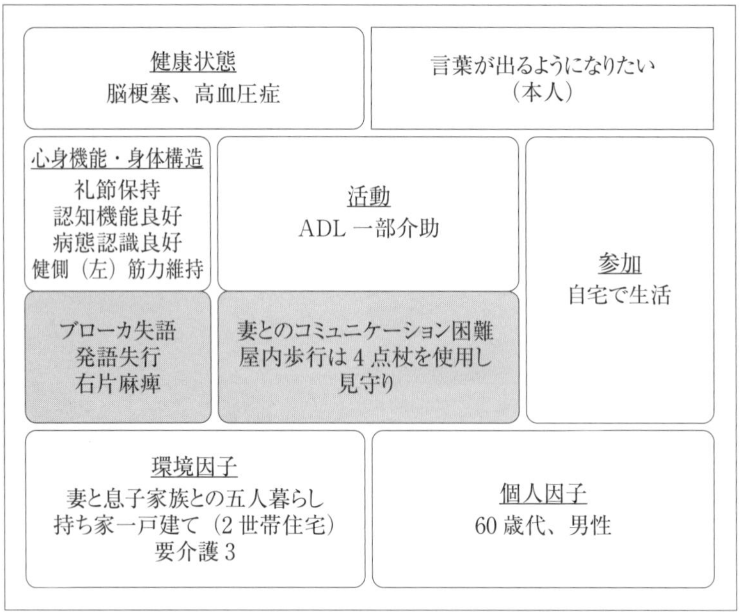

図13 ICFを用いたケース情報の整理

健康状態
脳梗塞、高血圧症

言葉が出るようになりたい
（本人）

心身機能・身体構造
礼節保持
認知機能良好
病態認識良好
健側（左）筋力維持

活動
ADL 一部介助

参加
自宅で生活

ブローカ失語
発語失行
右片麻痺

妻とのコミュニケーション困難
屋内歩行は4点杖を使用し
見守り

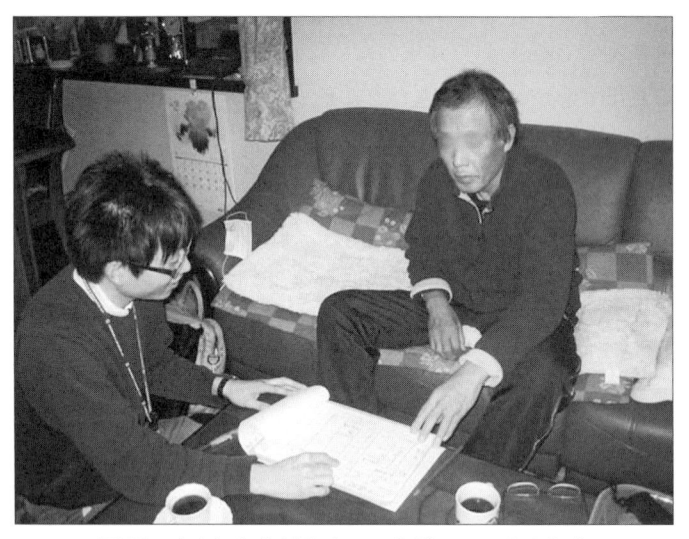

環境因子
妻と息子家族との五人暮らし
持ち家一戸建て（2世帯住宅）
要介護3

個人因子
60歳代、男性

図14 本人にわかりやすいスケジュール表の作成

と日常会話レベルのコミュニケーションが円滑に図れるようになる」という明確な目標が定まっていた。しかし、本人の想定外の様子を目の当たりにし、当初想定した課題ではなく、緊急事態に臨機応変に取り組む必要があると判断し、その状況を改善するための介入へとシフトチェンジして週間スケジュールの整理を行うことにした。その場でスケジュール表を作成し、それぞれのサービスの利用目的と、出発・帰宅時間、移動時間も書き込むことで、本人・家族にスケジュールの理解を促すかかわりを即座に行った（図14）。本人が理解しやすくなるように配慮し、書き込む情報量を調整しながら、1日・1週間のスケジュール表を完成させた。また、言語聴覚士と本人とのスケジュー

ルの確認の方法（やりとり）を家族（妻）にも見てもらうことで、かかわり方についてのアドバイスを同時に行った。

③次回の訪問リハビリテーションまでの宿題（これから1週間の過ごし方の提案）

次回の言語聴覚士の訪問までに、毎朝本人と妻の二人で作成した週間スケジュールを使って今日の予定を確認してもらうようにし、複数の介護サービス利用による本人の混乱の軽減を図るとともに、本人と妻とのコミュニケーションの練習課題としての宿題の意味を持たせていた。

④サービス間の連携

訪問言語聴覚士以外のサービスを利用している際にもスケジュール表を使用し、他のサービススタッフからも利用の目的と帰宅時間を確認してもらうようにケアマネジャーを介して連携を図ることで、本人に混乱が生じることなく他のサービスの利用がスムーズに行えると考えた。

⑤結果

スケジュールの理解は促され、退院直後の混乱は2週間程度でおさまった。この対応によって、言語聴覚士に対する信頼は本人はもとより家族においても厚いものとなり、その後のアプローチや提案・アドバイスに対しての受け入れはたいへんよかった。

⑥その後の経過

退院直後の混乱への対応が終了し、当初想定していた「家族（妻）と日常会話レベルのコミュニケーションが円滑に図れるようになる」という目標に向かって、機能訓練や代償手段の導入、本人と家族と言語聴覚士の三人でのコミュニケーション練習、目的別のコミュニケーションボード（体調確認・病院受診日用のスケジュール表・妻が買い物に出かける）の作成を行い、実用化していった。発語面の改善はなかなか得られなかったが、理解面はみるみる改善し複雑な内容であっても書面に書いて提示すると理解できるようになり、代償手段（Yes-No応答や描画）の獲得も促された。家族とのコミュニケーションも時間をかけながら可能となった。退院から2年が経過した頃には、友人との忘年会の開催、親戚のお葬式への参加、友人との温泉旅行と社会参加も拡大していった。

3）まとめ

想定した課題に取り組もうとした際、または取り組んでいる最中であっても、生活していればイレギュラーなことやハプニングは必ず起こるものである。その場面に運良くちょうど立ち会えたのなら、その時がチャンスであり言語聴覚士としての力量が試される。課題解決に向け課題の整理をしたとしても、本人・家族の状況や心境は常に変化するものである。その際には再度課題の整理を行い、本人・家族と目標を再設定する手続きが必要となる。

4 メンテナンスを目的とした言語聴覚療法の実践

地域において廃用症候群から回復し廃用症候群に陥ることを予防していくためには、運動機能の改善のみに着目するのではなく「活動」の観点から廃用症候群をきたした原因を探り、対応していく必要がある。ここでは地域で在宅生活を維持していくための活動の確保を目的とした介入を、メンテナンスを目的とした言語聴覚療法と呼び論じていく。

(1) メンテナンスを目的としたアセスメント

　地域言語聴覚療法の対象となる患者・利用者は、病気や骨折などで病前の活動パターンがくずされ、新しい活動パターンを構築できないことで廃用症候群をきたしていることが多い。患者・利用者が、どのような活動であれば、意欲的に取り組むことができるのか探っていくことが必要である。言語聴覚士は患者・利用者が「寝たきり」の状態であったとしても、周囲の人とのコミュニケーション手段についてさまざまなツールを用いて確保していったり、重度の摂食嚥下障害があったとしても、介助を工夫し食べることがある生活を取り戻していったりと言語聴覚療法を通して主体的な生活をつくることができる。そのような場面は本人のみならず、家族や支援者にとっても患者・利用者とのコミュニケーションの成功体験として理解しやすく、意欲的な活動へと広がりやすい。結果として患者・利用者の活動意欲を高めることにつながる。

　具体的な対応として、低下した機能を改善する介入と廃用性の低下を予防する二つの介入が想定される。機能改善を目的とした場合、言語聴覚士をはじめとした専門職の介入だけでは関わる頻度が少ないため、効果的な改善は難しい。個別のリハビリテーションと次の個別リハビリテーションの間に、日常的に患者・利用者が自ら活動したいと思える場面をつくり、活動を誘導していくことが重要である。

(2) 地域連携の重要性

　言語聴覚士は患者・利用者のコミュニケーション能力や摂食嚥下能力、介護環境についての評価に加え、活動場面が家庭内に限定されているのか、デイサービスの利用やインフォーマルな地域の活動などへ広がっているのかについても、確認する視点を持たなければならない。ケアマネジャーをはじめとして、患者・利用者に関わる地域の関係者と連携しながら、患者・利用者がその地域に暮らす市民としての活動を取り戻していくためにはどのような支援を必要としているか、アンテナを張っておく必要がある。在宅では言語聴覚士が訓練者となってリハビリテーションを実施できるのは週に1回程度であることが多く、在宅でのリハビリテーションを実際に行うのは、主介護者を中心とした家族とヘルパーなどの支援者、利用する施設のサービス提供者そして利用者本人である。そのため、コミュニケーションにおいても摂食嚥下においても、その活動が日常的に行われるようにケアマネジャーと協業し、ケアプランにしっかり落とし込み、在宅やデイサービスなどの日中の居場所で活動を確保していくことが大事である。

　地域言語聴覚療法の対象となる患者・利用者は、経過の中で体調をくずしたりショートステイを利用したり、レスパイト目的などで一週間から数カ月にわたり入院・入所することがよくある。それは在宅生活を継続するために利用するものであるが、一時的ではあるにせよ、患者・利用者の生活の場が病院や施設に移ることになる。その際、在宅スタッフと病院・施設スタッフ間での連携を伴わないと、入院・入所をきっかけに自宅での生活パターンがくずれてしまい、結果として廃用症候群をきたすことが多々ある。入院・入所スタッフは、患者・利用者の自宅での活動パターンを知らず、過介助や介助不足になることがある。また患者・利用者もスタッフの役割を知らず、自分の活動を手助けしてくれるように頼むことができない。また入院・入所施設では、患者・利用者につ

いて利用開始時にADLや認知機能評価が行われるが、いったん「動けない人」「できない人」というラベルが貼られてしまうと、消極的なかかわりになってしまうこともあり、生活者として活動範囲を広げていくかかわりをなかなかしてもらえないこともよく経験する。

在宅に関わる言語聴覚士は、患者・利用者が自宅で行っている高いパフォーマンスを発揮した活動パターンをくずさないよう、入院・入所先のスタッフと密な連携を取り、認知機能やコミュニケーション、食事に関わるADLを中心に具体的な申し送りができるとよい。実際に可能であれば、言語聴覚士がいない入所先に出向いて、食事場面に立ち会って食形態や介助方法などを入所先のスタッフに伝え、また食事をきっかけにコミュニケーションについても情報共有できる場面をつくるなど、在宅に関わる言語聴覚士から顔を見せにいくことで関係づくりをしていく。このように患者・利用者が、地域の中で生活の場を移動していくことを念頭に置き、入院・入所施設などのスタッフと良好な関係をつくり、それを保っていくことで、患者・利用者の意欲的な活動場面を引き出せる可能性を高めることができる。地域連携の技術を高め、地域での支援体制を充実させることも在宅生活を支える言語聴覚士の専門性である。

(3) ケース：ある日突然食べ物を詰まらせて生活が一変（図15）

1) 訪問言語聴覚療法利用までの経緯

うどんを喉に詰まらせ、近隣の救急病院に緊急搬送される。ことなきを得て自宅退院するが、食事に対して強く不安を感じ食事量が低下する。さらに活動量が低下し失禁がみられるようになったため、地域包括支援センターから食べることへの支援として言語聴覚士の訪問依頼があり、週1回の頻度で訪問での言語聴覚療法が開始となった。

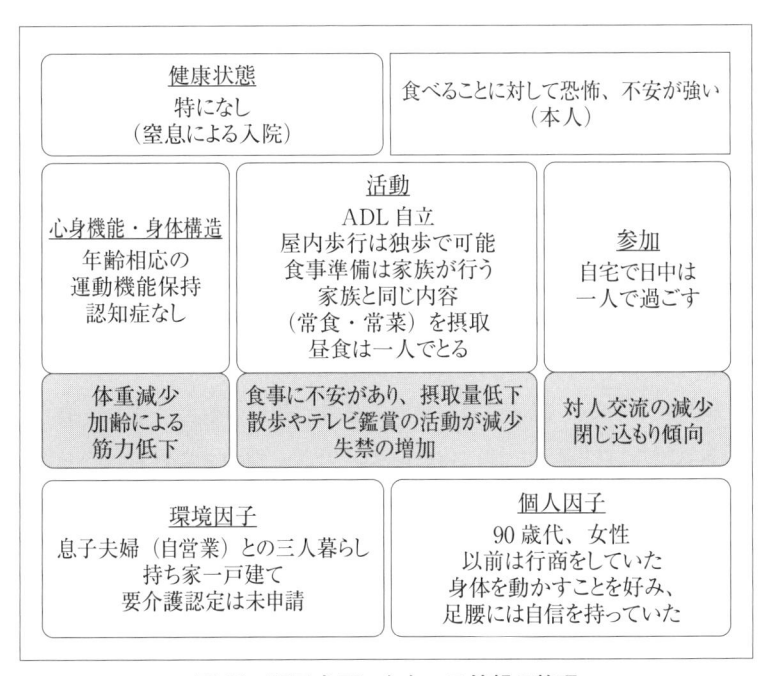

図15　ICFを用いたケース情報の整理

表2 窒息による緊急入院前後の活動量の比較

入院前	退院後
日々欠かさず歩行車を押して1時間程度散歩する	部屋で横になって過ごす（閉じ込もり傾向）
庭の手入れを行う	失禁が増えパットを使用する
好きな番組を鑑賞する	うどんを食べなくなり、うどんを打たなくなった
家族と同じ物を何でも食べる	うどんを人に振る舞わなくなった
うどんを打って人に振る舞う	食事摂取量が減り体重が減少する

2) アプローチ

①情報収集—生活歴から活動の持つ価値を理解する（表2）

　食べ物の中では特にうどんが好きで、自分でうどんを打って人に振る舞うこともあった。しかし、窒息後は怖くてうどんを食べなくなり、自分でうどんを打つこともなくなった。地元では昔から人をもてなす際にはうどんを打つ習慣があると教わった。うどんは単なる好物ではなく、大事な人にうどんを打って振る舞うことが生きがいであることがわかった。若い頃はリアカーで魚を売り歩く行商をしており、高齢となった今でも足腰には自信があり、食後は自室に戻り休憩した後、散歩に出かけたり、庭の手入れをしたりして一日中動き回る生活を送っていた。そのように忙しく動く生活を長年続けており、食事に時間をかけることはせず、いまだに早食いの癖が抜けていないとのことであった。

②評価

　食事は朝食と夕食は家族と一緒にとるが、昼食は長男夫婦の仕事の関係上一人で食事をしている。まず、自室からリビングの食卓につくまでの移動の確認を行う。昼食は一人で食事を行うことから、移動も食事をとるための一連の活動の一部となる。次に、発声発語機能や摂食嚥下機能の評価を行うと、単発的な口の動きは悪くないが、声量や喉頭挙上の範囲の低下から加齢に伴う嚥下力の低下を認めた。食事場所の環境評価では、食事はすべて自室から出てリビングで食べていた。テーブルと椅子の距離が構造上の問題から広く空いてしまい、食事を口に運ぶまでの距離が離れてしまっていた。

　後日、実際の食事場面の評価（いつも食べている物を、いつも食べている場所で、いつもの食べ方で確認することを遵守）を行う。お茶をご自身がいつも使っている湯のみで飲むと、むせることなくスムーズに飲み込み、取り込みはゆっくり確実な動作で危険な様子はみられなかった。食事では食物の形態が大きいにもかかわらず、咀嚼時間は短く、あまり咀嚼せずに飲み込むため、顎の上下運動（うなずき嚥下）を行い、若干努力的な飲み込みが観察された。また、食事環境の影響により、離れた位置から食物を口に運ぶたびに体を前後に大きく動かさなければならず、食事中に背もたれにもたれかかり休みながら食事をとっていた。食べることに疲れを感じている様子であった。

③問題点の抽出

　食事中の体の前後運動によって無駄に体力を消耗している、食べ物の大きさに比し咀嚼する時間が少ないため努力して嚥下している、加齢による嚥下力低下が進んでいたが、食事スタイルを変えずにいたことで体が耐えられなくなり、窒息という形で問題が顕在化したと考えられる。

④目標設定

短期目標としては本人が不安なく一人で、これまでの食事の席で麺以外の食事をとることができることにし、長期目標としてはうどんを安心して食べることができることとした。

⑤アプローチ

a. 食事環境の調整

座る位置は長年の居場所でありしっくりくる場所であるため変更せず、身体とテーブルの距離を縮めるため、本人と椅子の間に座布団を入れ固定し食事時の体動を抑える。

b. 本人の不安解消への対応

現在の食事の摂取方法の問題点である、咀嚼が不十分なまま飲み込んでいるため努力を要した嚥下になっており、それが窒息に至った一番の原因であり不安の要因となっていることを本人と家族に説明する。そのうえで噛む時間を長くするよう意識すること、しっかり飲み込みやすい形状に整えてから嚥下することを提案し、その練習を行う。

c. 家族や関連職種への伝達

本人だけでなく一緒に食事をとる家族も毎回の食事練習に同席してもらい、何度も咀嚼時間を延長することが必要な理由を理解してもらう。継続して、食事を実際に食べる練習を行う中で担当のケアマネジャーも初回と2回目に同席した。

d. 嚥下力を維持する日常的取り組みの導入

食事前に簡単な嚥下体操（食事前の摂食嚥下機能の準備と筋力強化を目的）を指導し、継続してもらうようにする。

⑥経過と言語聴覚士の最終目標へのアプローチ

食事環境を調整したことで疲れにくくなり、食事を速くすませようという意識も薄れた。そして、急ぐと詰まるという理解が伴ったことで咀嚼する時間が延長し、努力的な嚥下がみられなくなった。徐々に食べることへの不安がなくなり自信を取り戻していった。ついに本人から『うどんを食べたい』という希望が聞かれ、うどんを食べる練習を始めた。まずは、やわらかく煮込み、かみ切らなくてよい大きさにカットし、食べやすい形状から練習を開始した。徐々にカットをなくし、茹でる時間も通常に戻し、最終的には自身で打った手打ちうどんを食べることができた。

⑦他職種（理学療法士）への協力要請

本人の食事への不安が軽減したことを確認したところで、以前の生活スタイルが再開できるよう、屋外での活動の再獲得を目的に理学療法士の訪問をケアマネジャーとともに提案し、理学療法士の訪問が追加となった。その結果、外への散歩や庭の手入れも再びできるようになり、失禁も消失した。

⑧訪問終了とその後の生活

3カ月で訪問終了となり、これまでのとおり、ケアマネジャーの定期訪問で様子観察となった。その後、沖縄まで娘や孫に会いに行き、自分でうどんを打って食事を振る舞い、楽しい時間を過ごせたとの報告を受けた（**図16**）。

3）まとめ

他人にとっては何気ない活動でも、本人にとってはかけがえのない活動があることをあらためて

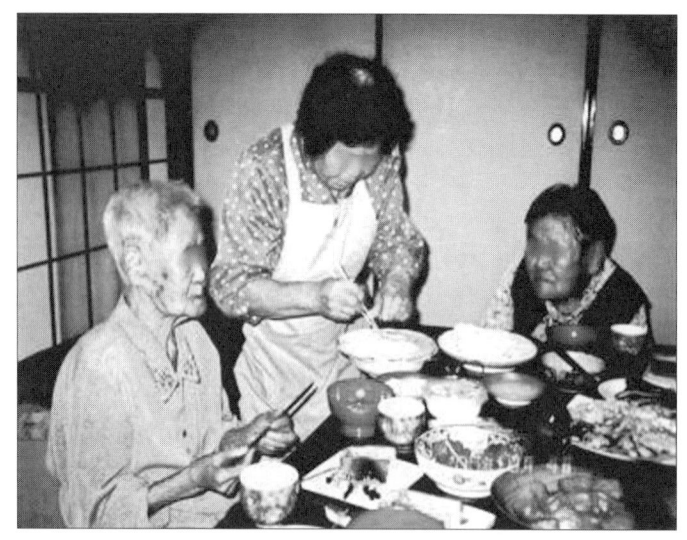

図16　自分で打ったうどんを家族に振る舞う様子（本人は左端）

教えてくれたケースであった。その活動を失ったことで意欲を低下させ、関連のないような散歩やテレビ鑑賞などの活動にまで影響を及ぼし、閉じ込もりがちになってしまう廃用症候群の悪循環に陥っていた。その状態をアセスメントによって明らかにし、かけがえのない活動の重要性をしっかりと意識しながら、それに向けて段階的に解決していった結果、最終的な目標である「うどんを打って人に振る舞う」という生きがいを再び取り戻すことができた。さらに、予防の目的から嚥下体操を導入し、生活の中で嚥下力を維持する活動を習慣化することに加え、他職種の協力を得て屋外での活動が再びできるようになったことは、将来的な再発リスクを下げることにつながると考える。潜在的な希望はなかなか表面化せず、利用者の中で諦めている場合も多いことを胸に刻み、目標を一緒につくって自己実現できるよう支援していくことが重要である。

5 終末期における言語聴覚療法の実践

　地域言語聴覚療法を実践していくとき、終末期にある患者・利用者とのかかわりを持つことも多い。患者・利用者が住み慣れた地域で人生を全うするために、言語聴覚士の専門性を用いて関わることができる場面はある。例えば食べることの支援は摂食嚥下リハビリテーションという枠組みを超え、亡くなる人と遺される人たちとの重要なコミュニケーションとなり得る。終末期に至るまでの長い経過の中で培われた本人・家族と言語聴覚士の関係性を途切れさせることなく、最期までかかわりを続けられることは、よりよい終末期の支援につながるのではないだろうか。

（1）終末期における言語聴覚療法の関わり方
　終末期にある人に関わる際の言語聴覚療法の目的は、終末期にある人の心身の快適性と周囲の人との関係性を維持し、限られた時間を満足して暮らしていくことを支援することである。
　言語聴覚士は患者・利用者の身体的な痛みを緩和するため、呼吸リハビリテーションや口腔ケア

を中心としたアプローチを行う。終末期以前から継続して関わってきた言語聴覚士が最期まで関わる安心感は、患者・利用者の社会的な痛みや精神的な痛みの緩和にも役立つかもしれない。病状の進行により、言語を介したやりとりが困難になることも多いが、感情や快不快の表出を家族や支援者とともに見つけ共有することで、終末期にある本人の発話がなくても、コミュニケーションの中心となる場面もしばしば経験する。

　また、言語聴覚士は摂食嚥下場面を用いたコミュニケーションをつくり出すことに貢献できるかもしれない。「できること」が非常に限られていく終末期にあって、生きている実感を家族や支援者とともに得られるよう、ごくわずかでも食べ物を口にすることは具体的な目標となり得る。例えば子と孫に守られるように公園に花見に出かけ、甘酒をごく少量飲んだり、ベッド上であっても99歳の誕生日にショートケーキのクリームをなめたりすることは、支援者としての言語聴覚士も含む、関わる人みんなの思い出となる貴重な時間である。このような場面づくりは「リスクが高い」と敬遠されるかもしれない。しかし、専門職が介在しない中でのチャレンジは、家族にとって「大海原でボートをこぐよう」と表現するほど大きな不安を伴う。医師や看護師と連携し、医療的配慮をしながら、言語聴覚士が終末期の「食べること」に介入することで、やってあげたいけれど、無理だと思っていたことを実現できる可能性が広がる。

(2) いざという時に備える

　終末期にある患者・利用者は、言語聴覚士の介入中に息を引きとることがあるかもしれない。特に在宅では、そのときにどのように対応するかについて、家族や関係者とよく話し合って理解しておく必要がある。いざというときに慌てないようどのような手順で主治医と連絡をとるのか、救急車は呼ぶのかなどについて、介入の当初から適宜、繰り返し確認し、おだやかに亡くなっていく過程を支えられるような準備が必要である。

(3) 終末期における言語聴覚療法の評価

　終末期における言語聴覚療法の評価はどのように行っていったらよいだろうか。SF36をはじめとするADLの自立度とQOLが同期するような指標を用いると、亡くなる過程にある人は限りなく点数が低く算出され、QOLが低い状態と評価されてしまう。そのためアウトカム評価項目はADLの自立度の改善に求めることができない。終末期に必要なのはADLの自立度の高さではなく、自分のことを自分で決められる、もしくは自分のことについて家族や支援者が本人にとってよいと思われる事柄を想像して決められる、そして不安が少ない状態でいられるかどうかである。安心して生活できているかどうか、さまざまな痛みが緩和される状況がつくられているかといったことを評価項目として挙げ、介入の質の高さを捉えていく必要があると考える。

　言語聴覚士の中には、亡くなった本人が本当に言語聴覚士の介入に満足したかどうかわからないという人がいるかもしれない。亡くなった本人から満足のいく介入であったかどうかを聞くことはできない。しかし、本人が亡くなるまで、その生活を支えていた家族や支援者の満足から本人の満足を想像することはできる。本人の最期の時間を支えた人たちの満足度が高ければ、その関係性の

中で最期を生きた本人も、きっと満足していたはずといえるのではないだろうか。遺された人たちにとっても、リハビリテーションの介入は思い出になっている。

(4) 支援者としての自分と向き合う

終末期において言語聴覚士が関わる際、胃瘻をはじめとする人工栄養について意見を求められる場面も多くあるだろう。高齢者の人工栄養の実施については、日本老年医学会が2012年に出した「高齢者ケアの意思決定プロセスに関するガイドライン」をはじめ、さまざまな意見がある。言語聴覚士は本人や家族の決断をサポートし、どのような状態であっても言語聴覚士の専門性を発揮して介入することはできるという姿勢について、自分の言葉で話し在宅生活に寄り添っていけるとよい。

終末期を支えていた患者・利用者が亡くなると虚無感や疲れを感じることもある。そういったときには言語聴覚士としての自分のかかわりが、その人の最期の日々にどんな意味があったのか、コアに関わった家族やヘルパー、訪問看護師などとシェアすることが望ましい。その話し合いがよいチームで終末期を支えることができたという自信につながる。

(5) ケース

60歳代、女性Aさん。50歳代後半より多系統萎縮症。発声・構音障害、摂食嚥下障害、夫（定年退職後）との二人暮らしで主介護者は夫であるが、長女は自転車で15分のところに住んでおり週4回介護を手伝う。

1) メンテナンスを目的とした介入

言語聴覚士が訪問リハビリテーションの介入を始めたのは発症から約3年経った頃である。介入開始時は屋内の伝い歩きや常食の経口摂取、音声での会話が可能な状態であった。言語聴覚療法開始当初の目的は①声量の維持、②構音の明瞭度の改善、③常食の経口摂取の維持であり、そのため、呼吸訓練と構音訓練、口腔器官の運動を中心とする嚥下訓練を実施することがリハビリテーションの主な内容であった。

2) 機能低下への対応

介入を開始して2年経った頃から屋内歩行が困難になり、常食の摂取も難しくなった。歯茎～舌でつぶせる程度のやわらかい食形態への変更を検討し高カロリー補助栄養食を導入した。構音障害も進行したため文字盤を導入し、指さしによる表出練習を行った（**図17**）。

3) 胃瘻造設と気管切開

介入開始2年6カ月後、主治医がいる病院に検査とレスパイトを目的に入院した。経口だけでの栄養補給は限界があるとの判断を受け胃瘻造設の選択をした。同時に呼吸困難感が持続することから気管切開術も施行され、気管カニューレをつけて在宅生活を再スタートした。在宅復帰時には手指動作の巧緻性が低下し文字盤の指さしが困難になっていた。またベッド上の生活が中心になってきたことから、ベッド上でのコミュニケーション手段の確保のため透明文字盤を導入した。透明文字盤使用トレーニングを積み重ねることで、対象となる文字に視線を定めることができるようになり、主介護者である夫やヘルパーに対しても、日常生活に関することについて透明文字盤を通して

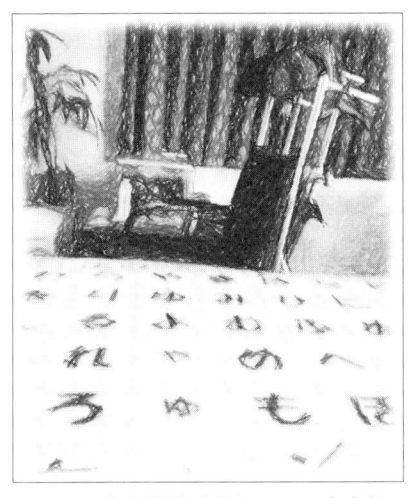

図17　表出代替手段としての文字盤

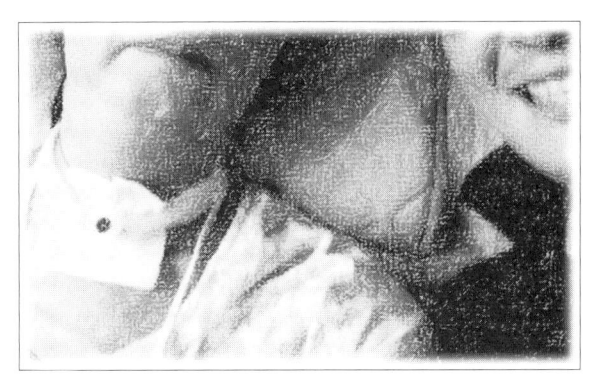

図18　本人がコミュニケーションの中心となったセッション

表出できるようになった。

4）思い出となるコミュニケーション

　病状の進行により呼吸苦が頻繁に出現するようになったが、本人と家族の希望もあり、言語聴覚療法の場面のみスピーチバルブを装着し、血中酸素飽和度（SpO$_2$）をモニタリングしながら下部胸郭を介助し呼気量の増加を図る訓練を実施した。訓練時は挨拶程度の短い発話が可能であり、著しい血中酸素飽和度の低下もみられなかった。

　ある日の言語聴覚士の訪問時、夫、長女の他、普段はあまり来る機会のなかった妹が同席する中で発声訓練を行う機会があった。胸郭を支えながら発声を促している際、妹がAさんに「ほとんど声が出ないんだから、今のうちにお父さんに愛してるって言っておきな」と何気なく話しかけた。理解力に大きな問題のないAさんは少し笑いながら妹の話を聞いていた。数分後、言語聴覚士の介助に合わせて発声を試みたところ「お父さん、あいてる」とスピーチした。声量はごく小さかったが、言語聴覚士だけでなく同席した夫、長女、妹も聞きとれた。振り返ると夫のズボンのファスナーが開いており「ほんとに開いてる！　うまいこと言う！」と、そこにいた皆でしばらく笑って訓練を終えた。その時点でAさんの発声は非常に困難になっていたが、久しぶりにAさんの声を聞いた家族は喜び、またAさんも自分の発話によって、コミュニケーションの中心となって過ごすことができたセッションだった（図18）。その約1カ月後、呼吸抑制の症状が起き死去されたとの連絡を受けた。

　Aさんが亡くなって約1カ月後、Aさんの自宅に弔問に訪れたところ、夫から先日の「お父さん、あいてる」のエピソードは楽しい思い出になるだろうとの話があった。遺影の前で夫とともに、Aさんは50歳代で病気になったけれど、療養生活の中で亡くなる直前にも楽しい思い出をつくることができたという振り返りをすることができた。在宅で言語聴覚士と行うリハビリテーションを通して、本人と家族さらに支援者としての言語聴覚士との良好なコミュニケーションを取ることができ、よい思い出として振り返ることができる、そういった豊かな時間をつくることができたケースである。

Ⅱ 事業別言語聴覚療法の実践

　地域言語聴覚療法を提供する事業は、外来、通所、訪問を含めた在宅系サービスと介護老人保健施設や介護療養型医療施設など介護保険施設に医療療養型を加えた施設系サービスの二つに分けてその特徴を説明した（第3章）。幅広い対応が求められる地域言語聴覚療法では、提供基盤となる事業の特徴を生かすことも効果的な支援を行ううえで重要である。ここではケースを通して、事業別言語聴覚療法の実践をまとめる。

1 在宅における言語聴覚療法の実践

(1) ケース：在宅において目的や時期に応じて、外来、訪問、通所と提供形態を変えながら継続的に介入（60歳代前半、男性、流通業の部長職）

1）退院直後の外来言語聴覚療法

　始業前の職場で右片麻痺、構音障害を発症し大学病院に救急搬送、中大脳動脈領域の脳梗塞と診断され保存的治療を受けた。回復期リハビリテーション病棟に転院し、リハビリテーションによりADLは概ね自立レベルまで改善を認めたが、中等度ブローカ失語がある状態で自宅退院となった。Yes-Noの表出はある程度の確実性があったが、うつむきがちで自発話は非常に乏しい状態、妻からの問いかけにはうなずきか、ごく短い発話で応えるのみだった。退院2日後より言語機能の改善を目的としたリハビリテーションの継続と復職を検討するため、週2回の外来言語聴覚療法が開始となった。言語聴覚療法の他には医師の診察、理学療法、作業療法が各週1回組み込まれた。

　通院には妻が片道20分、自家用車を運転して送迎した。待合室では入院中に同室だった人に手を振る様子がみられ、妻もその家族と挨拶を交わしていた。外来言語聴覚療法では失語症の機能訓練を中心に実施した。妻は外来言語聴覚療法の訓練に同席し、本人との実用的なやりとりの訓練を行い、選択肢の出し方や迂回表現の促しもみられるようになってきた。通院3カ月頃より徐々に妻が同席する頻度は減り、外来言語聴覚療法実施中に他の患者家族と院内の喫茶店に行くことが多くなった。

2）自立生活を支援する訪問言語聴覚療法

　自主トレーニングの定着がみられていることと妻の通院リハビリテーションへの付き添いに対する負担軽減を目的に、通院4カ月目から言語聴覚療法の頻度を週1回に変更すると同時に一人で（リハビリテーション）通院ができるように、自宅への訪問理学療法と言語聴覚療法が開始となった。訪問理学療法はバスを使った移動の動作訓練を行い、訪問言語聴覚療法は携帯メールに写真を貼付したり、顔文字を入力したりして緊急連絡として妻に送信する練習をした。また右片麻痺の残存より小銭の使用を避けるため、カード式電子マネーの使用とチャージの練習も併せて実施することで、バスを乗り継いで一人で通院することが可能となり、訪問言語聴覚療法は終了となった。

　定年退職まであと数年を残していたが、本人は復職を望まず、病気による休職期間終了後に退職することになった。医療保険制度でのリハビリテーションから介護保険でのリハビリテーションへの移行を図る時期となり、通所リハビリテーション（デイケア）の導入が検討された。外来言語聴

覚療法では失語症者への情報補償が配慮されたデイケアをケアマネジャーに紹介し、本人と妻とで一緒に見学してもらい、納得のうえで13カ月間の外来言語聴覚療法を終了した。また併せて通所介護（デイサービス）の利用によって、運動とコミュニケーションの機会の確保が検討された。

3）社会参加と活動の場を拡大する通所言語聴覚療法

デイケアでは週1回半日の通所で、自由会話を中心とした失語症者のグループ訓練に参加することになった。グループでは直近1週間にあった出来事をノートに書いてきてスクリーンに投影し、言語聴覚士のサポートを受けながら発表することが課せられていた。そこでタブレットPCで固有名詞を検索したり、出来事に関する写真撮影をしたりする練習を行い、デイリーノートでの表出のバリエーションを増やす練習を行った。またデイケアでは選択できる芸術活動も実施しており、陶芸や書などに興味を持ち始めていた。

(2) おわりに

在宅での言語聴覚療法の目的は在宅生活の継続とその生活の質の向上である。生活の質の向上を考える際には、患者と生活を共にしている家族の介護負担軽減も考慮する必要がある。在宅での生活再建を、療法室の中での言語聴覚療法に限局することなく、制度を横断的に利用し活動範囲を広げていく方向性で介入していくことが求められる。

2 施設における言語聴覚療法の実践

(1) ケース：療養病床において機能回復から生活再建まで段階的目標を達成（60歳代、男性、脳梗塞、重度失語）

1）現病歴と療養病床への入院経緯

脳梗塞により右片麻痺と重度の非流暢性失語を発症し、病院にて急性期から回復期にかけて集中的なリハビリテーションを受ける。さらなるリハビリテーションの継続を目的に療養病床へ転院する。

2）第1段階：新たな生活環境への適応

入院当初は、環境が変化したことで施設スタッフと意思疎通が図れない状況にストレスを増大させていたことから、日常的コミュニケーション手段の確立を目標に言語聴覚療法を開始した。その内容はコミュニケーションノートの導入と家族・施設スタッフへの指導を中心とした環境調整を行い、徐々に実用性を獲得し日常的コミュニケーション手段の確立に至った。

3）第2段階：その人らしい生活の実現

心理的に安定していく中で、入院している状態であってもどのように生活していくかを考え、入院生活を有意義に過ごしていくために言語聴覚士からも積極的に提案を行った。その一つが年賀状を書くことであり、本人の能力を十分に活用するだけでなく、離れた場所にいる親しい人との交流を図ることは、本人の取り組みに対する意欲を高めることになった。その後は精力的に描画作品の制作を始め、2年後には院内で描画作品の展示会を開催するまでに至った。そして数年後、娘の結婚式では、何度も練習を重ね無事にスピーチを行うことができ、本人のライフステージの重要な場

にその人らしく立つことができている。

(2) ケース：療養病床において在宅復帰から終末期まで継続的に支援（70歳代、男性、筋萎縮性側索硬化症）

1) 入院から初期の言語聴覚療法

四肢の筋力低下が顕著でADL全介助であったが、呼吸・発声発語機能は正常範囲を保ち、口頭表出でコミュニケーション可能、常食を摂取していた。入院中は呼吸・発声発語機能の維持に加え、進行予測に基づいた環境調整やコミュニケーションエイドの練習などメンテナンスを目的とした言語聴覚療法を行った。徐々に呼吸・発声発語機能は低下し、コミュニケーションは透明文字盤とトーキングエイドを使用するようになる。食物形態の調整が必要となった頃、孫の誕生をきっかけに「自宅で孫と一緒に暮らしたい」との希望が生まれる。

2) 在宅復帰支援

入院時に比し症状が進行していたことから、家族の介護に加え在宅サービスを積極的に利用する方向で調整を図るとともに、食事や介助方法など家族指導も十分に行い自宅退院した。約1カ月後、「家族に迷惑をかけたくない」との本人の申し出により再入院となる。

3) 再入院から終末期における言語聴覚療法

摂食嚥下機能の低下が進み徐々に摂取量が減少した。本人と家族は経管栄養の選択はせず、家族の介助により可能な限りゼリーや氷片を口に含むことを続けた。言語聴覚士は口腔内の衛生を保持することで苦痛をなるべく少なくし、最期まで尊厳を保つように支援を継続した。

(3) ケース：介護老人保健施設において在宅復帰から終末期まで長期的に支援（80歳代、男性、進行性核上性麻痺）

1) 介護老人保健施設入所までの経緯

入所する2年前に易転倒性と歩行障害で発症し進行性核上性麻痺の診断を受ける。意識障害のため1カ月間急性期病院に入院し、在宅復帰に向けたリハビリテーションの目的により介護老人保健施設に入所する。

2) 在宅復帰を目的とした言語聴覚療法

移動には車いすを使用しADLはほぼ全介助であった。構音障害と摂食嚥下障害は軽度であり水分摂取もストロー使用で可能であった。発声発語機能と摂食嚥下機能の維持を目的とした個別言語聴覚療法とともに食事の摂取方法やリスクについて家族指導を行い自宅退所する。退所後は訪問理学療法と言語聴覚士のいる通所リハビリテーションへ引き継いだ。

3) 再入所から終末期における言語聴覚療法

誤嚥性肺炎のため急性期病院に入院し胃瘻を造設。在宅復帰困難のため同介護老人保健施設に再入所する。在宅復帰から5年が経過していた。入所時の発声機能は著しく低下しており、重度の嗄声による声量低下のため聴取が難しい状態であった。しかし、理解力は保たれ、OKサインを出すなどYes-No応答が可能であった。主な栄養摂取は胃瘻から行うが、本人・家族の希望を尊重し練

習場面に限りゼリー摂取を行い、妻の来所時間になるべく合わせて行うことで経口摂取や口腔ケアの場面に家族も立ち会う機会をつくった。徐々に「少し口を拭いておいたんだけど、きれいになっていますか？」と妻も積極的に関わるようになっていた。「これ、娘がね、つくったものなんだけど」と手づくりのプリンを差し入れてくれることもあり、練習の中に家族の存在を感じられる時間が持てるようになっていた。「これ、この人のお姉さんが送ってきたんだけど、食べれるかしら」とみかんを出されたときには、どうしたものかと戸惑ったが、果汁を絞り、トロミをつけて口に含むことができた。1年後、状態悪化により経口摂取は断念することになったが、Yes-No応答の練習や発声練習（意思表示の方法として）を継続しながら、家族とのコミュニケーション場面に立ち会うことを続けた。妻からはその胸の内を手紙に書いて渡されることもあり、信頼を寄せていただいていることにうれしさを感じる以上に、言語聴覚士の関わる意味を深く考えさせられる経験となった。

(4) さいごに

施設において言語聴覚療法を提供する場合、患者・利用者の機能、能力に合わせた個別訓練を考えることと同時に、患者・利用者がどのような利用目的で入院・入所しているかを把握する必要がある。施設系は一般的に病院に比べると長期的に利用する場合が多く、治療だけでなく療養生活の場となることを考慮し、活動や参加の視点を持って生活の質の向上に努めなければならない。やがて自宅などの本来生活する環境へ復帰することを目指し、先を見据えながらも、現前の施設内生活にもきちんと目を向けて支援する、方針や状況に合わせた視点の切り替えが求められる。

超高齢社会を迎えた現在では、看取りの場は病院に限らず、在宅、介護施設でも増加することが予想され、終末期のかかわりは重要な役割となる中で、言語聴覚士自身が対応できる力を身につけなければならない。

III 地域言語聴覚療法のまとめ─ケースを通して

　ここまで目的や事業所ごとの特徴を際立たせ、理解しやすい形でケースを提示してきた。しかし言語聴覚士が地域において長期にわたり患者・利用者を支援する際には、その都度ニーズを見つめ直し、目的を変化させ、地域において、在宅・施設で言語聴覚士が提供できるサービスを組み合わせて生活を支えていく視点を持つ必要がある。最後に地域において言語聴覚士が数年にわたりかかわりを持った二事例を通して地域言語聴覚療法を俯瞰したいと思う。ケース1は脳卒中のケースであり、回復期リハビリテーション病棟退院直後から、ソフトランディングリハビリテーション、機能回復リハビリテーションを終えて言語聴覚療法終了に至るまで、ケース2は進行性疾患のケースであり、訪問で摂食嚥下障害を中心に、メンテナンスリハビリテーション、課題解決リハビリテーション、そして終末期リハビリテーションに関わった経緯について示す。

1 回復期リハビリテーション病棟退院から在宅生活の再構築を支援したケース

　70歳代、女性、要介護3。脳出血、右片麻痺、重度ブローカ失語、軽度構音障害と嚥下障害。娘夫婦と三人暮らし。

（1）発症からの経過

　脳出血を発症し救急入院する。保存療法の後、理学療法、作業療法、言語聴覚療法のリハビリテーションが開始となる。右片麻痺を認め、起居・移乗動作は一部介助、排泄はおむつを使用。また、嚥下障害を認め、ペースト食を見守りで自己摂取するが、摂取量の低下を認める。失語症は重度で全失語の状態であり、ややぼんやりとして表情変化が乏しく、何か言われるとうなずくため、Yes-No質問でも意思確認できない状態であった。1カ月後、リハビリテーション目的にて回復期リハビリテーション病棟に転院する。入院中の集中的リハビリテーションによって、ADLは改善し、起居は自立、移乗は見守り、車いす駆動は一部介助、排泄は立位保持可能だが、下衣操作は一部介助が必要な状態となる。食事は、全粥・キザミ食まで摂取可能となるが、水分にはむせることが多くトロミをつけて摂取する。意欲低下と軽度の認知機能低下を認め、落ち込みやすさがあり、時に訓練を拒否することもみられた。重度ブローカ失語があり、日常会話の理解はほぼ支障ないが、複雑な内容になると細部の理解が不十分となる。表出は単語が中心であるが喚語困難のため自発話は少なく、聞き手が誘導・推測し、Yes-No質問による意思確認を行っていた。

　入院中に申請した要介護認定の結果では要介護3と判定される。ケアマネジャーは病院併設の居宅介護支援事業所に依頼し、担当者が決まり具体的な在宅サービスの選定を開始する。在宅復帰後は同居する娘の介護休暇6カ月間に、本人が日中一人でも暮らせることが長期目標となった。また、家族はリハビリテーションを継続し機能回復を期待していた。在宅復帰後の介護負担の軽減とリスク管理のために、通所介護の利用によって入浴と日中の活動量の確保を勧めるが、本人の不安が強く、退院直後からの利用は難しいと判断する。主介護者である娘は母親の介護をなんとかやっていきたいと意欲的ではあるが、特に入浴の介助に対しては不安を感じていた。

(2) 退院直後の生活を支えるソフトランディング

1) 退院前カンファレンス

　自宅退院に向けて入院中の病院スタッフに加え、ケアマネジャーと訪問リハビリテーションの担当理学療法士、言語聴覚士が同席してカンファレンスが開かれ、在宅復帰後の生活支援計画について話し合われた。まず医学的情報として、脳出血に対して保存療法が行われ、病状は安定していることが報告され、退院後は病前にかかっていた近医に定期的に受診し、高血圧症に対する投薬治療を継続することが報告された。次に病院理学療法士、作業療法士からは順調に回復し、ADL一部介助レベルとなった状態と家屋評価の結果に基づき、玄関やトイレに手すりを設置し、自室と廊下の段差解消を行っていることが報告された。言語聴覚士からは嚥下障害によって水分にむせることからトロミを必要としていること、重度のブローカ失語があり表出に制限があること、軽度の構音障害を合併し声量が低下していること、意欲低下を認め、落ち込みやすさがみられることが報告された。

　これらの情報と家族状況を考慮し、訪問リハビリテーションは理学療法士、言語聴覚士ともに週1回の訪問で、理学療法士では娘の介助で安全に入浴できること、起居・移乗、移動、排泄の介助量を軽減することが目標となった。一方、言語聴覚士は嚥下障害が残存するため、まず本人の能力に合った食事摂取ができるように指導や調整を行うこと、さらに日常的要求を娘に伝達し、自宅生活を安全に送れることが目標となった。最終的には6カ月後の娘の復職までに排泄を自立して行えるようになることと、家族との連絡手段を確保することで日中一人でも安全に過ごせるようになること、また可能な限り、通所サービスなどの地域社会への参加を目指すことが具体的な長期的目標となった。その他、介護に必要な介護用ベッド、ベッド柵、車いす、シャワーチェアをレンタルする調整が行われた。

2) 初回訪問

　退院から2日目に初回訪問を行う。自宅に伺うと娘が出迎えてくれたが、本人は自室のベッドに横になっていた。自室を訪ね声をかけるが顔も上げず起きようともしなかった。ベッドの周辺はよく整頓され、すぐ横にはカレンダーが掛けてあり時計も置いてある。衣類はパジャマのままである。天気の話など他愛もない話をしながら徐々に本人が慣れるのを待ち、10分ほどするとやっと体を起こそうとしたため、介助し、ベッド上で端座位をとる。本人の意思を確認し、車いすに介助にて乗り移りバイタルチェックを行い記録を取る。そしてダイニングのテーブルへと誘導する。テーブルには新聞が置いてあるが、それには手を伸ばそうとしない。すぐに自宅退院してからの様子を尋ねると、あまり話したがらないため娘がみかねて説明を始める。ほとんど自室で寝て過ごし、テレビや新聞にも興味を示さない。食事のときにはなんとか起きてテーブルに着くが、何が食べたいとも言わず食事を残すことが多い。お茶や味噌汁にもトロミ剤を入れているが、本人はあまり好まない様子で手をつけない。どうしたらよいかと相談を受ける。病前に本人が好んで食べた物を聞くとヨーグルトを毎日食べていたとの回答があった。その場でヨーグルトを食べる様子を確認する。左手でのスプーン操作では、カップから直接摂取することが難しいことを伝え、小さくて深く、重さのある器に移すとすくいやすいことを伝え、家にある食器で試した。左手でもスムーズにすくうこ

とができ口に運べるようになったため、今後、セッティングしてもらうようにお願いする。その他、水分を多く含む市販のゼリーやゼラチンでジュースを固める方法を提案し、水分摂取を行うように伝達した。今日は初回なので個別訓練はせず、生活の様子を見せていただいたことを説明した。最後に日常的要求が本人から出ているかを確認するために「トイレに行きたいときにはどうしていますか」と尋ねると、本人から話すことはほとんどなく、時間を見て本人に声をかけて連れて行っているとの回答であった。それに対し、ベッドの枕元に鈴などを配置して鳴らすことで意思表示している利用者がいることを伝えると、「そんな方法もあるんですね。やってみようかしら」との返答があった。最後に、今後の訪問時に日常の様子を知るために、気づいたことをノートに書きとどめてもらうようにお願いし、初回の訪問を終了した。

3) 2回目の訪問

翌週に伺うと車いすに乗車し、洋服に着替えてダイニングにいた。挨拶に対しにこりと会釈し、言語聴覚士をきちんと認識している様子であった。来る途中で見た公園の桜の木の紅葉の様子を話すと「そうね」と発語あり。春の桜はどうかと尋ねると、「うん、きれい」と笑顔をみせる。バイタルチェックを行い、娘が出したノートを見ながら1週間の様子を確認する。食事は食器の工夫により自分で食べ始め、食事量も増えていると報告を受ける。

しかし、水分はあいかわらず飲みたがらないと話す。水分摂取方法を検討するために、評価を実施する。ストローを使用し、一口ずつゆっくり嚥下するよう指導して水を飲むと、むせなく嚥下が可能であった。口腔内の水の保持や嚥下反射の惹起性、喉頭挙上範囲には大きな問題はない。声の状態は声量低下と気息性嗄声を認めることから、声門閉鎖不全によって機会的にむせていると判断した。咳払いは随意的には困難であったが、自然状況下では可能であったことから硬起性発声を促し、声門閉鎖力を高める練習を導入することで、気道の防御能力向上は可能と考えた。

自宅でのコミュニケーションに対し、娘は質問に対する応答はあり、指示理解も概ねできているので支障はないと答えた。本人からの表出があるかと尋ねるとトイレに行きたいときに「おーい」と呼ぶことはあるが、それ以外はほとんどないと話す。本人と会話したときには質問に対し単語での回答が得られることもあるが、発語が難しい場合には首を振り、下を向いて黙り込んでしまう様子がみられたため、話しかけることが母を苦しめているのではないかと思い、必要以上に話しかけないようにしているとの回答であった。

次に、書字を行うと名前の書字は可能であった。写字では比較的字形は整い一生懸命取り組む様子がみられた。白紙に自宅にある物品名の漢字、仮名の写字課題を書いて残した。娘には嚥下評価の結果と水だけであったらストローを使用して、そのまま摂取できることを説明した。また、会話の様子から発話での表出が難しいことが多く、落ち込みがみられることを報告し、答えやすい「～ですか？」というYes-No質問を使って意思確認する方法を試してみてはどうかと提案する。また、答えを求めず「こうだったよ」と本人が聞き役に回れる話は積極的に話しかけてほしいと伝える。さらに写字課題に意欲的に取り組まれたことを話し、宿題として文字を書き写すことをお願いする。言語聴覚士が退室の挨拶をすると、手を挙げて「さようなら」の発語がみられる。

4）他職種との情報交換

　事業所に戻り、担当理学療法士に訪問時の様子を尋ねると、初回は意欲低下が著しく誘導にもやや拒否的であったが、これから自分で寝起きができるようにと目標を伝えると理解した様子であったと話す。また、トイレに関しては立位保持はできるが、下衣操作を娘が全介助で行っており、やや過介助になっていることが気になると話す。入浴はまだ行っておらず、ベッド上で体を拭いて済ませているとのことであった。日中を離床して過ごすために座ってできる活動があるといいのではないかとの意見で一致し、本日、写字練習を宿題としてお願いしたことを報告する。今後、宿題活動が定着するかどうか経過をみていくこととした。

5）生活が安定し、ソフトランディングの目標達成

　約1カ月が過ぎると、食事を自己摂取で安定した量を摂取できるようになり、水分摂取もストロー使用で継続して行えるようになった。言語訓練では言語聴覚士の持参する近隣の写真を見ながら思い出を話してもらうように促すと、会話での応答も発話量が増え、自宅では娘に話しかける機会が増えたと報告を受ける。また、宿題は熱心に自分から行い、広告の裏などにも自主的に書いていると話す。そして最近、病前から交流のあった近所の友人が時々訪ねてくるようになり、外出への意欲もみられるようになったと話す。玄関の出入りに対しては理学療法士に指導してもらい、椅子や手すりを使用して行うようにしている。実際に娘の介助でも通院することができ、天気のいい日には散歩に出かけようと思っていると話す。

　2カ月を過ぎると、散歩で拾ったドングリを言語聴覚士にみせる、近所で栗羊かんを買ってきて食べたことを楽しそうに話してくれるなど、外出機会が増えたことで会話の話題を自ら提供するようになった。その頃には、トイレに行って自分でズボンの上げ下ろしが不十分ながらもできるようになり、娘の介護負担も軽減していることがわかった。退院時に比し、活動性の向上とともに社会参加に対する意欲も増し在宅生活が安定的に送れるようになっていた。

6）個別的課題に対する対応

　3カ月目に入った頃、徐々に生活課題の解決に向けてさらなる評価とプログラムの変更を行う。娘の留守の間に昼食を一人で食べること、娘からの電話を受けることを想定した評価を行った。

①昼食の準備と食事摂取

　現時点でも、冷蔵庫からストロー付ペットボトルを取ってきて飲むことはできていたが、食事をレンジで温めることは行った経験がなかった。また、レンジの位置が高く座位で行うことは難しい状態であった。そのためレンジの位置を変更して使用方法の評価を行った。温めボタンに赤いシールを貼り目印とすると誤りなく押すことができた。しかし、食器を持ってテーブルまで運ぶことは難しく、食事位置を変更する必要性を感じた。

②娘からの電話を受ける

　退院後、娘が出た電話を途中から変わることはあっても本人が自分で電話に出ることはなく、どこからかかってきたかわからない電話に出ることに対し、不安をみせた。留守番電話に設定し、娘の声を聞いてから出る方法を提案するが、娘からは携帯電話を購入するほうがよいかとの相談を受けた。携帯電話の場合には、電話番号を親しい人にだけしか通知しなければ、安心して電話に出ら

れる可能性があるとの考えであった。家の固定電話の場合には出るまでに時間がかかることもあるため、携帯電話のほうが有効的に使える可能性を伝えた。評価のために娘の携帯電話を借り本人に受けてもらうと、携帯電話は片手で持てるため比較的容易に受けることができ「うん、うん」とあいづちを打ちながら、笑顔を浮かべて電話に応える様子がみられた。

③通所サービスの利用

近所の友人の通うデイサービスについて、少人数でゆっくり過ごせるとの話を聞き本人も関心を示すようになった。ケアマネジャーに連絡し、そのデイサービスに利用希望を伝えるとお試し利用を勧められたため、娘にその旨を伝え、その友人が利用する日を選んで半日デイサービスを利用した。その施設では言語障害や嚥下障害のある利用者の受け入れが初めてであったため、家族に了解を得たうえで、言語聴覚士から利用時に注意してもらいたい点を報告書として、ケアマネジャーを通して送った。お試し利用から戻ってきた様子は楽しそうで、娘からケアマネジャーに利用を前向きに考えたいと連絡があった。調整を行った結果、退院後4カ月を過ぎ、デイサービスを2回／週の頻度で利用することになった。入浴もその際に済ませることにした。

④日中の介護者不在に対する準備

娘の介護休暇の終了を1カ月後に控え、サービス調整に向けてサービス担当者会議が招集された。ケアマネジャーと現在のサービス担当者である訪問理学療法士と言語聴覚士、通所介護責任者が出席し、今回新たに訪問ヘルパーの導入を考え、ヘルパー事業所の責任者も出席した。場所は通所介護事業所で行い娘も同席して行われた。

まず、訪問リハビリテーションの状況として理学療法士から入浴方法の指導や外出時の玄関の移動方法を指導し、娘の介助で日常的にできていることや、目標であった排泄動作の自立が達成したことを報告した。言語聴覚士からは食事に対し、水分をストロー使用でむせなく嚥下できるようになり、食事も家族がやわらかく調理することで問題なく摂取できていることを報告した。さらに発話意欲も向上し、自発的表出が増え、娘だけでなく近所の友人とも会話機会が持てるようになったこと、現在はデイサービスに通い、交流の場が持てるようになったことを報告した。通所介護の責任者からは、利用開始から約1カ月が経った現在の様子が報告された。利用当初は緊張した表情で自席に座っていることが多かったが、少しずつ周囲の利用者が話しかけるとそれに応じて表情も和らぎ、あいづちを打つ様子がみられている。小規模な施設なので、いつも同じスタッフや利用者と顔を合わせることで安心感を得ているのではないかと話した。

現時点では各サービスが有効に機能しており、本人の自立支援につながっているとの結論であった。さらに、1カ月後に娘が職場復帰することによって、週末を除く5日間は介護者が不在になるため、必要なサービスや支援を検討した。デイサービスは現在2回／週の利用であったが、自宅に一人でいる時間をできるだけ短くして生活したいとの娘の希望から3回／週に回数を増やす案が出た。デイサービスがない2日にそれぞれ訪問リハビリテーションが入り安否確認も新たな役割とした。その2日間の昼食に関して、現時点では本人がすべてを用意することは難しいため、その時間帯での訪問ヘルパーの利用が検討された。できるだけ本人のできることは一緒に行う家事支援という形で利用を開始することになった。

⑤ヘルパー利用開始にあたっての調整

　初回訪問時はヘルパーに言語聴覚士が同行訪問し、コミュニケーションの様子、一緒に家事を行う場合に配慮すべき点を説明する。本人と娘、さらに言語聴覚士も入って会話することでリラックスした表情で挨拶し、これから週に2回、食事の準備を手伝ってくれることを理解した様子であった。また、家族と続けている連絡ノートにヘルパーにも記録をお願いし情報共有できる体制をとった。

⑥ 娘の復職後の生活支援

　復職後、回数の増えたデイサービスや新しく導入した訪問ヘルパーにも特にトラブルはなく継続して利用していた。訪問理学療法士は自宅内ADLの自立、本人のできる自主練習が定着したことによって8カ月で終了した。訪問言語聴覚士は宿題の確認や食事状況の確認などを継続したが、本人、娘ともに自宅生活に自信を持ち、家族間のコミュニケーションに支障を感じないとの理由から、約1年が経過した時点で訪問言語聴覚療法を終了した。

2 進行性疾患を発症後、終末期に至るまで長期的支援を行ったケース

　60歳代、男性、筋萎縮性側索硬化症（ALS）。妻と二人暮らし。定年退職後は妻と二人で生活し、旅行やゴルフを楽しんでいた。

(1) 診断から訪問言語聴覚療法開始までの経過

　X年、右上肢が上がりにくく感じ近医を受診すると大学病院を紹介され、そこでALSの診断を受ける。その時点では歩行やADLは自立しており、大学病院での外来理学療法、作業療法を受ける。徐々に足が上がりにくくなり、X＋2年、転倒がきっかけで車いすを使用するようになる。また、左手で食事をすることが難しくなり、妻の介助で食事をするようになる。理学療法士、作業療法士の指導のもと家屋改修を行い、段差解消とトイレへ手すりの取りつけを行う。身体機能維持と自宅生活における移動などのADL確認のために訪問理学療法が1回／週で開始となる。

(2) 訪問言語聴覚士によるメンテナンスリハビリテーションから終末期に至るまでの長期的支援

　X＋3年、声量低下と構音の不明瞭さなどの構音障害と硬い物が咀嚼しにくい嚥下障害が出現し、訪問言語聴覚療法が1回／週で開始となる。

1）初回訪問

　自宅を訪問すると妻が出迎えてくれる。入室すると居間で本人が車いすに座っていた。挨拶を済ませ二人を前に対面で話を伺う。言語聴覚士が訪問する経緯を簡単に説明し、現在の生活の状況について尋ねると、本人から「いつもどおりの食事なのに、うまく力が入らず噛めなくなっているように感じる。喉にもつかえるような感じが時々する」との返答であった。妻は「主治医の先生に言われたとおり、なるべく硬い物は避けよく火を通してやわらかく調理している。ご飯も水を多くしてやわらかく炊いて一緒に食べている」と調理の様子を話した。食事時間を尋ねると40分程度と

の回答で、以前よりゆっくり時間をかけていると話す。次に、食事量を尋ねると「以前に比べて減ってきているが、動かなくなっているからちょうどいいと思う」と本人は笑って答えた。体重は少し減っていると話す。水分摂取については「一口ずつ口に含むように飲んでいる」と回答し、むせることはあるか尋ねると「一度ひどくむせたため、気をつけるようにして、今はむせなくなっている」と話した。現在の食事を続けてもらい、食事量が取れないこと、むせがみられる、喉につかえるなど気になることがあれば、いつでも相談してもらうように伝え、一度食事をとるところをみせてほしいと伝え了承を得た。

　続けて、コミュニケーションについては「声が出づらいと感じていて、妻が離れた場所にいるときに、呼んでもなかなか気づかないと、苦労する」と話した。妻は「時々聞きとりにくくて、聞き返すことが増えている」と話した。「奥様を呼ぶときに声だけでなく、何か音の鳴るものを使いましょうか？」と提案し、家の中にあるもので鈴のついたキーホルダーを車いすにつけておくこと、枕元にも鈴を置いておくことにした。今後の訪問言語聴覚士のスケジュールを確認し、食事やコミュニケーションなど気軽に相談してくださいと改めて説明する。また、緊急の連絡先として妻の連絡先を教えていただき、訪問時間などが急遽変更する場合などがある旨を伝え、了承を得てから初回訪問を終了した。

　2）訪問による言語聴覚療法開始から半年後の様子

　継続している発声や構音練習などの機能訓練に加え、声量低下の進行に備え、より確実に伝達できるように文字盤の練習を導入した。大きな文字盤では左上肢の大きな動きを必要とするため、指で指示できる範囲に小さくする工夫を図った。また、座位の場合には肘をつき安定を図ることで指示しやすい位置を確認し、写真を残した。食事では食事、水分ともにむせがみられるようになり、水分にトロミをつけるよう提案を行った。

　3）訪問による言語聴覚療法開始から1年後の様子

　この頃になると自覚的な呼吸困難感が出現し、理学療法士による訪問での肺理学療法を開始する。また、発声では意思伝達が難しくなり文字盤を使う頻度が高くなっていたが、上肢での指示が難しくなってきたことと臥床した状態での使用が難しいことから、透明文字盤に切り替え練習を開始した。この時期には、ベッド上で過ごす時間が多くなり座位保持も難しくなっていたため、ベッドアップして練習することも多かった。また、練習中に不安な気持ちを漏らすことも多くなった。言語聴覚士はなるべく落ちついて傾聴し、安易に励ますような言動は避けるよう努めた。透明文字盤の練習には積極的に妻に同席いただき、指示する角度や確認の速さなど、言語聴覚士が行う様子を見てもらうために妻にも参加してもらうようにした。練習を終え、帰り際に妻に話を伺うと、「最近、落ち込んでいる様子が増え話す量も少なくなった。食事もむせることが増え最低限しか口にしなくなった」と話した。

　妻自身の様子については、「たしかに体が動かなくなって介護に力がいるようになって大変に感じることもあるが、それよりも本人の元気がないのが心配。何をしてあげればよいのか」と悩みを口にした。ベッド上で楽な姿勢でできることを考えながら、本人がなるべく無為に過ごすことが少なくなる方向で進めていくことを説明した。最後に今後のことを考慮し、意思伝達装置の交付申請

のための書類を市役所に取りに行ってもらうようにお願いした。意思伝達装置の「伝の心」が届いてからは、ベッド上での使用が可能となるようにセッティングし、機器操作の練習を兼ねて日記をつけることを導入した。本人は妻以外に思いを表現できる場となり、可能な時間は熱心に書いていた。

4）訪問による言語聴覚療法開始から2年後の様子

頸部の保持が難しくなり、食事の際などリクライニング型車いすを利用するように変更した。食事摂取量は減少し補助栄養食品も導入したが、体重は減少していた。この状態を主治医にすぐ報告し、今後の栄養摂取方法について検討する段階となった。

(3) 家族の意思決定に対する情報提供

大学病院の主治医から胃瘻造設の必要性について説明を受ける。そのことを訪問時に妻から相談され、「胃瘻をつくるとその後の生活がどのようになるのか、まったく想像がつかない」と不安な思いを相談される。事業所に戻り責任者に報告すると、専門職から教科書どおりの説明を受けるよりも、患者会を頼って、同じ境遇を体験した方の話を聞く機会をつくってはどうかと提案を受ける。幸い、事業所の利用者の家族に患者会の運営に関わる方がいたため、担当スタッフから話をしてもらい了解を得ることができた。妻も希望したため、患者会に初めて参加し、経験者の話を聞き、胃瘻造設した後の在宅生活について詳しく話を聞くことができた。妻の表情もおだやかな様子があり、参加してよかったとの言葉があった。その後は可能な限り本人も患者会に参加し、当事者同士・家族同士で交流を深めていった。

(4) 胃瘻造設後のかかわり

大学病院に入院して胃瘻を造設し補助栄養を開始する。入院時に胃瘻からの栄養摂取方法について指導を受け、退院後は妻がその役割を果たし必要な栄養量を確保することができた。しかし、本人・妻ともに「可能な限り経口摂取を行いたい」との強い希望を示したため、退院後は訪問言語聴覚療法で経口摂取を継続することとなった。最初は市販の嚥下練習用ゼリーを用いたが、妻が手づくりでつくりたいと資料を見ながら、旬の食材や本人の好む食材を用いてゼリーやムースをつくるようになり、本人も楽しみにしていた。訪問看護が開始となり、設置した吸引器の使用方法を妻に指導し吸引が行える環境を整えた。

訪問での言語聴覚療法開始から3年後には、呼吸状態が増悪し胃瘻造設から約1年間継続してきた経口摂取の継続が難しい状況となり、大学病院に入院となった。すぐに気管切開術が施行され人工呼吸器を装着した。退院に向けて、在宅療養に必要な吸引器などの申請を行い、妻に対し人工呼吸器の使用方法の指導が行われた。在宅復帰後は、呼吸器管理下でのコミュニケーション方法を確立するために「伝の心」の設置位置を調整し、スイッチは額に移すことになった。また、まばたきでのYes-No応答の確認などを言語聴覚士が行った。呼吸器の状態や全身状態の管理のために訪問看護、身体機能維持、肺理学療法、ポジショニングなどを理学療法士が行い継続して支援しながら、ヘルパーやショートステイを利用し在宅生活を継続した。言語聴覚療法を6年間継続し、発症から9年目に肺炎と呼吸不全のため永眠された。

〔文献〕

1）熊谷泰臣：制度的側面より求められる訪問リハビリテーションの連携と統合．訪問リハビリテーション　**13**：421-427，2013
2）二井俊行：訪問リハビリテーションにおける急性期病棟との連携と統合の実践．訪問リハビリテーション　**13**：435-441，2013
3）伊藤卓也：訪問リハビリテーションにおける回復期リハビリテーション病棟との連携と統合の実践．訪問リハビリテーション　**13**：443-448，2013
4）赤羽根誠：退院・退所直後に訪問リハビリテーションの果たす役割．地域リハ　**7**：900-904，2012
5）森田秋子（編）：PT，OT，STのための脳損傷の回復期リハビリテーション—運動・認知・行動からのアプローチ．三輪書店，2012
6）原麻理子，前田眞治：脳損傷後の「やる気のなさ」に焦点をあてて．総合リハ　**41**：149-154，2013
7）大住雅紀："食べる"を支える—チームアプローチが有効であった事例から．緩和ケア　**23**：293-296，2013

あとがき

　本書を企画するにあたり、自分の新人時代を思い出した。養成校を卒業し介護老人保健施設に入職したのは介護保険制度が施行された2000年であり、当時、介護老人保健施設で働く言語聴覚士は非常に少なく、言語聴覚士が参考にできるものはなく、手探りで日々の業務にあたるという状況であった。それから13年、社会状況は徐々に変化し、ようやくこの書籍がまとまったことをうれしく思う。同時に、あらためて一人ひとりの患者・利用者の地域における生活を支援するためには、幅広い知識や技術に加え、空間的・時間的に広い視野を持たなければならないことを感じる。地域で生活する人に関わるためには、その人の心の変化を感じ取り、柔軟に対応し、よい方向に導くことが何より重要である。「心が体を動かす」という言葉がよく使われるが、地域生活をより良いものに変えていくためには患者・利用者の心が動くことが必要である。そのきっかけを、地域で働く言語聴覚士がつくり出せるかどうかが問われており、そのために幅広い知識や技術が必要になる。本書でまとめた内容は、そのごく一部に過ぎないかもしれないが、なんらかの手がかりになるのではないかと考える。言語聴覚士が知り得た情報を整理し、活用しながら生活を支援していくための一つの方向性を示すことができたのではないかと思う。

　障害のタイプを分類することで、長期的視点からその後の生活機能の変化を予測し、心理的側面に配慮し、漫然と行いがちなアプローチの目的を整理し、所属する事業形態の特徴や役割も踏まえたうえで支援していくことができる。そうすることで、目の前の課題だけに振り回されず、自分の立ち位置を客観的に捉え、いつでも軌道修正を図り、柔軟に対応することができるのではないか、と思う。

　到来した超高齢社会において、誰もが生き生きと生活できる地域社会を実現するために、言語聴覚士が担う大きな役割と使命を理解し、寄せられる期待に少しでも応えられるように、本書が地域言語聴覚療法に携わる人々に役立てられることを切に願う。

黒羽真美

◆ ◆ ◆

　「地域で働く言語聴覚士のための、指針となる書籍がない」ということが、ずっと気になっていた。地域の現場には、すばらしい実績を挙げている経験豊かな言語聴覚士がいる一方で、新卒あるいは医療での経験しかないまま、求められるニーズに戸惑い、悩んでいる若い言語聴覚士も増えている。先輩が持っている知恵、知識、技術をわかりやすく伝えることができ、同時に「地域言語聴覚療法」を科学として体系立てていくための布石となる、そんな書籍が必要であると感じていた。

　本書は、長く訪問リハビリテーション、通所リハビリテーション、介護老人保健施設のリハビリテーションなどに関わってきた言語聴覚士が、自らの体験を振り返りそれを整理しながら、地域や施設による違いにかかわらず、現場で役に立つ普遍的な地域言語聴覚療法の視点やポイントを、明確に示すことに力を注いだ。ケースを示し具体的な評価やアプローチを豊富に記載することで、経

験の浅い言語聴覚士にも理解してもらえることを心がけた。一冊の書籍にまとまるまで、道しるべもなく行く道に迷いかけたこともあったが、生活現場の言語聴覚士の重要性に対する思いが、執筆者の思いを一つにした。本書は「地域における言語聴覚療法」の完成形ではなく、今後、この領域がさらに発展していくための礎となれば幸いである。

　本書作成にあたり、人生の一時期を過ごした国際医療福祉大学言語聴覚学科の優秀な卒業生である黒羽真美氏と一緒に仕事ができたことを、心からうれしく思う。また、訪問言語聴覚療法の第一人者である山本徹氏をはじめ、執筆者の皆様にたくさんのお力をいただいたことに感謝したい。三輪書店の小林美智氏とは3冊目のお付き合いとなったが、リハビリテーションへの思いを誰よりも理解してくださり、深く感謝したい。

　本書を記しながら強く感じたことは、言語聴覚士が地域生活の現場でできることは、さらに大きく豊かに広がっているという手ごたえである。若い言語聴覚士たちが、自らの職業を愛し、誇りに思い、その力を存分に発揮できるように育っていくことを心から願い、本書のあとがきとしたい。

2014年7月吉日

森田秋子

索　引

【欧文】

ADL（Activities of Daily Living）　4, 99, 100
BPSD（Behavioral and Psychological Symptoms of Dementia）　36, 37
CDR（Clinical Dementia Rating）　37
FIM（Functional Independence Measure）　49
IADL（Instrumental Activities of Daily Living）　18
ICF（International Classification of Functioning, Disability and Health）　14
JCS（Japan Coma Scale）　144
MCI（Mild Cognitive Impairment）　37
QOL（Quality of Life）　21, 70, 83, 163
S_pO_2　18
Yahrの重症度分類　66

【数字】

4分割法　21

【あ】

アルツハイマー型認知症　38

【い】

医療提供度　13
胃瘻　24, 164, 177

【う】

運動機能障害　95, 96
運動障害性構音障害　85

【え】

エンパワメント　16, 17

【か】

介護サービス　123
介護保険制度　4, 118, 119
介護老人保健施設　12, 58, 168
回復期　11, 12
回復期リハビリテーション病棟制度　4
外来言語聴覚療法　48, 166
外来リハビリテーション　12, 47
家族歴　15, 102
課題解決　42, 45, 147
肩車型社会　5
環境因子強化モデル　10, 11
緩和ケア　46, 70

【き】

機能回復　42, 44, 140
急性期　11, 12, 24
教育歴　15, 102
筋萎縮性側索硬化症　65, 67, 119, 175

【け】

ケアマネジメント　124
ケアマネジャー　138, 174

【こ】

高次脳機能障害　86
効率性　13
個人因子強化モデル　10, 11
個人と環境のモデル　10
コミュニケーションエイド　85
コミュニケーション障害　85

【し】

失語症　81, 84
失調　96
社会的入院　3
社会保障給付費　2
終末期　25, 42, 46, 162, 177
障害高齢者の日常生活自立度　120
障害者総合支援法　125, 129
障害者福祉制度　125
障害受容　17
少子高齢社会　2, 4
職業歴　15, 102
自立支援　125
神経心理ピラミッド　77
神経変性疾患　64
進行性疾患　28, 38, 175
身体障害者手帳　131, 133

【せ】

成育歴　15
生活安定期　41
生活期　11, 13, 18, 19, 25, 95, 99
生活混乱期　40
生活展開期　41
精神障害者保健福祉手帳　133
脊髄小脳変性症　65, 68
摂食嚥下障害　91, 92

【そ】

相互関係強化モデル　10, 11
ソフトランディング　42, 136, 171

【た】

多系統萎縮症　65, 68
多様性　13

181

【ち】

地域言語聴覚療法　10
地域包括ケアシステム　6
地域リハビリテーション　6,7
超少子高齢社会　7
中止・再開の基準　73

【つ】

通所言語聴覚療法　53,167
通所リハビリテーション　12

【と】

動脈血酸素飽和度　18
特定疾病　119

【な】

難治性疾患対策　127
難病　39
難病対策　127

【に】

ニーズ　107,108,109
日常生活用具　131,132
認知関連行動アセスメント　77,78,79
認知機能障害　77
認知症　28,35

認知症高齢者の日常生活自立度　120
認認介護　17

【ね】

寝たきり度　120

【の】

脳血管障害　29,64
脳損傷　28

【は】

パーキンソン病　64,65,66,119
パーキンソニズム　96
廃用症候群　28,31
発達障害　69

【ひ】

評価　76

【ふ】

ブルンストロームステージ　97
フレイル　32

【ほ】

訪問言語聴覚療法　49,166

訪問リハビリテーション　12
補装具　130,131,132

【ま】

麻痺　96

【め】

メンテナンス　42,45,157,175

【も】

目標設定　111,113
目標設定時　114
問題点抽出　110,114

【よ】

要介護認定　119

【り】

リスク管理　17
療養病床　54,167
倫理　20
倫理の4原則　20

【ろ】

老人性難聴　87
老老介護　17

〈森田秋子〉

医療法人珪山会鵜飼リハビリテーション病院リハビリテーション部長

1982年早稲田大学教育学部、1983年国立身体障害者リハビリテーションセンター学院、2000年筑波大学修士課程教育研究科を卒業。1984年医療法人慈誠会徳丸病院入職、2003年より国際医療福祉大学言語聴覚学科講師、2006年同大学准教授、2009年より医療法人社団輝生会入職、初台リハビリテーション病院・船橋市立リハビリテーション病院ST部門チーフ、初台リハビリテーション病院教育研修部長などを経て2014年より現職。回復期リハビリテーション病棟協会理事、日本リハビリテーション連携科学学会理事、日本言語聴覚士協会元理事。

〈黒羽真美〉

学校法人国際医療福祉大学介護老人保健施設マロニエ苑リハビリテーション室主任

2000年、国際医療福祉大学言語聴覚障害学科卒業。同年、介護老人保健施設マロニエ苑に入職し、現在まで勤務。同施設に籍を置きながら、通所介護や通所リハビリテーションでも言語聴覚士として働く。依頼を受けて特定高齢者対象の介護予防事業や地域の老人会の健康教室にも関わる。現在、訪問看護ステーションと特別養護老人ホームを入れた3施設の業務をかけもつ。2010年から日本言語聴覚士協会介護保険部に所属、実務者研修会の企画・運営に携わり、2014年より同協会理事となる。

在宅・施設リハビリテーションにおける
言語聴覚士のための地域言語聴覚療法

発　行	2014年11月20日　第1版第1刷©
編　集	森田秋子（もりたあきこ）・黒羽真美（くろはまみ）
発行者	青山　智
発行所	株式会社　三輪書店
	〒113-0033　東京都文京区本郷6-17-9　本郷綱ビル
	TEL 03-3816-7796　FAX 03-3816-7756
	http://www.miwapubl.com
装　丁	株式会社　アーリーバード
印刷所	株式会社　アイワード

本書の内容の無断複写・複製・転載は、著作権・出版権の侵害となることがありますのでご注意ください。
ISBN978-4-89590-474-2 C3047

JCOPY 〈(社)出版者著作権管理機構　委託出版物〉
本書の無断複写は著作権法上での例外を除き禁じられています。複写される場合は、そのつど事前に、(社)出版者著作権管理機構（電話03-3513-6969、FAX 03-3513-6979、e-mail：info@jcopy.or.jp）の許諾を得てください。

■ PT・OT・ST連携に必須の共有基礎知識を1冊に凝集。
脳科学発展時代のチームリハビリテーションに必須の書誕生！

PT・OT・STのための脳損傷の回復期リハビリテーション
運動・認知・行動からのアプローチ

編著　森田 秋子（鵜飼リハビリテーション病院）
著　　運動・認知・行動研究会

　回復期リハビリテーション病棟で働く理学療法士、作業療法士、言語聴覚士の数は、年々増え続けている。脳の損傷により生じる運動・認知・行動の障害は、互いに関連し合っているため、切り離して考えられるものではない。そのため3職種は情報を寄せ合い、深め合い、掘り下げ合うための連携をとらなければならない。本書は、理学療法士、作業療法士、言語聴覚士の個々の専門性の上に共通して理解できる領域を広げ、情報を共有することで患者の全体症状を捉え、効果的なリハビリテーションを行うために、質の高い連携を進めることを目的とした手引書である。認知と行動もわかる理学療法士、運動と行動もわかる言語聴覚士、行動から認知と運動をみることができる作業療法士を目指して、本書をひらいてほしい。

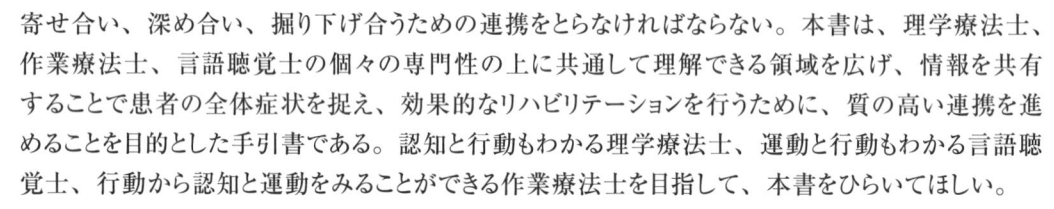

■ 主な内容 ■

第1章　疾患と病歴の理解, リスク管理
第2章　運動の理解
第3章　高次脳機能障害の理解
　　　　―高次脳機能障害の構造的理解に向けて
　　基盤的認知能力
　　通過症状群の理解
　　個別的認知能力
第4章　ADLの理解
第5章　歩行の理解
第6章　摂食・嚥下障害の理解
第7章　コミュニケーションの理解
第8章　生活背景と社会資源の理解
第9章　ADLの予後予測

第10章　脳損傷の回復期リハビリテーションの実際
第11章　事例
　1. 退院後の「するADL」を意識したアプローチによって自宅内歩行自立, 一部家事動作獲得に至った事例
　2. 注意の転導に対して声出し確認が有効であった事例
　3. 基盤的認知能力の変化に合わせてアプローチ方法を変更した右半球損傷の事例
　4. 基盤的認知能力の回復が不十分でADLが自立に至らなかった摂食・嚥下障害の事例
第12章　プロフェッショナルになるために
　1. 回復期リハビリテーション病棟の理学療法士
　2. 回復期リハビリテーション病棟の作業療法士
　3. 回復期リハビリテーション病棟の言語聴覚士
第13章　回復期リハビリテーションにおける臨床研究のすすめ

● 定価（本体3,600円+税）B5　頁220　2012年　ISBN 978-4-89590-396-7

お求めの三輪書店の出版物が小売書店にない場合は、その書店にご注文ください。お急ぎの場合は直接小社へ。

〒113-0033
東京都文京区本郷6-17-9 本郷綱ビル

三輪書店

編集 ☎03-3816-7796　FAX 03-3816-7756
販売 ☎03-6801-8357　FAX 03-6801-8352
ホームページ：http://www.miwapubl.com